中文翻译版

Haines 临床神经解剖图谱

Neuroanatomy Atlas in Clinical Context
Structures，Sections，Systems，and Syndromes

第 10 版

主　编　〔美〕杜安·E.海恩斯（Duane E. Haines）

主　译　张力伟

科学出版社
北京

图字：01-2021-2762 号

内 容 简 介

本书内容涵盖了中枢神经系统的外部形态、脑神经、脑血管、脑和脊髓的内部形态、神经传导通路及中枢神经系统的临床综合征等，强调了基础神经解剖学知识和临床神经科学常见疾病及损伤的定位诊断经验，第 10 版在延续强调解剖与临床相关性的基础上，对临床相关的内容予以修订，并新增了 60 多幅图片。本书翻译团队由首都医科大学附属北京天坛医院医生组成，兼顾了临床医学与基础教学的准确。

本书不仅可作为医学生的学习资料，还可供神经内科、神经外科、神经影像及神经电生理等临床医生乃至神经科学研究人员参考使用。

图书在版编目（CIP）数据

Haines 临床神经解剖图谱：原书第 10 版 ／（美）杜安·E. 海恩斯 (Duane E. Haines) 主编；张力伟主译 . -- 北京：科学出版社，2025. 2.
ISBN 978-7-03-079907-4

Ⅰ . R322.8-64

中国国家版本馆 CIP 数据核字第 20244X14G3 号

责任编辑：张艺璇 杨小玲 / 责任校对：张小霞
责任印制：肖 兴 / 封面设计：吴朝洪

科学出版社 出版
北京东黄城根北街 16 号
邮政编码：100717
http://www.sciencep.com
三河市春园印刷有限公司印刷
科学出版社发行 各地新华书店经销
*
2025 年 2 月第 一 版 开本：787×1092 1/16
2025 年 2 月第一次印刷 印张：21 3/4
字数：539 000
定价：228.00 元
（如有印装质量问题，我社负责调换）

《Haines 临床神经解剖图谱》
（第 10 版）翻译人员

主　译　张力伟

译　者（按姓氏汉语拼音排序）

季　楠　　李德岭　　欧云尉　　泮长存

邱佳冀　　任晓辉　　孙　涛　　田永吉

辛　宇　　薛　湛　　张　鹏　　张　扬

学术秘书　张　鹏

前　言

本书第 1 版有几个特点，其中之一是特别强调临床信息、关联性、专业术语及神经解剖学概念与临床概念的整合。可以说，学习形态学概念，不仅是为了学习 / 理解它本身，还要以理解受损患者为基础进行。这些指导原则在所有后续版本中都得到了遵循。

第 10 版延续并且强化了与临床的相关性。所有章节中临床相关的内容都重新予以修订并有所增加。第九章分为"第一节　疝综合征"和"第二节　典型卒中综合征"，进一步强调了基础科学概念的临床应用。

新版本继续秉承如下原则：①为理解神经生理和临床概念提供解剖基础；②引入新的文本、MRI、CT 和绘图，以强调在临床中可能遇到的信息和概念；③在合适的背景下采用现代临床和基础科学术语；④强调神经学信息、概念和图像的整合，从而对系统神经生物学形成面向临床的综合概述。此外，这一版修订了已有的内容，增加了新的内容，并将第九章分为疝综合征部分和卒中综合征部分，MRI、MRA、CT、CTA 和血管造影的图片从 370 多幅增加到430 多幅；临床相关案例显著增加。理解系统神经生物学对于成功诊断和治疗神经系统疾病非常有必要。

我的很多同事、医学生、住院医生和研究生给予本书很多点评和建议，他们的观点被分解融入了这个新版本，我很感谢他们的支持。该版本中几乎每一页都有一些小的更正或者变化，第 10 版改进和引入的新信息主要有以下方面：

第一，本图谱中所有临床信息的背景均被设置为浅蓝色。其优势是：①便于发现所有的临床点评及案例；②不用将临床概念压缩放到小的总结框中；③使临床信息与上下文内容更加贴切；④强调临床信息的总量及相关性。这样可以帮助读者实现从基础到临床或从临床到基础的知识过渡，而不发生信息的中断，也不用翻到另外一页，大大加快了学习进程。

第二，第二章和第三章中所有新的大脑和脊髓解剖大体图像及影像图片都是精心准备的，与原有图像绝对一致。为尽可能合理地呈现最佳质量的彩色图像，我们作出了特别的努力。

第三，脑疝常见于头部外伤后，可导致颅内压升高，脑沟和脑池消失，脑组织从颅腔的一个部分挤压到另外一个部分。脑疝有时并无临床症状，然而在更多时候可表现出脑特定区域受损的阳性体征。脑疝综合征有非常明确的解剖对应关系。在大多数病例中，脑结构受损与患者表现出来的神经功能缺陷之间有密切的对应关系。卒中可能与脑疝综合征有相同的特征：发病突然，需要立即就医，在某些情况下存活的可能性很小。基于这些特征，第九章增加了新的内容，即卒中综合征及其后果。这一部分内容介绍了各种血管病变，以及它们与血管供血区域和基本功能缺陷的关系。

第四，在第六章中，与脊髓和脑干的染色截面图相对应的线条图被重新修订，对标示进行了更正，在图片上增加了更多的空间，并更新了色彩。此外，还增加了一个新的横断面，以说明滑车神经核、小脑上脚交叉、大脑黑质和大脑脚等结构在脑干内下丘横断面水平的结构特点。

第五，之前第八章开始部分有 2 幅简图说明了脊髓和脑干核团的功能组成，现将其更改为彩色图片，并作为第六章的前两页呈现。修订后的配色方案与线条图中同一核团的颜色相对应，这被证明非常有帮助，并在第 10 版中继续使用。此外，前脑切片（图 6-31 ～

图 6-40）染色部分对应的线条图被重新修订，并填充了与染色部分相辅相成的颜色。白质（纤维束、通路等）呈灰色，灰质（核团、细胞体等）呈浅褐色 / 棕色。这将极大地加快对染色部分与对开页面上线条图的对应关系的学习。

第六，全书还做了很多微小的调整，包括标示的更正和（或）修改，CT 和 MRI（正常和异常）图像的添加及重新定位。为了更好地对应及阐明临床和神经解剖信息，更好地强化结构和功能之间的相关性，在**加黑**关键词的同时保留*斜体*以强调一些重要的知识点，从而加深读者对学习过程中遇到的有趣信息的理解，以达到强化学习的目的。

新版本对两个重要问题进行了深入的讨论。第一个问题是对于是否采用所有格的形式进行命名。我的一位同事举例如下："Parkinson did not die of his disease（so called 'Parkinson' disease）; he died of a stroke. It was never his own personal disease."这种表达方式很常见，例如对卢贾里格症（Lou Gehrig disease）的命名，这个观点提得非常好。McKusick（1998a, b）也强烈建议采用非所有格的形式进行命名。然而，对于这个问题，争论诸多，这更像在争论一个大头针的尖端有多少天使在舞蹈一样。通过咨询神经内科和神经外科同事，我发现《Dorland 简明医学词典》（2012）、《Stedman 医学词典》（2006）和一些更全面的神经科学教材（如Rowland and Pedley, 2010; Ropper and Samuels, 2009）所采用的格式，以及生物学编辑协会《作者、编辑及出版人手册》（1994）建立的标准和美国医学会的格式指南（2007）均明确倾向于采用非所有格形式进行命名。鉴于本书的很多读者将来要进入临床培训，因此鼓励采用更加与时俱进的方式。基于此，本版本采用了非所有格的命名方式。

第二个问题是采用新版的解剖学名词。《解剖学名词》（Thieme New York, 1998）的发表为我们提供了新的国际化解剖学名词官方列表。该版书稿曾经由解剖学家协会国际联盟进行修订，替代了既往所有的名词列表，从而保证书中采用了最新或者更正后的名词。此外，在 Edinger-Westphal 名词中出于表达功能的考虑也对部分内容进行了仔细修订，本书也做了相应的调整（Kozicz 等，2011）。Edinger-Westphal 复合体包括一个 E-W 节前核（EWpgNu），投射到睫状神经节，还有一个 E-W 中央投射核（EWcpNu），投射到一系列的靶区域，如脊髓、脊髓三叉核、楔束核、薄束核、面神经核、下卵圆核、臂旁核及网状结构，但是不投射到其他睫状神经节。

最后，第 10 版的页码编排也作了相应的改动以适应其中的变化，这些变化包括增加信息整合部分、引入新的临床相关内容及图片部分、重新编排以增强学习效果与提升信息总量为目的的图片内容，以及新增加的关于疝综合征的内容。

Duane E. Haines

Winston-Salem，North Carolina

参 考 文 献

Council of Biology Editions Style Manual Committee. *Scientific Style and Format—The CBE Manual for Authors, Editors, and Publishers*. 6th ed. Cambridge: Cambridge University Press; 1994.

Dorland's Illustrated Medical Dictionary. 32nd ed. Philadelphia, PA: Saunders/Elsevier; 2012.

Federative Committee on Anatomical Terminology. *Terminologia Anatomica*. New York, NY: Thieme; 1998.

Iverson C, Christiansen S, Flanagin A, et al. *American Medical Association Manual of Style—A Guide for Authors and Editors*. 10th ed. New York, NY: Oxford University Press; 2007.

Kozicz T, Bittencourt JC, May PJ, et al. The Edinger-Westphal nucleus: A historical, structural, and functional perspective on a dichotomous terminology. *J Comp Neurol*. 2011;519(8):1413–1434.

McKusick VA. On the naming of clinical disorders, with particular reference to eponyms. *Medicine (Baltimore)*. 1998a;77(1):1–2.

McKusick VA. *Mendelian Inheritance in Man: A Catalog of Human Genes and Genetic Disorders*. 12th ed. Baltimore, MD: The Johns Hopkins University Press; 1998b.

Ropper AH, Samuels MA. *Adams and Victor's Principles of Neurology*. 9th ed. New York, NY: McGraw-Hill Companies, Inc.; 2009.

Rowland LP, Pedley TA. *Merritt's Neurology*. 12th ed. Baltimore, MD: Lippincott Williams & Wilkins; 2010.

Stedman's Medical Dictionary. 28th ed. Philadelphia, PA: Lippincott Williams & Wilkins; 2006.

致　谢

我在神经生物学及解剖学系从事基础科学的同事（Michael Lehman 博士，主席）和在神经内科（Alex Auchus 博士，主席）、神经外科（H. Louis Harkey 博士，主席）从事临床工作的同事，以及所有在密西西比州立大学医学中心的同事，对于之前版本的修订，都非常亲切地给予了大大小小的建议和点评。

特别感谢以下 4 位同事对第 10 版的重要帮助。首先，M. Alissa Willis 博士和 H. Wayne Lambert 博士认真阅读了所有章节，特别注意了临床信息、实例、评价和术语。其次，Chen Jian 博士（密西西比州，神经病学）和 Quang Vu 博士（威克森林，神经病学）帮助我定位正常和病变的临床影像，以阐明某些观点的必要性。每个人都做得很出色，我很感谢所有人的共同合作。

第 10 版的改进注重提高基础科学概念与实际临床应用的整合，同时，提供了许多创新方式来使基础科学和临床概念的学习和转换更容易、更流畅、更严谨。例如，全书中所有临床信息的颜色编码、新的临床信息的增加和案例的补充，以及当代解剖和临床的概念与术语的升级。

感谢以下个人对新版本的贡献：Bishnu Sapkota 和 David Sinclair 博士，Robert McGuire 和 William McCluskey 博士，Louis Harkey 和 Andy Parent 博士，Alan Sinning 和 Ken Sullivan 博士，研究生 Martin O. Bohlen，医学生 Kelly Brister 和 Jarrett R. Morgan，Tim McCowan 博士，Jonathan Wisco（UCLA）博士，Amy Jones 和 Bridgett Jones 博士，以及 Kim Simpson 和 Jim Lynch 博士。

Wolters Kluwer 委托的外部审查员有：James D. Foster 博士，Eustathia L. Giannaris 博士，Joerg R. Leheste 博士，Mary A. Matteliano 博士，Todd A. Nolan 博士，Omid B. Rahimi 博士，以及学生 John Brandt、Rachel Krieger、Avani Patal、Ronald Sahyouni、Farooq Usmani 和 Haley Zlomke。他们付出的时间和精力对新版本的特点形成尤为重要。

新版本对已有插图和标示的修改，以及新的示意图、表格和图版的制作与编排，都由 Waler（Kyle）Cunningham 先生（医学插图画家）和 Michael Schenk 先生完成。Chuck Runyan 先生（生物医学摄影）、Bill Armstrong 先生（生物医学摄影经理）和 Robert W. Gray（生物医学摄影）为新版本拍摄了新的脊髓和脑标本照片。我非常感谢他们为新版图谱提供尽可能好的配图所付出的时间与精力。Cunningham 先生不遗余力地完成了这项出色的工作，达到并超过了我的期望。谢谢你，Kyle！

过去的多年里，很多同事、朋友和学生（目前已经成为员工或者医疗 / 口腔科的从业者）都给予了非常有建设性的意见。在此再次对他们表示感谢，他们的建议将继续影响这本书。他们主要是：A. Agmon，A. Alqueza，B. Anderson，C. Anderson，R. Baisden，S. Baldwin，R. Borke，J. Brandt，P. A. Brewer，A. S. Bristol，Patricia Brown，Paul Brown，A. Butler，T. Castro，B. Chronister，C. Constantinidis，A. Craig，J. L. Culberson，P. De Vasto，V. Devisetty，E. Dietrichs，L. Ehrlichman，J. Evans，E. M. Fallon，B. Falls，C. Forehand，J. D. Foster，R. Frederickson，G. C. Gaik，E. Garcis-Rill，E. L. Giannaris，G. Grunwald，B. Hallas，T. Imig，

J. King，J. A. Kmiec，R. Krieger，P. S. Lacy，A. Lamperti，J. R. Leheste，G. R. Leichnetz，E. Levine，R. C. S. Lin，J. C. Lynch，T. McGraw-Ferguson，G. F. Martin，M. A. Matteliano，A. Miam，G. A. Mihailoff，M. V. Mishra，B. G. Mollon，R. L. Norman，R. E. Papka，A. Patel，A. N. Perry，K. Peusner，C. Phelps，B. Puder，D. B. Rahimi，H. J. Ralston，J. Rho，L. T. Robertson，D. Rosene，A. Rosenquist，I. Ross，R. Sahyouni，J. D. Schlag，M. Schwartz，J. Scott，V. Seybold，L. Simmons，K. L. Simpson，A. Singh，D. Smith，S. Stensaas，C. Stefan，D. G. Thielemann，M. Thomadaki，S. Thomas，M. Tomblyn，J. A. Tucker，D. Tolbert，F. Usmani，F. Walberg，S. Walkley，M. Woodruff，M. Wyss，R. Yezierski，H. Zlomke 和 A. Y. Zubkov 等诸位博士。我十分感激他们的意见和建议。这本图谱中所采用的染色断层脑片由西弗吉尼亚大学解剖学系提供，作者曾经作为雇员于 1973 ～ 1985 年在那里工作。非常感谢 Bruce Palmer 先生。如果没有出版商 Lippincott Williams & Wilkins 的兴趣和支持，第 10 版图谱的出版也没有可能。我还要感谢我的编辑们，Crystal Taylor（高级责任编辑），Amy Millholen（发展编辑），John Larkin（编辑协调人），Michael McMahon （市场经理），Barton Dudlick （出品项目经理），Amanda Ingold （编辑助理），尤其是 Kelly Horvath （自由编辑），感谢他们的鼓励，以及对这个项目持续的热情和信心。Kelly 绝对是这个过程中的关键人物，我十分感谢她的辛勤劳动和出色合作。正是他们的合作才使得我有这个机会对该图谱进行改进。

最后但同样重要的，我要特别感谢我的妻子 Gretchen。对图谱进行的重要改动，需要注意许多的细节。她非常仔细、认真地审阅了所有的文本，耐心地聆听了超乎她想象的神经生物学知识，并且兴致勃勃地告诉我关于语法和拼写的规则，其中有些我甚至不知道。她还从争论拉丁语的单复数形式中得到乐趣，我非常高兴将第 10 版献给我的妻子 Gretchen。

目　　录

第一章　本书概况与读者指南

新版的《Haines 临床神经解剖图谱》继续在临床相关的背景下强调脑的解剖。这包括：①自始至终将中枢神经系统（CNS）解剖和磁共振影像（MRIs）及计算机断层成像（CT）关联起来，使得后两者可以用来进行基础的神经生物学教学；②在适当的临床背景下介绍数目众多的临床名词、词组和案例；③标出脑血管解剖并附有大量临床案例；④在整个中枢神经系统范围内，强调脑局部解剖、脑血管供血范围和广义的脑血管病变导致的多种功能缺陷；⑤提供一个广泛的神经生物学治疗系统，整合通路、联系、血供和神经轴不同层面的神经功能缺陷。

新版本中的一个重要创新是全文中所有的临床信息均采用浅蓝色背景。其优势是：①便于发现所有的临床点评及案例；②不用将临床概念压缩放到小的总结框中；③使临床信息与上下文内容更加贴切；④强调临床信息的总量及相关性。这样可以帮助读者实现从基础到临床或从临床到基础的知识过渡，而不至于发生信息的中断。

继续从**解剖**和**临床**的维度提供浏览、学习和理解中枢神经系统解剖的机会，并进一步强化。本书呈现的风格及对临床应用的强调，都将加快学习进程和促进理解，这在临床的实践中将是非常有用的。这种方法可以从基础神经生物学的角度学习概念，并无缝转换、应用到临床的具体实践。新版本将继续强调基础科学和临床应用的整合。

鉴于导致神经功能缺陷的颅内事件中有 50% 实质上是脑血管事件，广义而言包括脑血管解剖、供血范围、血管的走行及血管变异等细节。此外，第九章还增加了关于卒中的内容。这些相关的话题和它们的临床关联在所有章节中都有不同程度的讨论，并利用 CTA、MRA 和 MRV 图片进行说明。掌握血管的走行、供血范围和变异，对于成功的诊断是非常重要的。

全面掌握并理解系统、反射、通路、血供和由病变引起的后果，对于神经系统受累患者的诊断至关重要。简单地说，很多患者的功能缺陷其实就是神经系统功能受损的结果，神经系统可以将信息从周围传递到脑干或端脑，或者将中枢产生的信号传递到周围影响运动功能。系统、全面掌握神经生物学知识（感觉和运动通路、脊髓和脑干反射）是很有必要的。同时理解 MRI 和 CT 上脑部的表现和关系也是实现诊断不可分割的一部分。系统横断区域也同样重要。此外，在新版本中图像（CT、CTA、MRI、MRA、MRV、血管成像和静脉成像）的数量从约 372 幅增加到 433 幅，新增的 61 幅图片中的大多数出现在第二章、第八章、第九章和第十章。现代教学模式下采用这些图像绝对是非常需要的，能够帮助学生为开展临床工作做好准备。在临床工作中，学生们将不再学习脑的大体形态和断层切片，而是主要依赖 CT、MRI 或这些检查方式的变体形式。本书的目的是为医学生在临床工作中提供良好的知识基础和技能储备。

脑的影像（CT 和 MRI）

有神经功能障碍的患者进行活体脑组织成像已经非常普遍。鉴于此，有必要对这些成像技术做出评价，并且介绍什么是常规见到的或最容易看到的。关于具体知识，可以参阅 Buxton、Grossman、Harnsberger 等，Lee 等或者 Osborn 等的著作。

计算机断层成像（CT）

行 CT 检查时患者位于 X 线源和一系列探测器之间，X 线透过人体组织，探测器对其产生的原子效应进行测定，结果显示为组织密度。高原子量原子对 X 线有较强的吸收（阻止）能力，反之，低原子量原子对 X 线吸收能力较弱。不同的吸收强度经过计算以数字表示（Hounsfield 单位或者 CT 值）。骨的 CT 值被设定为 +1000，显示为白色，而空气被设定为 –1000，显示为黑色。从这个角度理解，一个病变或者缺损在 CT 上表现为**高密度**，意味着其表现趋向于骨质，颜色更白。例如，在 CT 上急性蛛网膜下隙出血显示较周围脑组织密度高，即出血表现较脑组织更白，更接近骨质（图 1-1）。一个病变在 CT 上表现为**低密度**，其更接近空气或者脑脊液，比周围的脑组织更黑（图 1-2）。在这个例子中，大脑中动脉供血区域是**低密度**（图 1-2）。CT 上等密度（isodense）是指病变和周围脑组织具有相同的质地和灰度。"Iso-"在希腊语中是"相等"的意思。出血、强化的肿瘤、脂肪、脑组织（灰质和白质）、脑脊液形成一个连续的灰度梯度，由白到黑。表 1-1 总结了一般情况下特定的组织在 CT 上由白到黑的灰度变化。

表 1-1　脑组织和相关结构在 CT 上的表现

结构 / 液体 / 空间	灰度
骨质、急性出血	非常白
增强的肿瘤	非常白
亚急性出血	浅灰色
肌肉	浅灰色
灰质	浅灰色
白质	中灰度
脑脊液	中灰度到黑色
空气、脂肪	非常黑

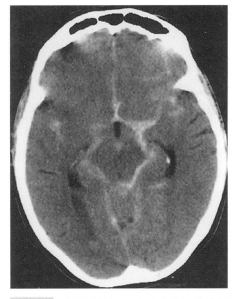

图 1-1　蛛网膜下隙出血患者的轴位头颅 CT，颅骨为白色，急性出血（白色）显示出蛛网膜下隙，脑组织为灰色，第三脑室和侧脑室内的脑脊液为黑色。

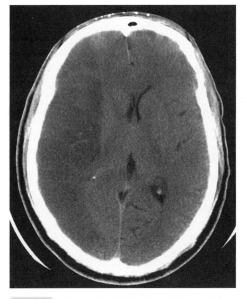

图 1-2　轴位 CT 显示患者右侧大脑中动脉供血区域的一个低密度影。提示这个区域的病变将导致实质性的功能缺陷。

CT 的优点是：①检查用时少，这一点对外伤尤其重要；②可以清楚显示进入脑膜间隙和脑组织的急性和亚急性出血；③对有外伤的儿童患者尤其重要；④显示骨质（和骨折）时有优势；⑤较 MRI 便宜。CT 的不足之处是：①不能清晰显示急性或者亚急性梗死、缺血及脑水肿；②和 MRI 一样，CT 不能在脑组织内清楚区别白质；③患者需暴露于电离辐射。

磁共振成像（MRI）

人体组织内含有相当大量的质子（氢）。质子包含一个带正电荷的原子核、负电子的壳和南北两极，形成一个纺锤形磁场。通常情况下，由于电子形成的磁场不断变化，这些原子核随机排列。MRI 即是利用质子的这种特性来产生脑和身体的图像。

无线电波爆裂后进入人体内的磁场，形成一个射频脉冲（RP）。这个脉冲的强度会发生变化。当这个脉冲的频率和人体内纺锤形磁场相匹配时，质子便会从射频波中吸取能量（共振）。这种效应是双重的。一些质子的磁效应被抵消，其他质子的磁效应和能量水平被增强。当射频脉冲关闭后，这些放松的质子会释放能量（一个"回声"），释放出的能量会被一个线圈接收，经计算后形成身体相对应部位的图像。

MRI 有两种主要形式的图像（T_1 和 T_2 加权），其区别取决于两个因素：射频脉冲对质子的作用效果和射频关闭后质子的反应（释放）。一般来说，被抵消的质子会缓慢恢复到它们最初的磁场强度。在这个时间常数内形成的图像被称为 T_1 加权（图 1-3）。另外，那些获得高能量的质子（没有被抵消掉的质子）会快速丢失掉它们获得的能量回到最初始的状态，在这个时间常数内形成的图像被称为 T_2 加权（图 1-4）。产生 T_1 加权或 T_2 加权图像取决于从这些放松的质子接受"回声"所需的时间。

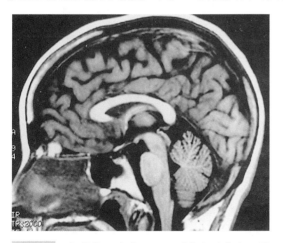

图 1-3　矢状位 T_1 加权 MRI：脑组织为灰色，脑脊液为黑色。

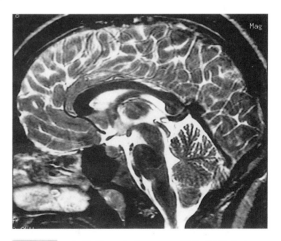

图 1-4　矢状位 T_2 加权 MRI：脑组织为灰色，血管经常表现为黑色，脑脊液为白色。

"**高信号、低信号和等信号**"等名词被应用于 T_1 和 T_2 加权 MRI。T_1 加权图像上**高信号**是指信号倾向于脂肪，正常表现为白色；在 T_1 加权图像上一个高信号的病变比周围脑组织更白（图 1-5A，表 1-2）。在这个例子里，脑膜瘤和周围的水肿区域是**高信号**的：比周围的脑组织更白（图 1-5A）。在 T_2 加权图像上，**高信号**是指信号强度趋向于脑脊液，在正常的个体表现为白色（图 1-4）；T_2 加权图像上的高信号病变也会比周围的脑组织更白

（表 1-2）。在 T_1 和 T_2 加权图像上，**低信号**是指信号趋向于空气或者骨质，也就是比周围的脑组织更黑。在这个例子的 T_1 加权图像上，侧脑室额角和枕角区域有一些**低信号**的区域（**箭头所示**）（图 1-5B）。**等信号**是指病变与周围的脑组织灰度基本相同。下面这个垂体瘤病例的 T_1 加权 MRI 上，肿瘤的颜色和质地与周围的脑组织基本相同，被称为"**等信号**"（图 1-5C）。

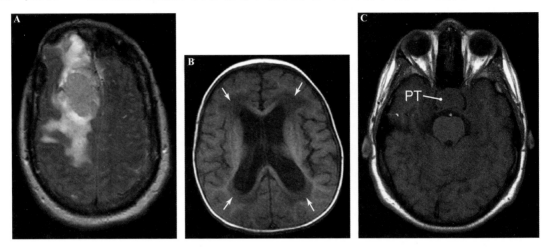

图 1-5　轴位 MRI 显示高信号病灶脑膜瘤及水肿（A），大脑半球内白质低信号区域（B，箭头），以及等信号的垂体肿瘤（PT）（C）。

表 1-2 总结了在 MRI T_1 和 T_2 加权图像上由白到黑的强度变化。必须强调的是，临床上 MRI 这两个序列上图像的表现经常会有一些变化。

表 1-2　脑和相关结构的 MRI 表现

	T_1	T_2
正常		
骨	非常黑	非常黑
气体	非常黑	非常黑
肌肉	灰黑	灰黑
白质	灰白	灰黑
灰质	灰黑	灰白
脂肪	白	灰
脑脊液	非常黑	非常白
异常		
水肿	灰黑	灰白到白
肿瘤	多变	多变
强化肿瘤	白	很少做
急性梗死	灰黑	灰白到白
亚急性梗死	灰黑	灰白到白
急性出血	灰黑	灰白到白
亚急性出血	灰黑	灰白到白

MRI 的优势：①可以用来显示脑内各种病变或者异常状态；②可以用来显示脑组织在各种正常和异常状态下的细节。MRI 的不足：①不能显示急性或亚急性蛛网膜下隙出血和脑实质内细小的出血；②检查耗时较长，因而不能应用于紧急情况或者某些外伤情况；③与 CT 相比，费用较高；④扫描时噪声较大，儿童检查时需要镇静。

下面简要介绍每一章最突出的特点。

第二章

第二章主要介绍：①脊髓的大体解剖和主要供血动脉；②从多个视角观察到的脑外部形态，包括岛叶皮质及相同视角的 MRI 图片和血管线条图。在新的版本中，脑大体外观均采用彩色图片，加入了两幅新的图片，且没有删除任何旧的图片。同时继续强调临床术语，如对脑血管不同节段的描述（A1 ～ A5，M1 ～ M4 和 P1 ～ P4）。另外，对于血管变异，增加了新的线条图和相应的 CT 影像，是这一章的新特点。

第三章

第三章主要介绍：①脑神经之间的相互关系；②脑神经从脑干发出的部位；③脑神经在 MRI 上的典型表现；④举例说明脑干内病变导致的脑神经功能障碍。增加了一幅新的图片，强调了脑神经出口的排列及其与功能细胞柱的关系。对本章与其他章节和页面（其他脑神经信息）相互索引的细节，也都进行了修订。

第四章

脑膜的结构及其在 MRI 和 CT 上的表现会受多种因素的影响，如感染（脑膜炎）、外伤、脑血管意外（硬脑膜外、硬脑膜下、蛛网膜下隙出血）和肿瘤（脑膜瘤），所有这些都在本章介绍。此外，这些都是可以导致颅内压增高并继发脑疝的中心元素。脑室系统的尺寸、形状和相互关系与脑室内的血管分布、脉络丛的肿瘤有明确的相关性，所有这些都在这一章说明和描述。

第五章

第五章的两节继续介绍端脑和脑干的大体形态。第一节包括冠状位的脑断层切片和 MRI；第二节包括轴位的脑断层切片和 MRI。本章的冠状位和轴位脑切片已调整好方向，以便 MRI 的右 / 左侧与脑切片的右 / 左侧精确对应。定位图（位于每页左上角）说明各个断层的方向和侧别。

MRI 图片被重新组织，增加了很多新的病例图片，为了保持脑断层上显示的结构与相对应的 MRI 上显示的结构有良好的相关性，MRI 和脑断层切片被放置在同一页面上，以便迅速建立关联。鉴于尸检或者临床病理会诊时的脑断层切片标本均未染色，所以在本章中我们倾向于以最接近临床实际情况的方式来展现这些材料。

第六章

　　与前几个版本相比，第六章做了许多改进和更新。这些变化是基于相关建议，以提高教育价值和与读者的相关性。这包括：①修改功能组成以贴近最新观点；②将核团的纵向视图移动到最相关的页面；③修改纵向视图和横断面示意图的颜色编排，使它们在整个章节中保持一致（图 1-6 和图 6-3A，B）；④增加新的示意图和彩色的染色切片，以澄清解剖要点或可能引起混淆的问题；⑤最重要的是，强调如何容易地将**解剖视角**转变为**临床视角**（图 1-7）。从临床角度了解大脑和脊髓的外部和内部结构对于成功并正确地诊断及制定治疗计划是非常必要的。强调脑池及其位置、名称、关系和内容物（动脉、静脉、结构、脑神经）仍然是学习 / 复习过程中的必要内容（图 1-7 和图 1-8）。

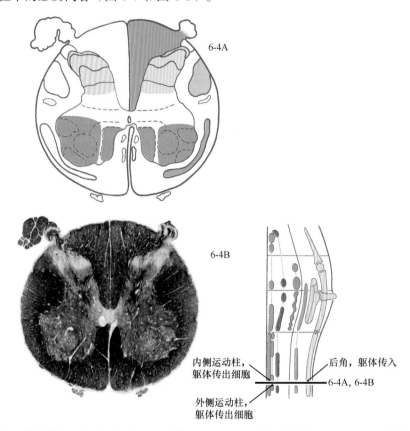

图 1-6　脊髓腰段的染色图与脊髓和脑干细胞核团图示，显示该切片的水平和对面页上的线条图。为了方便起见，图 6-4A 和图 6-4B 的实例被缩小并直接可视。

临床视角

Image 在线

　　最近几版的创新在这个新版本中得到了进一步的强调。第一，为了实现图片从**解剖视角**到**临床视角**的转换，图片（所有的线条图和横断面染色图）中所有的信息按照临床格式放置：①图片非常精确地与相对应的 MRI 和 CT 相匹配；②图片标示左右侧别；③在转换后的图片中所有的纤维束和核团的分布走行都与 CT 或 MRI 中所看到的相匹配。在第六章中所有可以转换成临床视角的图片，在其左下角都有标示以助识别。从临床视角理解脑及其内部的结构对于成功的诊断是非常必要的。第二，从临床视角观看脑解剖和线条图的内在价值在本章中被重点强调，尤其是与体感皮质定位（somatotopy）、血管供血区域、临床案例和 MRI 或 CT 相关的内容，它们中的绝大部分都是以线条图或者染色的横断面图被放置在同一页面。第三，彩色标注的关键点也被更新，以显示更改后的彩色平面，这些平面显示了脊髓和脑干的感觉和运动核团。第四，从**解剖视角**到**临床视角**的连续性，通过一系列放置在奇数页面上的线条图、MRI 和 CT 进行强化，这些图片显示脊髓和脑干的不同层面（图 1-7）。新版本继续采用 CT 的脑池成像作为整合学习体验的一部分（图 1-8）。

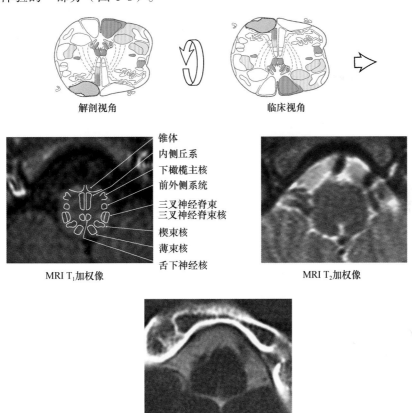

解剖视角　　　　　　临床视角

锥体
内侧丘系
下橄榄主核
前外侧系统
三叉神经脊束
三叉神经脊束核
楔束核
薄束核
舌下神经核

MRI T$_1$ 加权像　　　　　　MRI T$_2$ 加权像

CT 脑池成像

图 1-7　从解剖视角和临床视角显示脑干（大约在延髓的尾部 1/3），分别是相应的 T$_1$ 加权 MRI（标注了重要的解剖结构）、T$_2$ 加权 MRI 和 CT 脑池成像。更多脑干、脊髓的案例和细节请见第六章。

　　本章的创新旨在增强其教育价值，帮助初学者掌握主题，修改放错位置的引线，并重新绘制几幅线条图以增强其临床相关性。三个特别重要的变化带来了显著的改善。第一，图 6-31A ～图 6-40A 的线条图已重新绘制，并填充了颜色，以便尽可能与对开页面上的染色部分相匹配。这是本章的一个重大变化，将极大地促进学习和整合大脑内部结构。第二，对插图页面进行了修改，在本章的每一页上都留出更多可用的空间。第三，在这一空间中允许修改每个图形描述，包括与该特定大脑 / 脊髓部分相关的附加临床和解剖信息。本章和所有章节的重点是以最有用的模式提供中枢神经系统形态，使其与读者在临床环境中看到的内容相关。

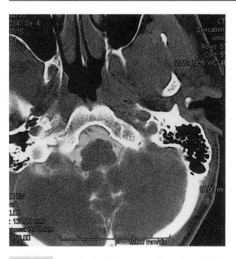

图 1-8 　一名患者的 CT 图像，经腰大池注射了不透射线的强化剂。在这个例子中，延髓水平（脑池造影）的神经结构显示为灰色，蛛网膜下隙显示为亮白色。

第七章

　　这一章页面的编排和以前的版本保持相同：彩色的脑轴位图片和相对应的轴位 MRI 被放置在左侧的页面上，彩色的矢状位脑图片和相对应的矢状位 MRI 被放置在右侧的页面上。轴位图片（图 7-1 ～图 7-9 中的奇数序号图片）上粗的红线提示该横断面在相应的矢状位图片上的位置，同样地，在矢状位图片（图 7-2 ～图 7-10 中的偶数序号图片）上粗的红线提示该横断面在相应的轴位图片上的位置。这样，很容易建立起染色图之间和 MRI 上的结构之间的关联。

　　本书方便比较对应页上不同平面的切片（染色的断层片和 MRI），可以帮助读者对很多临床常用的内部结构建立一个三维概念。然而，这些图片可以同时看到轴位（所有的左侧页面）和矢状位（所有的右侧页面）。教学的灵活性就被内化在这些设计之中。

第八章

　　这一章从**解剖**和**临床**视角讲解了大量的临床相关的中枢神经系统纤维束 / 神经通路，包括 15 个脊髓和脑干反射通路的示意图，这些在综合性的神经科学考试中常会遇到，还包括了相当多的临床关联信息和案例。以下这些特点强化了读者对于神经受损伤患者诊断相关信息和概念的理解。第一，以图谱的形式纳入综合性的神经通路，便于以多种形式学习临床相关概念。第二，神经通路的知识对于提高诊断技能是非常重要的，本书从**解剖**和**临床**视角讲解通路，显示：①其起源、范围、行程及终点；②对大量重要的**临床**概念的**侧重**；③在适用的情况下，其在整个神经轴中的**位置**和交叉；④在整个传导通路中的**体感皮质定位**；⑤在所有水平的**血供**。第三，对许多通路相关的神经活性物质做了一个简要小结，不论其受体部位可能导致神经兴奋还是抑制，以及可能导致特定神经递质缺失的缺陷。第四，临床相关性与每条通路的线条图相并行，这些图可以描述在通路的不同水平发生的缺陷、病变、临床名词和缺陷的侧别。总体来说，第八章提供了大量的临床相关信息，同时每一个图表都易于理解。

　　在本章中，有大量的图片从**解剖视角**来呈现神经传导通路，紧随其后的补充插图从**临床视角**呈现（图 1-9 和图 1-10）。这些临床图片包括 MRI 图片，主要关注脑神经和长束，这些信息对于神经受损患者的诊断尤其重要。这种方法是基于在某些教学场景下，有些通路是从**解剖视角**讲授，有些则侧重**临床视角**，这两种方法在本图谱中均适用。然而，必须强调的是，当阅读一个神经系统疾病患者的 MRI 或 CT 时，*脑内部的所有结构和所有神经通路，包括其体感皮质定位，都是从临床视角来看的。读者能够识别并且理解临床实际情况是非常有必要的。*

　　鉴于所有的神经通路不可能在一个特定的神经生物学课程内全部被讲授，本章的设计具有一定的灵活性。

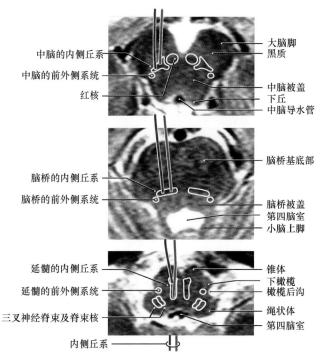

中脑的内侧丘系
中脑的前外侧系统
红核

大脑脚
黑质
中脑被盖
下丘
中脑导水管

脑桥的内侧丘系
脑桥的前外侧系统

脑桥基底部
脑桥被盖
第四脑室
小脑上脚

延髓的内侧丘系
延髓的前外侧系统
三叉神经脊束及脊束核
内侧丘系

锥体
下橄榄
橄榄后沟
绳状体
第四脑室

图 1-9　从临床视角显示后索 – 内侧丘系通路（整个通路参见图 8-3A）中的延髓、脑桥和中脑，将其叠加在 MRI 上。为了排版方便，这幅图仅引用了图 8-3A 的一部分。

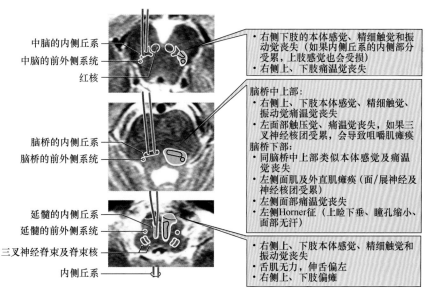

中脑的内侧丘系
中脑的前外侧系统
红核

- 右侧下肢的本体感觉、精细触觉和振动觉丧失（如果内侧丘系的内侧部分受累，上肢感觉也会受损）
- 右侧上、下肢痛温觉丧失

脑桥的内侧丘系
脑桥的前外侧系统

脑桥中上部：
- 右侧上、下肢本体感觉、精细触觉、振动觉痛温觉丧失
- 左面部触觉、痛温觉丧失，如果三叉神经核团受累，会导致咀嚼肌瘫痪
脑桥下部：
- 同脑桥中上部类似本体感觉及痛温觉丧失
- 左侧面肌及外直肌瘫痪（面/展神经及神经核团受累）
- 左侧面部痛温觉丧失
- 左侧Horner征（上睑下垂、瞳孔缩小、面部无汗）

延髓的内侧丘系
延髓的前外侧系统
三叉神经脊束及脊束核
内侧丘系

- 右侧上、下肢本体感觉、精细触觉和振动觉丧失
- 舌肌无力，伸舌偏左
- 右侧上、下肢偏瘫

图 1-10　从临床角度显示后索 – 内侧丘系通路中的延髓、脑桥和中脑（整个通路参见图 8-3B），将其叠加在 MRI 上。显示了在典型层面上的病变及相应的神经功能缺陷。为了排版方便，这幅图仅引用了图 8-3B 的一部分。

第九章

第九章的重点是临床概念。在本版本中，第九章的标题已被修改，以反映更广泛的临床病例和实例的扩展治疗；更换的标题为"中枢神经系统的临床综合征"。此外，本章分为两节，第一节，疝综合征：脑与椎间盘，第二节，典型卒中综合征。这大大拓宽了临床信息，并遵循了一项建议，即纳入更多的卒中案例，且在一个连贯的背景下进行。除了其他章节中的图像外，修订后的第九章增加了 36 幅新的图像。

鉴于脑疝和椎间盘突出有很多共同的特点，特定的椎间盘综合征也被纳入本章，来更全面地说明这种常见现象。

颅腔内的空间是有限的，小的占位效应可以在短期内被调节，然而大的尤其是快速发生的占位效应则不能被耐受。任何引起占位效应的事件，都可以导致颅内压（ICP）升高，并继发一连串的反应，从而导致脑组织从一个位置 / 空间疝到另外一个空间，这些通常被称为疝综合征。脑疝可以是悄然发生而神经缺陷随后发生，也可以是突然发生并导致灾难性后果，在一些病例中，如果处理不及时，可能导致患者在数分钟内死亡。

颅内压增高可以表现为脑沟、脑池消失或脑结构的移位，这些改变可能比较轻微，尤其在 CT 上以等密度显示时，如果有水肿的肿瘤，则会在 CT 上明显地显示出来。一旦明确了颅内压升高，需要给予一系列治疗以防止进一步的恶化。颅腔内的血液可能是由外伤（常见）、动脉瘤破裂、动静脉畸形（AVM）出血及各种其他原因引起的。

第十章

这一章包括了一系列的血管成像（动脉和静脉）、磁共振动脉成像（MRA）和磁共振静脉成像（MRV）。增加的 14 幅图像显示了与正常血管特点相关的各种血管病变。这些血管成像以侧位和前后位投影为主，其中有些是与数字减影血管造影（DSA）相一致的标准视图。MRA 和 MRV 是无创技术，可以观察到动脉（MRA）及静脉和静脉窦（MRV）。虽然如此，很多情况下动脉和静脉可以利用任意一种技术同时显现。MRA 和 MRV 的应用已经非常普遍，这种技术是一种非常重要的诊断工具。

参 考 文 献

1. Buxton RB. *Introduction to Functional Magnetic Resonance Imaging, Principles and Techniques.* Cambridge, UK: Cambridge University Press; 2002.
2. Grossman CB. *Magnetic Resonance Imaging and Computed Tomography of the Head and Spine.* 2nd ed. Baltimore, MD: Williams & Wilkins; 1996.
3. Harnsberger HR, Osborn AG, Macdonald AJ, et al. *Diagnostic and Surgical Imaging Anatomy: Brain, Head & Neck, Spine.* Salt Lake City, UT: Amirsys Publishing Inc; 2011.
4. Lee SH, Rao KCVG, Zimmerman RA. *Cranial MRI and CT.* 4th ed. New York, NY: McGraw-Hill Health Professions Division; 1999.
5. Osborn AG, Salzman KL, Barkovich AJ, et al. *Diagnostic Imaging: Brain,* 2nd ed. Salt Lake City, UT: Amirsys Publishing Inc.; 2010.

第二章 中枢神经系统的外部形态学

成人中枢神经系统（CNS）由前脑（**端脑和间脑**）、脑干（**中脑、后脑和延脑**）、小脑和**脊髓**组成。小脑不是脑干的一部分，而是位于后颅窝内的**超节段结构**，但位于脑干长轴之上。一般来说，特定中枢神经系统区域的损伤可能导致该区域特有的神经功能缺陷，这种缺陷可能反映了穿越该区域的神经传导束或通路的损伤，或这些损伤的共同表现。中枢神经系统的分区、位于其中的代表性结构及与之相关的脑神经（CN）总结如下（表 2-1）。

表 2-1　中枢神经系统分区、代表性结构以及相应的脑神经

前脑
端脑：大脑皮质，脑叶，脑回，脑沟，皮质下白质，内囊，基底核，第 I 对脑神经
间脑：背侧丘脑及其亚区分部，下丘脑，底丘脑，上丘脑，后丘脑，第 II 对脑神经
脑干
中脑：中脑，顶盖，被盖，大脑脚，黑质，红核，第 III、IV 对脑神经
后脑：脑桥，基底及被盖区，小脑脚，第 V 对脑神经
延脑：延髓，锥体，下橄榄，绳状体；第 IX、X、XII 对脑神经；第 VI、VII 和 VIII 对脑神经是自脑桥 - 延髓交界处发出的神经；第 XI 对脑神经起源于 $C_1 \sim C_5/C_6$ 脊髓颈段，通过枕骨大孔上升，与第 IX 和 X 对脑神经会合，经颈静脉孔出颅
小脑
小脑前叶，小脑后叶，绒球小结叶，小脑脚，小脑皮质，小脑核团
脊髓
脊髓前、后根，脊髓后根神经节，脊髓颈和腰骶膨大，脊髓白质和灰质，脊髓 Rexed 分区，脊髓前、后角

构成

颅腔内被覆脑膜，其成分（硬脑膜 + 蛛网膜）在颅腔内部形成**硬脑膜反折**。较大的反折结构，如**大脑镰**将大脑左右半球分隔开，**小脑幕**将幕上的两个大脑半球与幕下的脑干和小脑分隔开。右侧和左侧**幕上结构**与幕下结构通过位于**小脑幕裂孔（小脑幕切迹）**的中脑连接。单侧幕上的**颅内压增高（ICP）**可导致脑部结构越过中线向对侧疝出和（或）通过小脑幕切迹向下疝出。同样，幕下的**颅内压增高**可经小脑幕切迹向上疝出或经枕骨孔向下疝出（见第九章）。

主要血管

脊髓的血液供应来自**脊髓前动脉**（椎动脉的一个分支）和**脊髓后动脉**（通常是**小脑下后动脉**的分支），辅之以**节段动脉**（颈动脉、后肋间动脉和腰动脉）。节段动脉分支为脊髓根水平的前、后根动脉和**脊髓前、后动脉**（6 ～ 18 个及以上脊髓节段水平）；它们的数量是可变的。神经根动脉供应每组脊髓根和相应的后根神经节（*在每个脊髓节段都有神经根动脉*），而脊髓动脉主要是脊髓前、后动脉和**动脉冠**的补充供应（*并非每个脊髓节段都有脊髓动脉*）。**Adamkiewicz 动脉**是一个特别大的脊髓前动脉，起源于下胸椎或上腰椎水平（通常为 $T_8 \sim L_2$，占 80% ～ 85%），更常见（> 75%）于左侧。

大脑的血液供应来自两条**颈内动脉**和两条**椎动脉**，后者结合形成**基底动脉**。前者通常称为**颈内动脉系统**，后者称为**椎基底动脉系统**。这两个系统通过**后交通动脉**相互连接。每根颈内动脉分为**大脑中动脉**（M1 ～ M4 段）和**大脑前动脉**（A1 ～ A5 段），通常分别供应半球外侧和内侧的表浅和深部组织。两条椎动脉连接形成**基底动脉**，基底动脉分叉形成**大脑后动脉**

（**P1～P4 段**）；大脑后动脉近端分支主要供应丘脑和喙端中脑，远端分支供应颞叶和枕叶皮质。

第一节　脊髓大体形态及血管结构

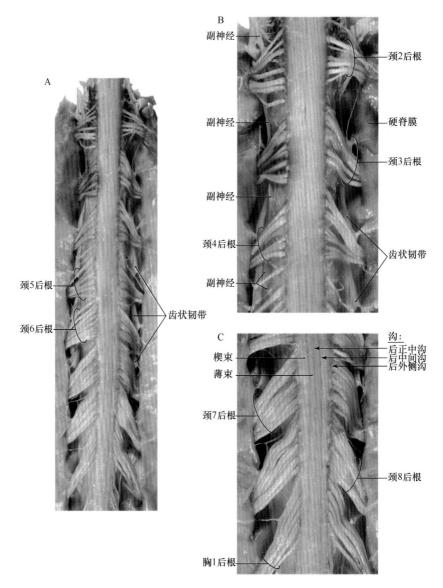

图 2-1　脊髓 C_2～T_1 节段后面观（A）及相同标本所示的 C_2～C_4 与 C_7～T_1 的相关细节内容（B、C）。由软膜组织向外侧延伸至硬膜下的蛛网膜组织形成的**齿状韧带**将脊髓固定于硬膜囊。**副神经**起源于 C_1～C_5/C_6 颈神经，走行在前根与后根之间（B）。在脊髓后面可以清晰地看到脊髓的结构及脊髓后索的结构，也可以清晰地看到脊髓**后外侧沟**，此处是**后根（感觉，背侧）**进入脊髓的位置（C）。

　　脊髓前、后动脉与相应的神经根伴行（图 2-3），**根动脉**供应相应的脊神经根。脊髓后动脉位于脊神经后根入脊髓部位的内侧，而脊髓前动脉位于脊髓前正中沟内（图 2-3）。

　　神经根受损后会引起**神经根疾病**，通常出现坐骨神经痛一类的症状。常见于**椎间盘病变（膨出或脱出）**，主要表现为神经根或所支配皮节的*放射样疼痛*、*肢体力弱*及神经所支配肌肉的**腱反射减弱和（或）感觉异常**。最常受累的椎间盘依次为颈椎的 C_6～C_7（65%～70%）、C_5～C_6（16%～20%），以及腰椎的 L_4～L_5（40%～45%）和 L_5～S_1（40%～45%）。胸椎间盘病变少见，总体椎间盘突出发生率不足 1%。其他椎间盘突出相关问题参见第九章。

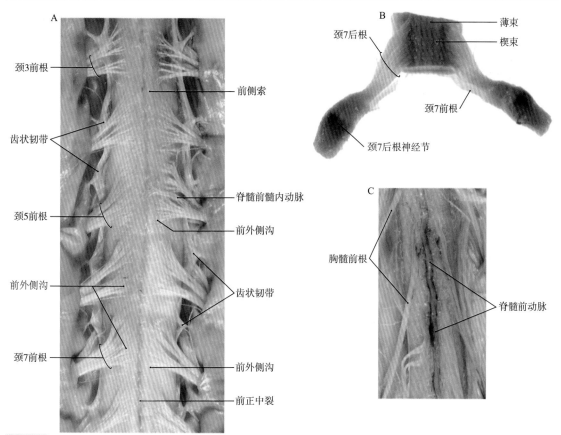

颈3前根
前侧索
齿状韧带
颈5前根
脊髓前髓内动脉
前外侧沟
前外侧沟
齿状韧带
颈7前根
前外侧沟
前正中裂

颈7后根
薄束
楔束
颈7前根
颈7后根神经节

胸髓前根
脊髓前动脉

图 2-2 脊髓 $C_3 \sim C_7$ 的前面观（A），C_7 节段显示出**脊髓前根、后根**和**后根神经节**（B），胸髓前面观显示出**脊髓前动脉**与相对消失的胸髓神经根（C）。脊髓前外侧沟是**脊髓前根（运动）**出脊髓的位置，有时外形并不明显（A）。

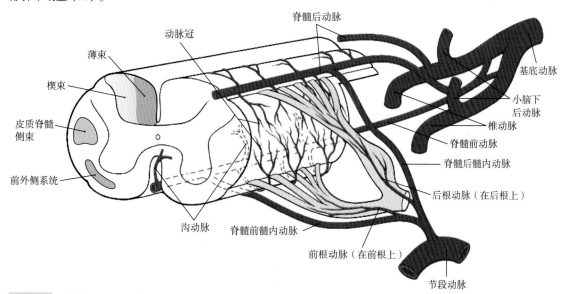

脊髓后动脉
动脉冠
薄束
基底动脉
楔束
小脑下后动脉
皮质脊髓侧束
椎动脉
脊髓前动脉
脊髓后髓内动脉
前外侧系统
后根动脉（在后根上）
沟动脉
脊髓前髓内动脉
前根动脉（在前根上）
节段动脉

图 2-3 半模式图显示脊髓主要动脉的起源和常见分布。**前根和后根动脉**起自每个脊髓节段，供应相应的神经根和神经节。**脊髓前、后髓内动脉**（又称**髓质动脉**或**节段性髓动脉**）起自间隔性节段，增加脊髓的血液供应。Adamkiewicz 动脉是一种不太常见的较为粗大的脊髓髓内动脉，常发自左侧下胸或上腰（$T_9 \sim L_1$，见于约 85% 的案例中）节段。**动脉冠**的结构组成了覆盖脊髓表面的弥漫性吻合血管丛。

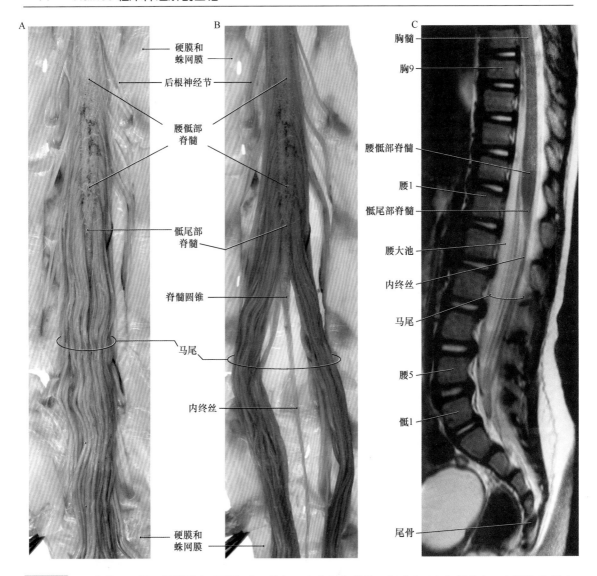

A

硬膜和
蛛网膜

后根神经节

腰骶部
脊髓

骶尾部
脊髓

脊髓圆锥

马尾

内终丝

硬膜和
蛛网膜

C

胸髓

胸9

腰骶部脊髓

腰1

骶尾部脊髓

腰大池

内终丝

马尾

腰5

骶1

尾骨

图 2-4　下胸段、腰骶尾段脊髓和马尾的后面观（A、B）及矢状位 MRI（C，T_2 加权像）。A 图和 B 图中的硬膜和蛛网膜已被去除。A 图中的马尾为原位状，B 图中的马尾神经向外侧分开，以便暴露**脊髓圆锥和内终丝**。图 6–3 和图 6–4 详细显示了马尾的轴位像。

在 MRI 的矢状位上（C），脊髓较低的部分，终丝和马尾可以清晰地显示出来。此外，可清晰地看到**椎间盘**和椎体。**腰大池**是脊髓尾侧末端增大的**蛛网膜下隙**空间，该空间包含了从脊髓下部走行的**前根**与**后根**集合所形成的马尾。终丝也位于其中，从脊髓圆锥下行，附着在**硬膜囊**的内面。硬膜囊约终于 S_2 节段，并通过**外终丝**附于尾骨（详见图 4–1）。**腰穿**是在 $L_4 \sim L_5$ 或 $L_3 \sim L_4$ 的椎体间插入 18 ～ 22 号针，从腰大池内取得**脑脊液**标本，用于**感染、炎症、恶性肿瘤**或**颅内压升高**的评估。

马尾综合征可见于突出的椎间盘（多为 $L_4 \sim L_5$）压迫马尾结构，或者见于肿瘤、创伤或其他破坏这些神经根结构的患者。其症状经常表现为双侧受累，包括：①**肢体力弱明显**（也可能直接表现为**下肢瘫**），伴有下肢**腱反射减弱或消失**；②**鞍区麻痹**（常见），表现为臀部、大腿内后侧、生殖区、肛门、会阴区的感觉缺失；③**尿潴留**（常见）或**尿失禁**，括约肌张力下降和排便失禁；④**性功能下降**（病因未解除的后期可能出现）。虽然感觉缺失很常见，但部分患者可感觉到腰痛或坐骨神经痛，而部分患者无腰痛或**坐骨神经痛**的症状。

第二节　大脑半球：脑叶、主要 Brodmann 分区、感觉 – 运动区

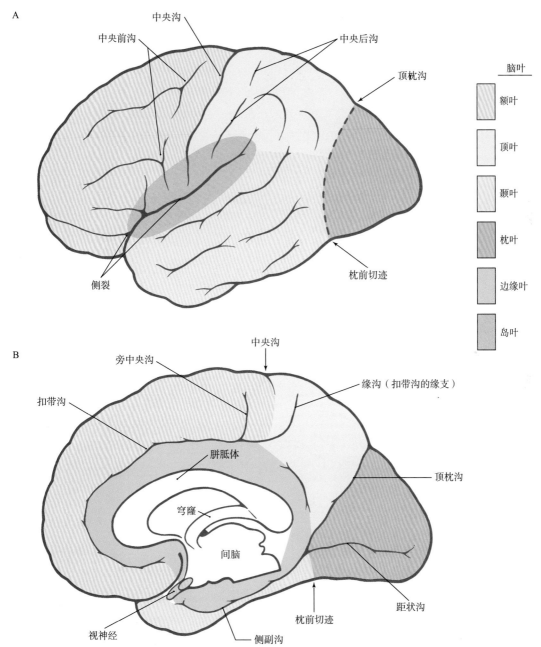

图 2-5　从外侧面（A）及内侧面（B）展示了大脑半球各脑叶的划分界限。在外侧面，**中央沟（Rolando）**分开**额顶叶**。**外侧裂（Sylvius）**形成了颞叶下方与额叶和顶叶上方的边界。枕叶位于**顶枕沟**终点到**枕前切迹**连线的后方。从外侧沟的上界到枕叶喙侧缘的水平连线，代表了顶叶和颞叶的边界。**岛叶**，又称**岛叶皮质**，即图 A 所示的灰色区域位于外侧裂内（图 2-40 和图 2-41）。这部分脑皮质被岛叶的中央沟分隔成**长短不一的脑回**（图 2-40）。作为一个整体岛叶，通过**环状沟**与相邻的额叶、顶叶和颞叶的岛盖部相分隔。此环状沟通常位于灰质的边缘（A）。

在内侧面，**扣带沟**将额叶、顶叶的内侧部与**边缘叶**相分隔。假设将中央沟延伸和扣带沟相交，其延线组成了额叶和顶叶的边界。**顶枕沟**和这条延线与枕前切迹连接，将枕叶和顶叶、边缘叶、颞叶分开。

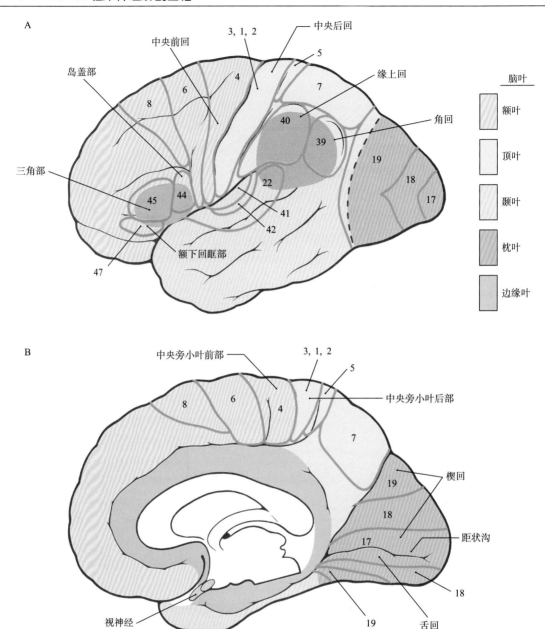

图 2-6 大脑半球外侧面观（A）和内侧面观（B），显示较常用的 Brodmann 分区。总体上说，4 区包含了主要的**躯体运动皮质**，3 区、1 区、2 区包含主要的**躯体感觉皮质**，17 区为主要的**视觉皮质**，41 区为主要的听觉皮质，额回中尾部的部分 6 区通常被认为是**额叶眼皮质区**。

　　躯体运动皮质包括**中央前回**及**中央旁小叶前部**；身体的整体表现从一个脑回延伸到另一个脑回。**中央前回**并*不等*/*同于***躯体运动皮质**，因为它不包括下肢运动皮质。与**中央后回**和**中央旁小叶后部**相关的**躯体感觉皮质**也适用相同的道理。

　　额下回包含三部分：**岛盖部**、**三角部**和**眶部**。主要位于 **44 区**和 **45 区**（以阴影标示）的区域受损会引起 **Broca 失语**，又称**运动性**、**表达性**或**非流利性失语**，有时被认为是失用症。这些患者没有声带麻痹，而是在将思想转变为有意义的话语方面存在困难。这些患者可能存在缄默症或说话缓慢、吃力，说出的内容仅由熟悉的单个词语或短语组成（发报机样言语）。这些患者对自己的缺陷非常清楚。

　　顶下小叶包含**缘上回**（**40 区**）和**角回**（**39 区**）。通常在这一区域皮质病变，有时也延续到 **22 区**，则会引起 **Wernick 失语**，也称为**感觉性**、**感受性**或**流利性失语**。存在**感觉性失语**的患者能自由讲话，毫不犹豫，但其所讲内容可能完全没有意义，经常在句子中不恰当的位置使用不恰当的词语（**言语错乱**，有时也称为**词语杂烩**）。这些患者可能意识不到自己的缺陷。

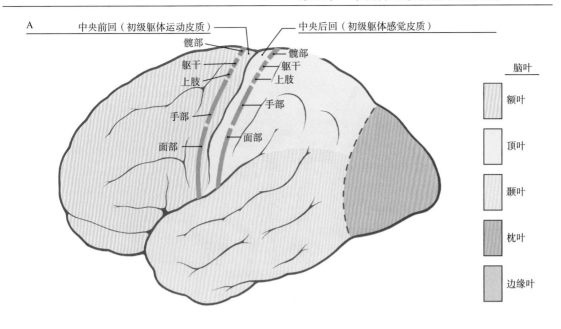

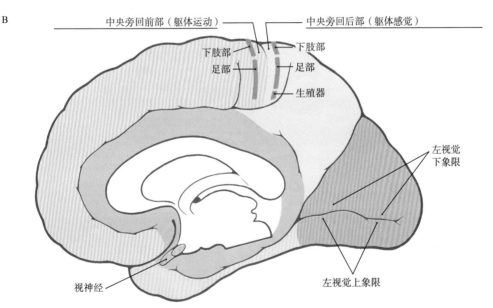

图 2-7　大脑半球外侧面观（A）和内侧面观（B），显示**初级躯体运动和躯体感觉皮质的定位分布**。下肢和足的功能区位于大脑半球的内侧面，即**中央旁回前部（运动）**和**中央旁回后部（感觉）**。身体其他部位的功能区分布在沿大脑半球的边缘跨过半球凸面、截至外侧裂区域的**中央前回和中央后回**内。借助于准确的解剖学术语定义大脑皮质重要的结构和功能区十分有用。

　　记住这些重要皮质区域的一个简单方法是将中央前回和中央后回分成三部分：外 1/3 代表面部，中 1/3 代表上肢和手（尤其在于手），内侧 1/3 代表躯干和髋部。其余身体部位（下肢和足）的代表区位于大脑半球的内侧面，即**中央旁回前部（运动）**和**中央旁回后部（感觉）**。躯体运动皮质的病变会引起对侧肢体的运动功能障碍。躯体感觉皮质的病变则会引起对侧躯体感觉功能的缺失。右侧大脑半球的内侧面（B）显示了左侧视野的投射区域。**视觉下象限**位于距状沟以上的**初级视皮质**，而**视觉上象限**位于距状沟以下区域。从视觉传导通路尾端到视交叉的病变将会导致**对侧（**根据病变位置为**左侧**或**右侧）偏盲**或**象限盲**。

第三节　大脑半球：大体形态、血管结构及 MRI 表现

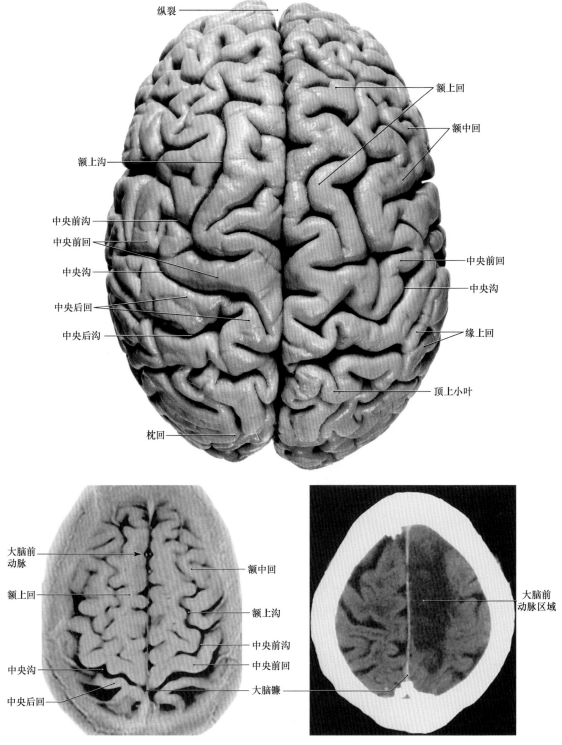

纵裂

额上回

额中回

额上沟

中央前沟

中央前回

中央沟

中央后回

中央后沟

中央前回

中央沟

缘上回

顶上小叶

枕回

大脑前动脉

额中回

额上回

额上沟

中央前沟

中央前回

中央沟

大脑镰

中央后回

大脑前动脉区域

图 2-8　大脑半球的上面观（背侧观），显示了主要的脑沟、脑回，并在 MRI（左下）和 CT（右下）显示了相对应的结构。注意**大脑前动脉**区域的脑梗死，梗死区域包括支配下肢、髋部的皮质，也可能包括支配躯干下部的皮质。因为病变在左侧大脑半球，功能缺陷将表现在患者的右侧。

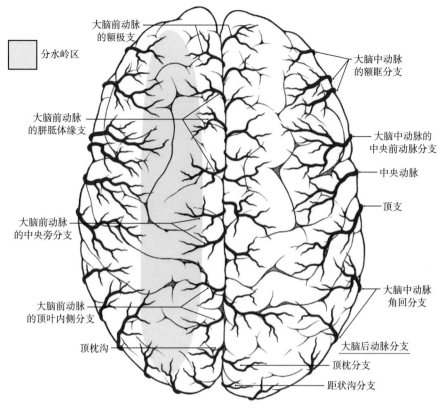

分水岭区

大脑前动脉的额极支

大脑前动脉的胼胝体缘支

大脑前动脉的中央旁分支

大脑前动脉的顶叶内侧分支

顶枕沟

大脑中动脉的额眶分支

大脑中动脉的中央前动脉分支

中央动脉

顶支

大脑中动脉角回分支

大脑后动脉分支

顶枕分支

距状沟分支

图 2-9 大脑半球的上面观（背侧观），显示**大脑前、中、后动脉**的分布区域及主要分支。通过与图 2-8 中梗死区域比较，理解该图中大脑前动脉的分布区域。**分水岭区**代表了外侧的**大脑中动脉**与内侧的**大脑前动脉**远端供血交叉区域。

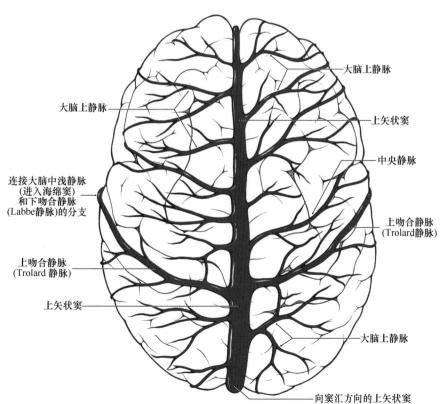

大脑上静脉

连接大脑中浅静脉（进入海绵窦）和下吻合静脉（Labbe静脉）的分支

上吻合静脉（Trolard 静脉）

上矢状窦

大脑上静脉

上矢状窦

中央静脉

上吻合静脉（Trolard静脉）

大脑上静脉

向窦汇方向的上矢状窦

图 2-10 大脑半球的上面观（背侧观），显示**上矢状窦**的位置及其主要静脉属支的分布。**上矢状窦**是**硬脑膜静脉窦血栓**的常见部位（约70%），图 10-4 和图 10-5 对比了上矢状窦静脉期血管造影的特点。

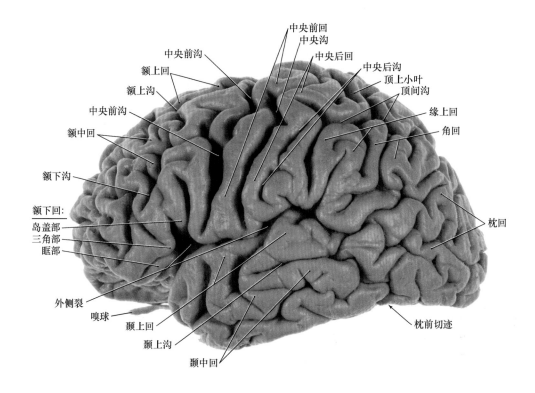

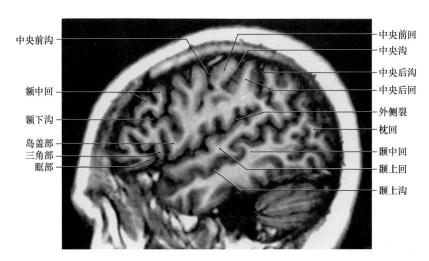

图 2-11　左大脑半球外侧面观，显示主要的脑沟、脑回，在 MRI 中 T₁ 像上对应地显示了部分相关结构。重要的皮质区域包括**中央前回（躯体运动皮质，不含下肢）**、**中央后回（躯体感觉皮质，不含下肢）**、部分**额下回（岛盖部、三角部和眶部）**，以及由**缘上回与角回**构成的**顶下小叶**。**额叶眼皮质区域**主要位于额中回后部，紧邻中央前回。

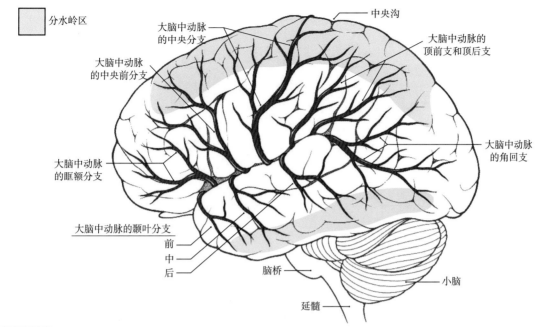

图 2-12　左大脑半球外侧面观，显示了**大脑中动脉**的主要分支。大脑中动脉最初在外侧裂的深部发出分支（M2、M3 段）；这些分支在大脑半球表面出现时，为 M4 段。**大脑中动脉**的远端向上与**大脑前动脉**的远端皮质分支构成**分水岭区**，**大脑中动脉**的远端向下与大脑后动脉的远端皮质分支构成另一个分水岭区。这些 M4 段分支通常根据其供应的脑回、脑沟或相应脑叶的部位来命名。**大脑后动脉和大脑前动脉**的终末分支分别跨越颞枕叶交界区、额顶叶交界区（图 2-9）。比较图 10-1，以理解大脑中动脉和大脑前动脉的血管造影。

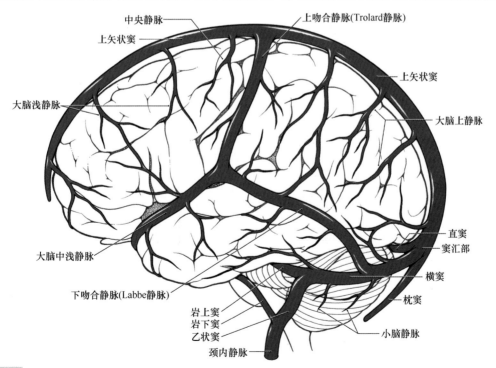

图 2-13　左侧大脑半球外侧面观，显示**静脉窦**的分布及主要**静脉**属支的分布和模式。静脉与窦之间、窦与窦之间的交通也在图中标识出来。请看图 10-2 和图 10-11，通过比较，理解窦和表浅静脉的血管造影及 MRV 的特点。静脉窦血栓好发于**上矢状窦**及 / 或**横窦**（约 70%），但少见于皮质**表浅静脉**，更罕见于**下矢状窦及海绵窦**。

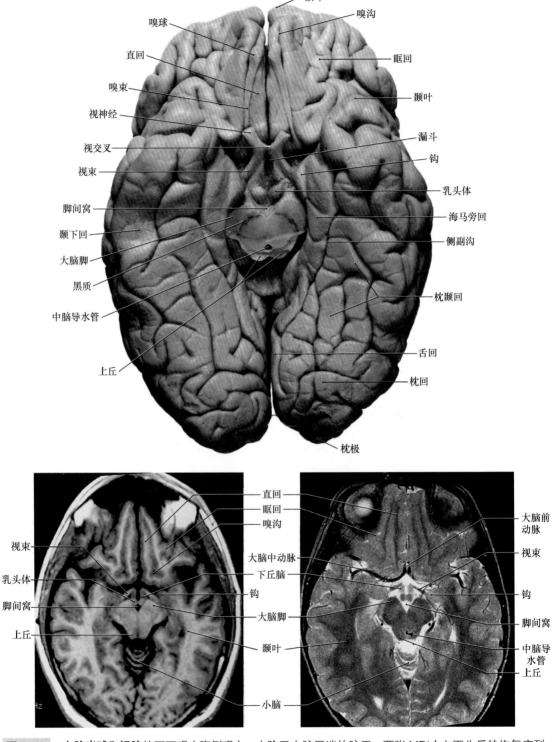

额叶
嗅沟
嗅球
眶回
直回
颞叶
嗅束
漏斗
视神经
钩
视交叉
乳头体
视束
海马旁回
脚间窝
侧副沟
颞下回
大脑脚
枕颞回
黑质
中脑导水管
舌回
上丘
枕回
枕极

直回
眶回
嗅沟
大脑前动脉
视束
乳头体
大脑中动脉
视束
下丘脑
钩
钩
脚间窝
脚间窝
上丘
大脑脚
中脑导水管
颞叶
上丘
小脑

图 2-14　**大脑半球**和**间脑**的下面观（腹侧观），去除了中脑尾端的脑干，两张 MRI（左下为反转恢复序列，右下为 T₂ 加权序列）相对应地显示了其中部分结构。注意中脑和周围结构［**小脑**、颞叶内侧面、**钩**（与**颞叶钩回疝**相关）、**下丘脑**、**视束**］的关系，以及和脑池的关系。

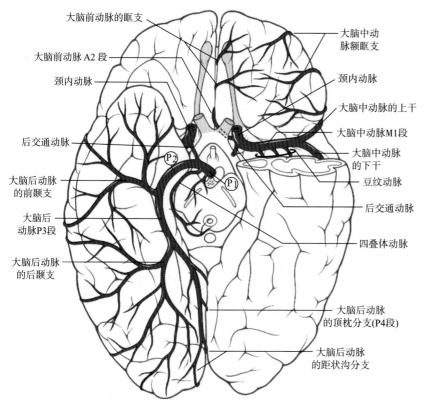

大脑前动脉的眶支
大脑前动脉 A2 段
颈内动脉
后交通动脉
P2
大脑后动脉的前颞支
大脑后动脉P3段
大脑后动脉的后颞支
P1
大脑中动脉额眶支
颈内动脉
大脑中动脉的上干
大脑中动脉M1段
大脑中动脉的下干
豆纹动脉
后交通动脉
四叠体动脉
大脑后动脉的顶枕分支(P4段)
大脑后动脉的距状沟分支

图 2-15 大脑半球的下面观（腹侧观），脑干已去除，显示**大脑后动脉**的 P1 ～ P4 **段**、大脑前动脉的小部分、**大脑中动脉**的起始 M1 段、上干和下干。大脑中动脉的上、下干与 M2 ～ M4 段的关系，将在图 2-42 中更详细地显示。

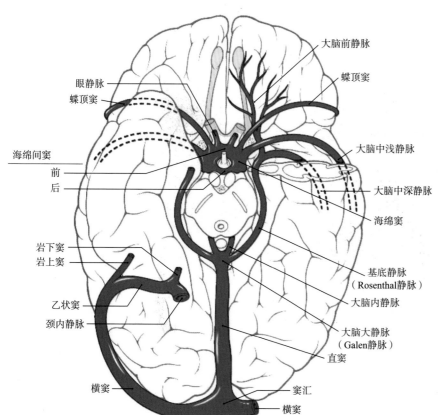

大脑前静脉
蝶顶窦
眼静脉
蝶顶窦
海绵间窦
前
后
岩下窦
岩上窦
乙状窦
颈内静脉
横窦
大脑中浅静脉
大脑中深静脉
海绵窦
基底静脉（Rosenthal静脉）
大脑内静脉
大脑大静脉（Galen静脉）
直窦
窦汇
横窦

图 2-16 大脑半球的下面观（腹侧观），脑干已去除，显示主要的静脉窦、**大脑前静脉**、**大脑中深静脉**及大脑中浅静脉。通过比较第十章的图，深刻理解这些静脉和窦的结构。静脉窦血栓罕见发生于**海绵窦**，偶尔可见于**直窦**及**大脑内静脉**。

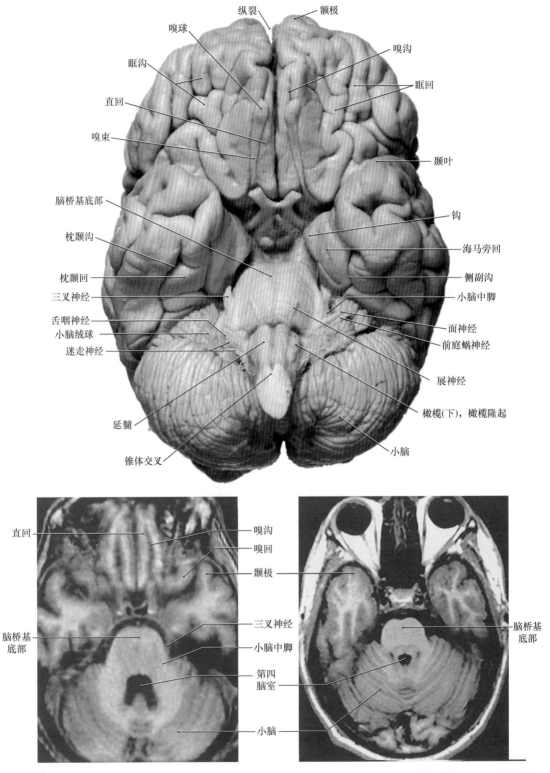

纵裂　额极
嗅球
嗅沟
眶沟
眶回
直回
嗅束
颞叶
脑桥基底部
钩
枕颞沟
海马旁回
枕颞回
侧副沟
三叉神经
小脑中脚
舌咽神经
面神经
小脑绒球
前庭蜗神经
迷走神经
展神经
橄榄(下)，橄榄隆起
延髓
小脑
锥体交叉

直回
嗅沟
嗅回
颞极
脑桥基底部
三叉神经
小脑中脚
脑桥基底部
第四脑室
小脑

图 2-17　**大脑半球、间脑、脑干、小脑**的下面观（腹侧观），另两张 MRI（均为 T₁ 加权像）显示了相应结构。注意**第四脑室**大小的轻微差异。左侧 MRI 的脑桥轴位层面较高，右侧较低；右侧中线空间较大。第四脑室两侧的两个孔（右 MRI）实际上是**小脑上脚**和**小脑中脚**之间的一个小凹陷（侧孔或**侧隐窝**）。脑干下面（腹侧）观的详细结构显示在图 2-31 中。

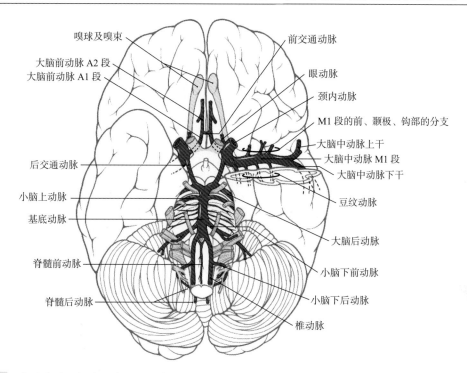

图 2-18　**大脑半球、间脑、脑干、小脑**的下面观（腹侧观），显示**颈内动脉**和**椎基底动脉系统**的动脉分支。注意**大脑动脉环（Willis）**。图 2-21 进一步显示了大脑动脉环和椎基底动脉系统的细节。通过图 10-9 和图 10-10，比较大脑动脉环的 MRA 及其主要分支。

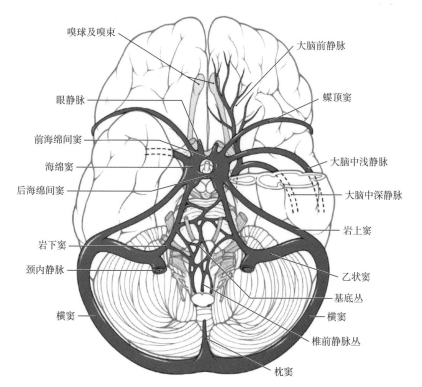

图 2-19　**大脑半球、间脑、脑干、小脑**的下面观（腹侧观），显示了**主要静脉窦和静脉**的位置及相互关系。静脉血栓很少发生在岩窦和海绵窦。

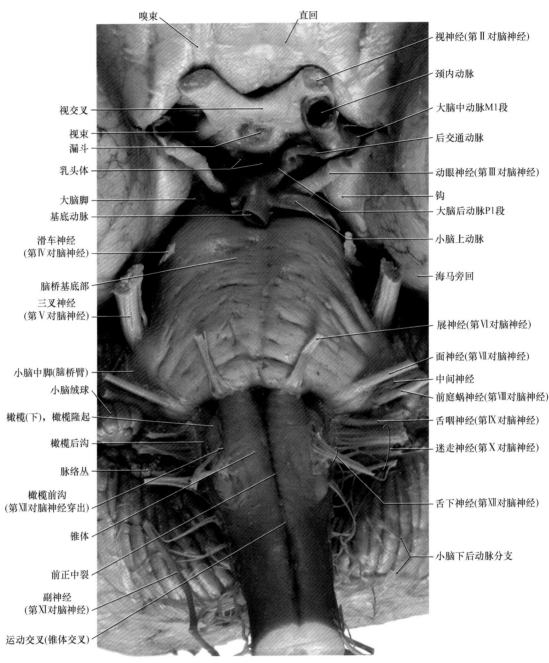

嗅束
直回
视神经(第 II 对脑神经)
颈内动脉
大脑中动脉M1段
视交叉
后交通动脉
视束
漏斗
乳头体
动眼神经(第 III 对脑神经)
钩
大脑后动脉P1段
大脑脚
基底动脉
小脑上动脉
滑车神经
(第 IV 对脑神经)
脑桥基底部
海马旁回
三叉神经
(第 V 对脑神经)
展神经(第 VI 对脑神经)
面神经(第 VII 对脑神经)
小脑中脚(脑桥臂)
中间神经
小脑绒球
前庭蜗神经(第 VIII 对脑神经)
橄榄(下)，橄榄隆起
舌咽神经(第 IX 对脑神经)
橄榄后沟
迷走神经(第 X 对脑神经)
脉络丛
橄榄前沟
(第 XII 对脑神经穿出)
舌下神经(第 XII 对脑神经)
锥体
前正中裂
副神经
(第 XI 对脑神经)
小脑下后动脉分支
运动交叉(锥体交叉)

图 2-20　**间脑**和**脑干**的下面观（腹侧观），注意脑神经（II～XII）进出脑干的位置及**视神经、视交叉和视束**的相对关系。注意一重要关系：*动眼神经在小脑上动脉和大脑后动脉（大脑后动脉 P1 段）之间出脑。因此，**在基底动脉分叉部**或**后交通动脉 / 大脑后动脉分叉部的动脉瘤**患者，动眼神经极易受损伤。**基底动脉尖**动脉瘤是椎基底动脉系统最常见的动脉瘤，约占颅内动脉瘤的 5%。由此可引起第 III 对脑神经损伤的症状，包括**瞳孔变大**，绝大多数眼动功能受损和复视。**桥延交界区**的脑神经（VI、VII、VIII）、**脑桥小脑角**的脑神经（VII、VIII、IX、X）也在图中显示了出来。所以，第 VI～XII对脑神经占据了脑桥的尾端和延髓侧面这些狭小的空间，这一区域的病变可能引起多种脑神经和长传导束的损伤及其他功能障碍。

血管　　　　　　　　　　　　　　结构

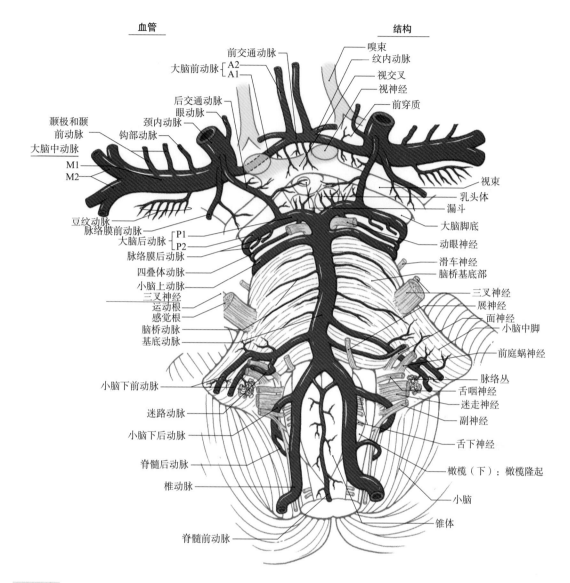

图 2-21　脑干的下面观（腹侧观），显示脑结构、脑神经和**椎基底动脉、大脑动脉环**（Willis 环）发出的血管。**脊髓后动脉**多数起源于小脑下后动脉（左，约 75%），有时也可能直接起源于**椎动脉**（右，约 25%）。虽然**迷路动脉**有时起源于基底动脉（右，约 15%），但更多时候起源于**小脑下前动脉**（左，约 85%）。

很多血管起源于腹侧，沿脑干走行至背侧，供应背侧组织，它们通常被分类为**环周血管**。**大脑前动脉**包括 A1 段（颈内动脉分叉部到前交通动脉之间）和 A2 ～ A5 段（前交通动脉以远）。**颈内动脉分叉部**的外侧是大脑中动脉的 M1 段，常分为**上干和下干**，延续为 M2 段，支配岛叶皮质。大脑中动脉 M3 段位于岛盖部的内侧面，M4 段位于大脑半球的外侧。

基底动脉分叉部和**后交通动脉**之间为大脑后动脉的 P1 段，P2 段位于后交通动脉和第一颞支之间，再远端为 P3 ～ P4 段，通过图 10-9、图 10-10 和图 10-12，深入理解大脑动脉环和椎基底动脉的 MRA 图像。脉络丛的血供见图 4-10。

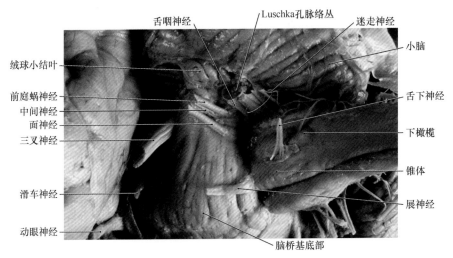

舌咽神经　　　Luschka孔脉络丛　　　迷走神经

小脑

绒球小结叶

前庭蜗神经　　　　　　　　　　　　　　　　　　　　　舌下神经
中间神经
面神经
三叉神经　　　　　　　　　　　　　　　　　　　　　　下橄榄

锥体

滑车神经　　　　　　　　　　　　　　　　　　　　　　展神经

动眼神经

脑桥基底部

图 2-22　脑干左侧面观，小脑下部、延髓及脑桥汇聚于此，该区域通常被称为**脑桥小脑角（CPA）**。该区域的脑神经在遭受损伤或者肿瘤侵犯时，会出现相应的功能障碍，按照易受累程度依次为第Ⅶ、Ⅷ对脑神经最常见，而第Ⅸ、Ⅹ及Ⅺ对脑神经次常见。此外，该区域直径大的肿瘤（肿瘤直径大于 2cm）有可能会向前生长，累及第Ⅴ对脑神经，从而产生相应的感觉障碍。**听神经鞘瘤**是 CPA 区最常见的病灶类型（约占 85%），其次为**脑膜瘤**（占 5% ～ 10%）。

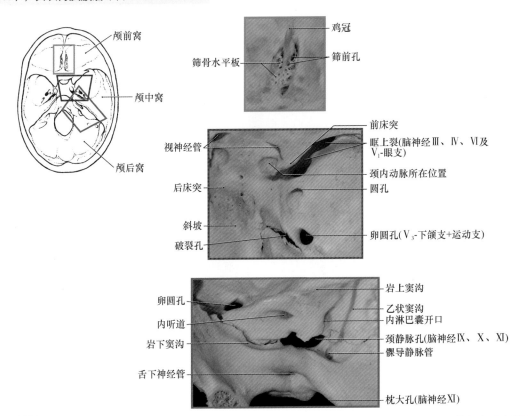

颅前窝

鸡冠

筛骨水平板　　　　　　　　筛前孔

颅中窝

前床突
视神经管　　　　　　　　　眶上裂(脑神经Ⅲ、Ⅳ、Ⅵ及
　　　　　　　　　　　　　Ⅵ₁-眼支)
颅后窝　　　　　　　　　　颈内动脉所在位置
后床突　　　　　　　　　　圆孔

斜坡
破裂孔　　　　　　　　　　卵圆孔(V₃-下颌支+运动支)

卵圆孔　　　　　　　　　　岩上窦沟
内听道　　　　　　　　　　乙状窦沟
　　　　　　　　　　　　　内淋巴囊开口
岩下窦沟　　　　　　　　　颈静脉孔(脑神经Ⅸ、Ⅹ、Ⅺ)
　　　　　　　　　　　　　髁导静脉管
舌下神经管

枕大孔(脑神经Ⅺ)

图 2-23　颅骨内面观，着重于脑神经出颅孔道。左侧图中彩色边框中的内容在右侧用相同的颜色边框进行更为细致的展示。本图将图 2-22 中的脑神经与其出入颅孔道进行了对应关联。颅内病灶累及相应孔道时，会伴随出现相应的神经受损症状，例如**颈静脉孔肿瘤**常累及第Ⅸ、Ⅹ及Ⅺ对脑神经，而**听神经鞘瘤**常累及第Ⅶ、Ⅷ对脑神经。颅底**脑膜瘤**通常会累及多组脑神经。

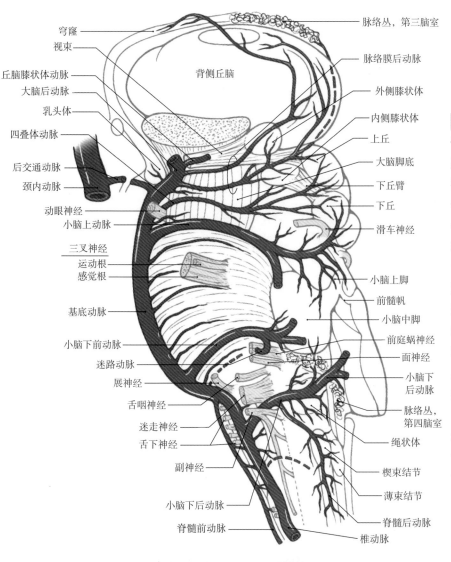

穹窿
视束
丘脑膝状体动脉
大脑后动脉
乳头体
四叠体动脉
后交通动脉
颈内动脉
动眼神经
小脑上动脉
三叉神经
运动根
感觉根
基底动脉
小脑下前动脉
迷路动脉
展神经
舌咽神经
迷走神经
舌下神经
副神经
小脑下后动脉
脊髓前动脉

背侧丘脑

脉络丛，第三脑室
脉络膜后动脉
外侧膝状体
内侧膝状体
上丘
大脑脚底
下丘臂
下丘
滑车神经
小脑上脚
前髓帆
小脑中脚
前庭蜗神经
面神经
小脑下后动脉
脉络丛，第四脑室
绳状体
楔束结节
薄束结节
脊髓后动脉
椎动脉

图 2-24　左侧**脑干和丘脑**外侧面观，显示了不同结构及脑神经与动脉之间的毗邻关系。供应背侧结构的动脉（一般称为**环动脉**）基本上均来自腹侧血管的主干及脑干和前脑周围的弓形血管分支。**脊髓后动脉和迷路动脉**，有时起源于**椎动脉和基底动脉**，在图中以虚线标示出来了。可与图 2-22 相比较。通过图 10-7，深入理解椎基底动脉系统的动脉造影情况。通过图 4-10，深入理解第三脑室和第四脑室脉络丛的血供。

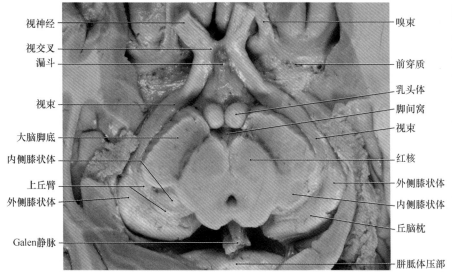

视神经
视交叉
漏斗
视束
大脑脚底
内侧膝状体
上丘臂
外侧膝状体
Galen静脉

嗅束
前穿质
乳头体
脚间窝
视束
红核
外侧膝状体
内侧膝状体
丘脑枕
胼胝体压部

图 2-25　**中脑端脑连接处**横断面下面观。注意观察下丘脑、视神经周围结构及**视束**与**大脑脚底**和外侧**膝状体**的关系。注意观察上丘臂与内侧膝状体及内侧膝状体/核的关系。**前脉络膜动脉综合征**包括**对侧偏瘫**（大脑脚底损伤）及**对侧偏盲**（视束损伤）。

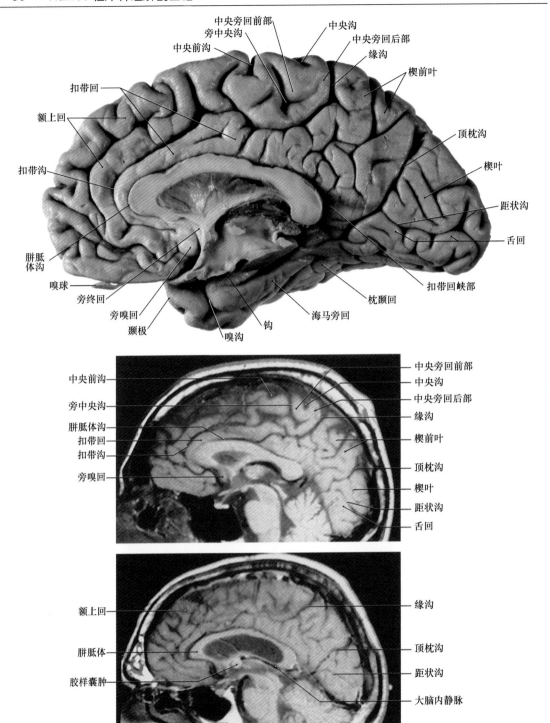

图 2-26 右侧**大脑半球**和**间脑**的正中矢状位，脑干已去除，显示了主要的脑沟、脑回，两张 MRI（T₁ 加权像）从相同的层面显示相关结构。下面的 MRI 显示了室间孔位置的一个小**胶样囊肿**，与上面的 MRI 相比，**侧脑室增大**，同时导致了**胼胝体变薄**。

　　胶样囊肿（胶样肿瘤）是先天性疾病，经常在成人中被发现，一般只有占据室间孔，阻挡脑脊液循环，才会引起**梗阻性脑积水**的症状。此类病变罕见（约占颅内肿瘤的不足 1%），生长缓慢，通常直径超过 1.5cm 以后会出现临床症状，好发于第三脑室前端侧脑室侧孔的位置。这些患者的症状可能包括**头痛**（颅内压增高）、**步态不稳、下肢无力、视觉或躯体感觉障碍、性格改变或意识障碍**。通过外科手术切除，可以达到治疗目的，有些病例也可通过分流手术处理脑积水的问题。

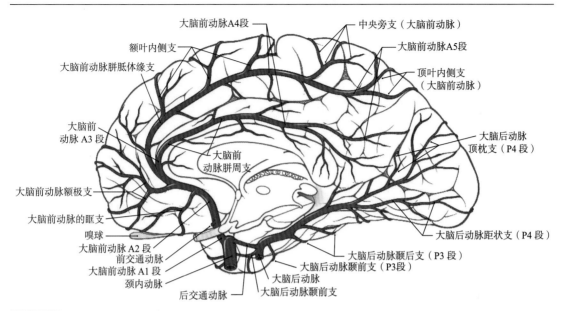

图 2-27 右侧**大脑半球**和**间脑**的正中矢状位，显示了**大脑前动脉**和**大脑后动脉**及其分支的位置和关系。脑沟和脑回的位置可从图 2-26 中推想得知。**大脑前动脉**的终末分支（A4 段和 A5 段）如同血管弓，供应额顶叶内侧区域，而**大脑后动脉**分支供应枕叶、颞叶的内侧面。大脑前动脉包括 **A1 段**（前交通动脉前）、**A2 段**（胼胝体下）、**A3 段**（胼胝体前）和 **A4+A5 段**（胼胝体上、胼胝体后）。通过比较图 10-1 和图 10-7，理解大脑前动脉和大脑后动脉的动脉造影情况。大动脉或小动脉的远端交界区供血区域称作**分水岭区**，特定区域的分水岭区供血障碍会导致相应的功能障碍。

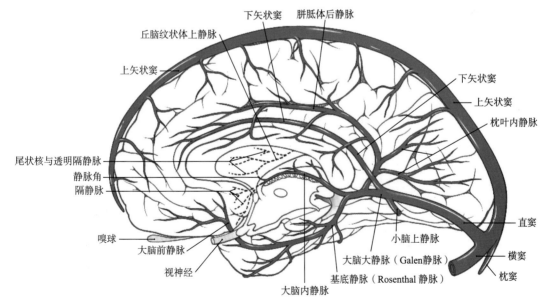

图 2-28 右侧**大脑半球**和**间脑**的正中矢状位，显示窦的位置和关系、静脉属支的一般位置和关系。**丘脑纹状体上静脉**（又称**终纹静脉**，因靠近**终纹**而得名）汇入**大脑内静脉**的位置，形成了**静脉角**，该静脉标记定位了 Monro 孔的位置，**脉络丛**经此由侧脑室延伸至第三脑室。**硬脑膜静脉血栓**很少见于下矢状窦、大脑内静脉或其支流。比较图 10-2 和图 10-11，深入理解静脉和窦的血管造影（静脉期）与 MRV 情况。

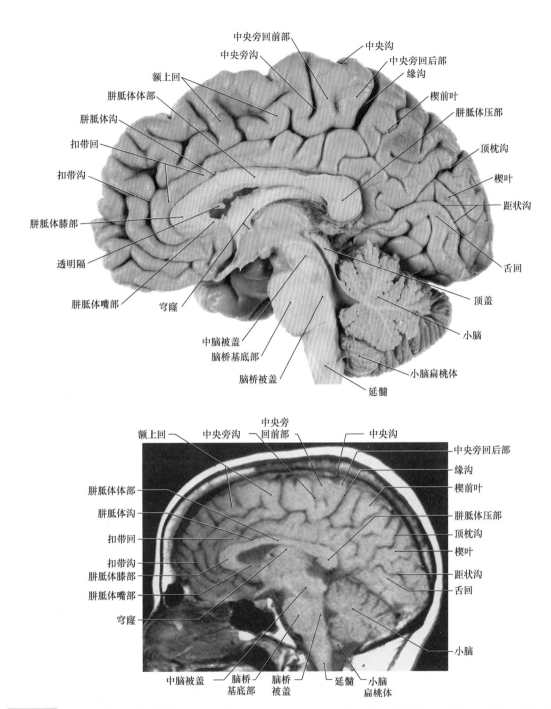

图 2-29　右侧**大脑半球**和**间脑**的正中矢状位。MRI（T₁加权像）相应地显示了对应的结构。皮质之间重要的结构包括**扣带沟、顶枕沟和距状沟**；主要**视觉皮质**位于距状沟的两侧。**扣带回、额上回内侧面、楔前叶**占据了大脑半球的绝大部分内侧面。注意中央沟的内侧终点在胼胝体压部以上。图中清晰显示了控制下肢的主要**躯体运动（中央旁回前部）**和**躯体感觉（中央旁回后部）**皮质位于大脑半球内侧的偏尾部。

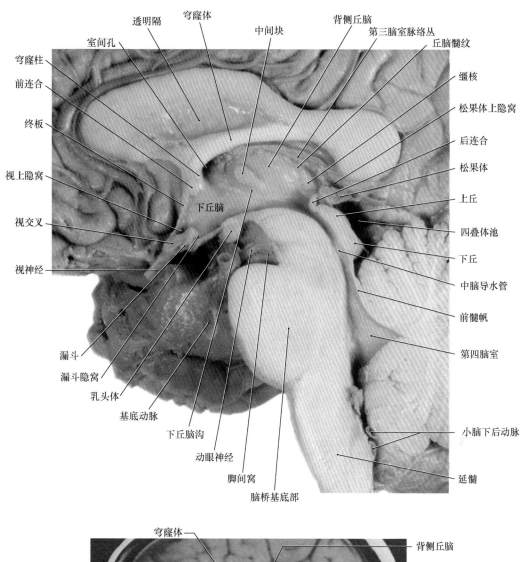

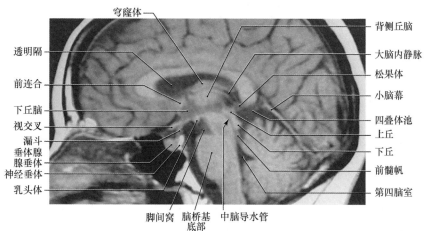

图 2-30　右侧**大脑半球**和**间脑**、脑干的正中矢状位。注意间脑和**第三脑室**的细微结构。MRI（T₁加权像）相应地显示了对应的结构。注意在**下丘脑**附近的第三脑室隐窝、**终板**的位置及脚间窝与中线位置上的脑室系统和脑池的相互关系。了解这些关系，将有助于理解**蛛网膜下隙出血**患者的影像学表现（图 4-7）和许多其他临床症状。

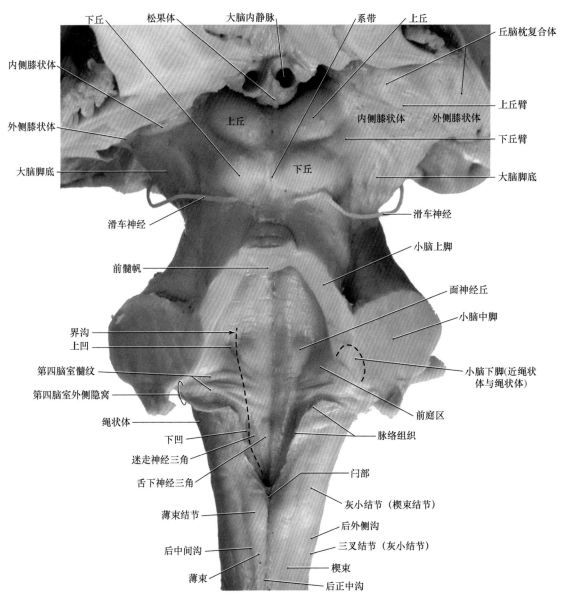

图 2-31 去除小脑后的**脑干**结构背面观，清楚显示了**菱形窝（第四脑室**底）和与其相邻的**间脑**尾部。左侧虚线标示**界沟**的位置，右侧虚线标示**小脑下脚**的位置，此结构包括**绳状体**和**近绳状体**，后者包含连接第四脑室底外侧的**前庭区**和**小脑**结构（皮质与核团）间往返联系的纤维。前者含有许多小脑传入纤维（**脊髓小脑背侧、网织小脑、橄榄小脑**等）。**灰小结节**又称**三叉结节**，因为它恰好位于**三叉脊髓束**及其**核**的表面，即延髓的外侧、闩部水平的稍尾侧（图 2-32）。**面神经丘**由下面的**展神经核**与**面神经膝**形成，**舌下神经三角**的深面含有**舌下神经核**，**迷走神经三角**由**迷走神经运动背核**形成（见图 2-34）。肿瘤侵犯第四脑室、放射线损伤、手术操作或者脱髓鞘病变都可能导致相关核团或纤维束受损的症状或体征。

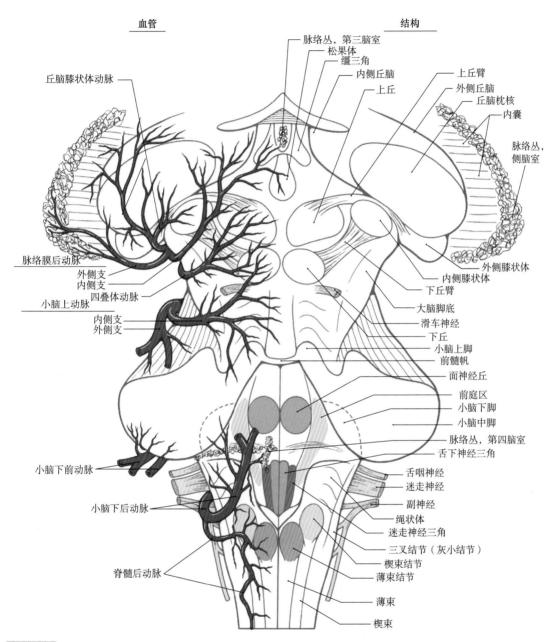

血管　　　　　　　　　　　　　　　结构

脉络丛，第三脑室
松果体
缰三角
内侧丘脑
上丘

丘脑膝状体动脉

上丘臂
外侧丘脑
丘脑枕核
内囊
脉络丛，侧脑室

脉络膜后动脉
外侧支
内侧支
四叠体动脉
小脑上动脉
内侧支
外侧支

外侧膝状体
内侧膝状体
下丘臂
大脑脚底
滑车神经
下丘
小脑上脚
前髓帆
面神经丘
前庭区
小脑下脚
小脑中脚
脉络丛，第四脑室
舌下神经三角

小脑下前动脉

舌咽神经
迷走神经
副神经
绳状体
迷走神经三角
三叉结节（灰小结节）
楔束结节
薄束结节

小脑下后动脉

脊髓后动脉

薄束
楔束

图 2-32　**脑干和间脑尾端**的上面观（背侧观），显示动脉血管和脑神经的相互关系。图中显示的血管来源于腹侧，环绕脑干，**这些血管都有名字，且易于辨认**，常被定义为**滋养动脉**。小脑下后动脉的分支除了供应延髓部，还供应第四脑室的**脉络丛**。**灰小结节**又称**三叉结节**。通过图 4-10，深入理解第三脑室和第四脑室脉络丛的血液供应。在延髓背侧尾端靠近**闩部**的位置，分布有**薄束**和**楔束**及相应的核团，此处是内侧丘系通路二级神经元胞体所在的位置。

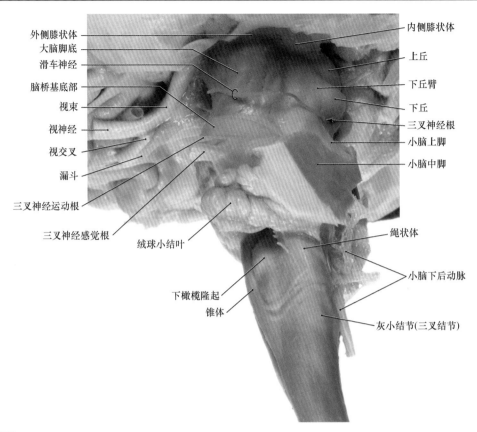

外侧膝状体
大脑脚底
滑车神经
脑桥基底部
视束
视神经
视交叉
漏斗
三叉神经运动根
三叉神经感觉根
绒球小结叶
下橄榄隆起
锥体

内侧膝状体
上丘
下丘臂
下丘
三叉神经根
小脑上脚
小脑中脚
绳状体
小脑下后动脉
灰小结节(三叉结节)

图 2-33　**脑干**的左侧面观，小脑和部分颞叶已去除。强调背侧及腹侧的相关结构，从这个角度可以看到脑神经及相关结构。与图 2-35 进行比较。

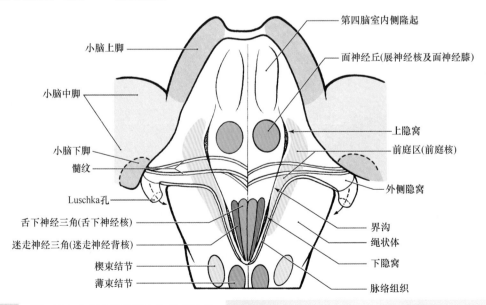

小脑上脚
小脑中脚
小脑下脚
髓纹
Luschka孔
舌下神经三角(舌下神经核)
迷走神经三角(迷走神经背核)
楔束结节
薄束结节

第四脑室内侧隆起
面神经丘(展神经核及面神经膝)
上隐窝
前庭区(前庭核)
外侧隐窝
界沟
绳状体
下隐窝
脉络组织

图 2-34　第四脑室底部（**菱形窝**）和相邻结构。第四脑室病变引起的症状和体征包括**面神经丘**受损（展神经核、面神经膝）、**舌下神经三角**受损（舌下神经核）、**前庭核**受损或**蜗神经核**受损，也可能包括损伤延髓、脑桥以及上行/下行传导束等广泛性损伤引起**极后区综合征**。例如，见于**视神经脊髓炎**的极后区综合征即是一种**综合性反应**。除小脑脚外，所有彩色标识与第六章的脑干核团相一致。见图 2-31 及图 2-32。

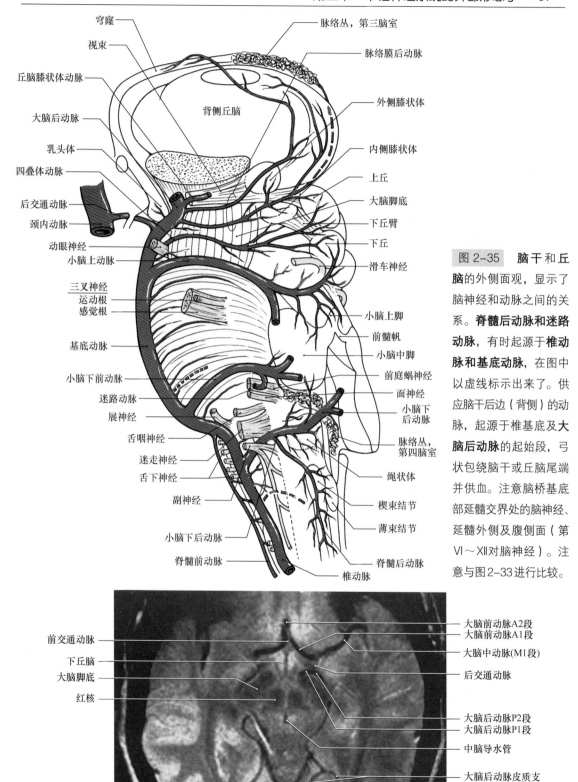

穹窿
视束
丘脑膝状体动脉
大脑后动脉
乳头体
四叠体动脉
后交通动脉
颈内动脉
动眼神经
小脑上动脉
三叉神经
运动根
感觉根
基底动脉
小脑下前动脉
迷路动脉
展神经
舌咽神经
迷走神经
舌下神经
副神经
小脑下后动脉
脊髓前动脉

脉络丛，第三脑室
脉络膜后动脉
背侧丘脑
外侧膝状体
内侧膝状体
上丘
大脑脚底
下丘臂
下丘
滑车神经
小脑上脚
前髓帆
小脑中脚
前庭蜗神经
面神经
小脑下后动脉
脉络丛，第四脑室
绳状体
楔束结节
薄束结节
脊髓后动脉
椎动脉

图 2-35　**脑干和丘脑**的外侧面观，显示了脑神经和动脉之间的关系。**脊髓后动脉和迷路动脉**，有时起源于**椎动脉和基底动脉**，在图中以虚线标示出来了。供应脑干后边（背侧）的动脉，起源于椎基底及**大脑后动脉**的起始段，弓状包绕脑干或丘脑尾端并供血。注意脑桥基底部延髓交界处的脑神经、延髓外侧及腹侧面（第 Ⅵ～Ⅻ对脑神经）。注意与图 2-33 进行比较。

前交通动脉
下丘脑
大脑脚底
红核

大脑前动脉A2段
大脑前动脉A1段
大脑中动脉（M1段）
后交通动脉
大脑后动脉P2段
大脑后动脉P1段
中脑导水管
大脑后动脉皮质支（P$_3$、P$_4$段）

图 2-36　经过**大脑半球**基底节区及**中脑**层面的MRI，可见**大脑动脉环**（Willis环）的几条主要分支。与图 2-21 相对比。大脑动脉环可与图 10-9 及图 10-10 所示的 MRA 予以对比。

第四节　小脑：大体形态及 MRI 表现

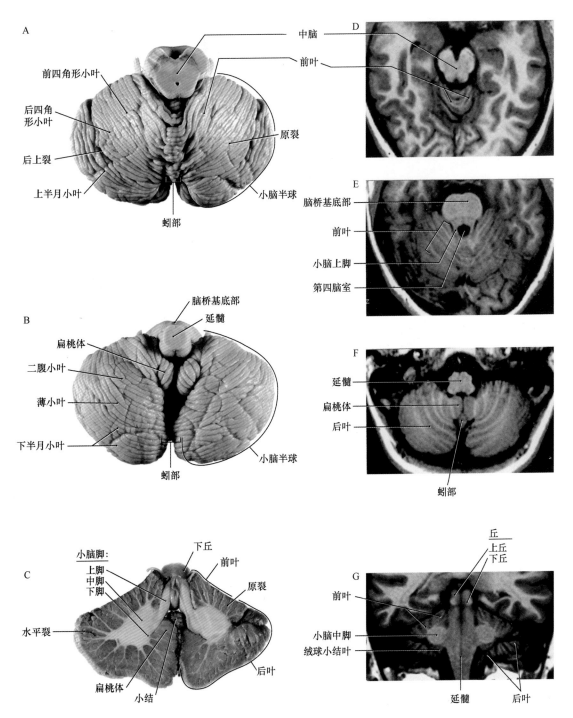

A

前四角形小叶
后四角形小叶
后上裂
上半月小叶
蚓部
中脑
原裂
小脑半球

D

B

脑桥基底部
延髓
扁桃体
二腹小叶
薄小叶
下半月小叶
蚓部
小脑半球

E

脑桥基底部
前叶
小脑上脚
第四脑室

F

延髓
扁桃体
后叶
蚓部

C

小脑脚：
上脚
中脚
下脚
水平裂
扁桃体
小结
下丘
前叶
原裂
后叶

G

丘
上丘
下丘
前叶
小脑中脚
绒球小结叶
延髓
后叶

图 2-37　**小脑**头部（A，上面）、尾部（B，下面）和下面观（C，下面）。C 图中显示了小脑通过**小脑脚**与脑干相延续，C 图和 G 图显示其与脑干的上表面相毗邻（通过小脑中、上脚），在图 2-31 中亦有显示。

注意小脑上面观（A）与轴位 MRI（D、E）层面紧密相关。小脑下面观的结构（如**小脑扁桃体**，小脑扁桃体下疝中的重要结构，B、F）也有相应的轴位 MRI 相对应。C 图和 G 图中，注意小脑边缘的出现、小脑前叶和后叶的基本形态与位置及**小脑中脚**的显著特点。所有 MRI 均采用了 T₁ 加权像。

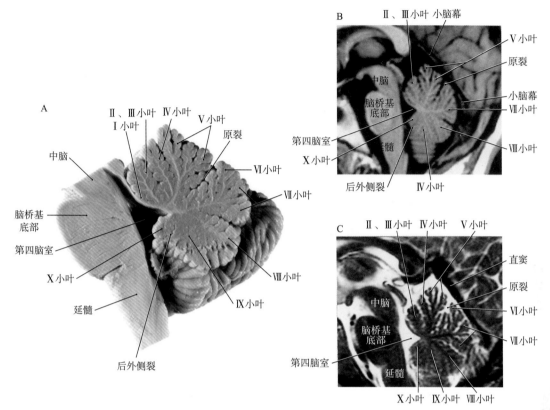

图 2-38　小脑正中矢状位（A），显示了**小脑与中脑、脑桥和延髓**的关系。

　　小脑的矢状位（A～C）显示了两个主要脑裂（**后外侧裂、原裂**）、三个主要的脑叶（**前叶、后叶及绒球小结叶**），以及蚓部的Ⅰ～Ⅹ分区。这是由 Larsell 提出的划分法。

　　Ⅰ～Ⅴ小叶是**前叶**的蚓部，Ⅵ～Ⅸ小叶是**后叶**的蚓部，Ⅹ小叶（结节）是**绒球小结叶**的蚓部。相应的蚓小叶的前面标注有代表半球的"H"（HⅡ～HⅩ；Ⅰ小叶没有标注代表半球的"H"）。A图标本中的结构与MRI T$_1$加权像（B）、T$_2$加权像（C）中正中矢状位显示的结构非常相似。

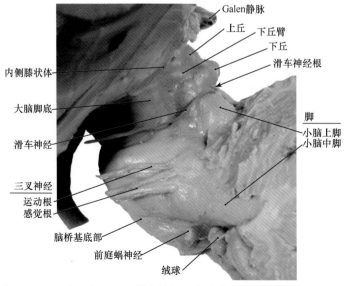

图 2-39　脑干外侧面，暴露了**上丘与下丘、滑车神经及大脑脚**。**三叉神经**（感觉根与运动根）发出的部位为**脑桥基底部**与**小脑中脚**的分界处。

第五节 岛叶：大体形态、血管结构及 MRI 表现

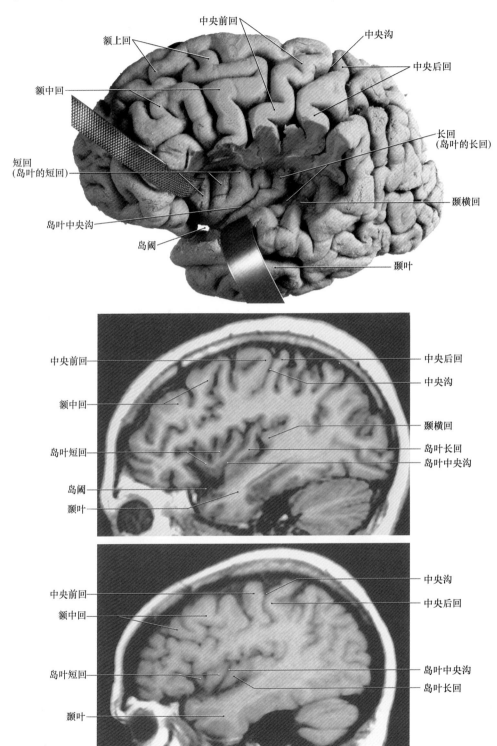

图 2-40 去除了**额叶**、**顶叶岛盖部**，向下牵开**颞叶**后，暴露出**岛叶**，显示左侧**大脑半球**的外侧面。**岛叶皮质**（包括**长回**、**短回**和**岛叶中央沟**）的结构性特点及与之毗邻的结构，在两张通过大脑半球外侧部的矢状位MRI上清晰显示（上图为反转恢复系列，下图为 T$_1$ 加权像）。

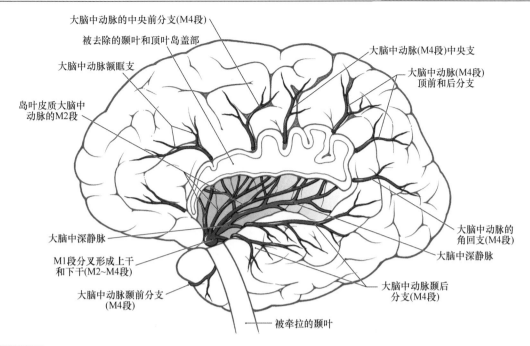

图 2-41 左侧**大脑半球**的外侧面观，显示**大脑中动脉**的走行，其从 M1 段过渡至 M2 段，后者跨越**岛叶皮质**。M4 段的分支走行在脑皮质表面（已从外侧裂中走行出来），**大脑中深静脉**分布在岛叶表面。比较图 2-40 中岛叶的结构，理解岛叶的血管分布。

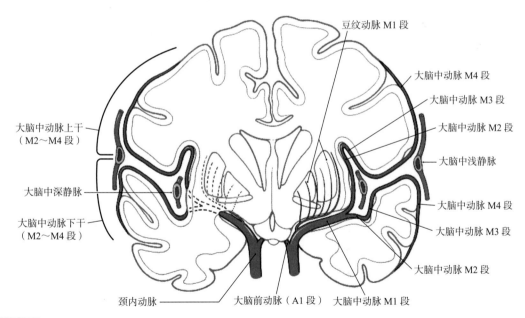

图 2-42 大脑半球的冠状切面示意图，显示与**岛叶皮质**相关的主要动、静脉血管。**颈内动脉**分支为**大脑前动脉**和**大脑中动脉**。大脑中动脉第一段（M1 段）向外侧走行，在**岛阈**（进入岛叶皮质的入口）的层面分为上干和下干。一般的情况是，上干的远端分支向上支配**外侧裂**以上的皮质，下干的远端向下走行支配外侧裂以下的皮质。如图显示，其沿途分出了 M2 段（**大脑中动脉岛叶部**）、M3 段（**大脑中动脉盖部**）和 M4 段（**大脑中动脉皮质部**）。

大脑中深静脉接收了来自岛叶区域的小属支，与**大脑前静脉**汇合后，形成**基底静脉**（图 2-16 和图 2-19）。**大脑中浅静脉**接收来自大脑半球侧面的静脉，汇入**海绵窦**（图 2-13、图 2-16 和图 2-19）。

第六节 与临床相关的血管多样性

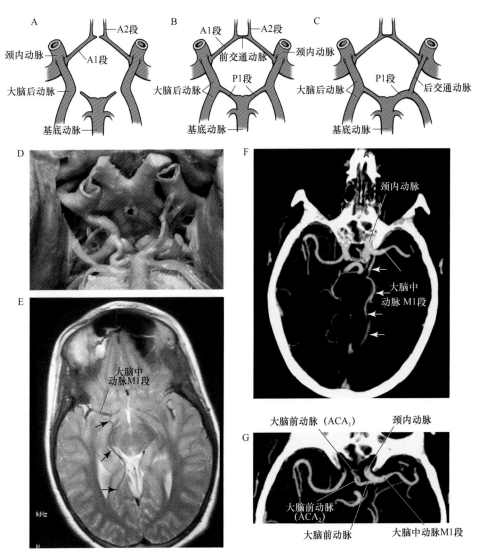

图 2-43 在发育的早期，**大脑后动脉**起源于**颈内动脉**（A），在那个阶段，**大脑动脉环（Willis 环）**并不完整。基底动脉的血管芽逐渐生发，与大脑后动脉相接；与此同时，两侧**大脑前动脉**的血管芽也通过生发，在中线部位相接形成**前交通动脉**。基底动脉和大脑后动脉最初的连接非常小（B），这段较小的连接最终发育为成人 **P1 段**。随着进一步发育，最初较小的 P1 段直径逐渐变大（以形成基底动脉和远端大脑后动脉的主要连接，成人 P1 段）；与此同时，在颈内动脉和大脑后动脉 P1 段连接点之间起初较粗的血管逐渐变细（以形成**后交通动脉**，C）。

22% ～ 25% 的成人个体中，应由大脑后动脉供血的区域主要由颈内动脉灌注。这样的结构基础就在于胚胎阶段大脑后动脉来源于颈内动脉的模式延续到了成人阶段。这种情况被称为**胎儿大脑后动脉模式或永久胎儿大脑后动脉。胎儿大脑后动脉模式**在 D 图的活体标本中显示出来了（胎儿大脑后动脉在患者的右侧，而左侧相对正常），MRI（E，箭头标示）和 CT 血管造影（F，箭头标示）中给予了标注。注意 MRI（E，轴位）中，大脑后动脉很清晰地从颈内动脉发出，向枕叶走行（如箭头所示），不与 P1 段相连接。

成人中胎儿大脑后动脉的出现，可能会与其他血管异常情况共存。例如，F 图和 G 图（CT 血管造影）的轴位图像中，**胎儿大脑后动脉**在患者左侧（F，箭头标示），同一个患者的另外几个层面的轴位像上，可见左侧颈内动脉的独立干上同时发出了左侧和右侧的大脑前动脉（G）（ACA$_1$ 成为了右侧大脑前动脉；ACA$_2$ 成为了左侧大脑前动脉）。这就是**非对偶（单一或未配对）的大脑前动脉**。

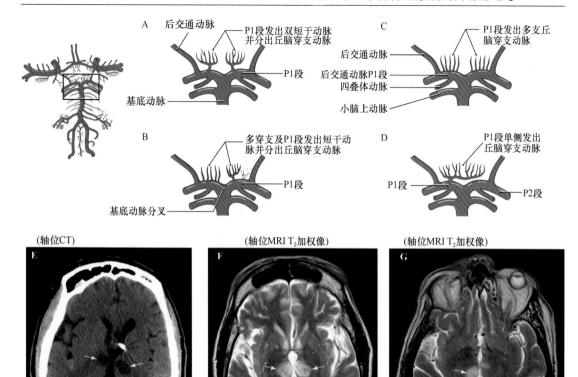

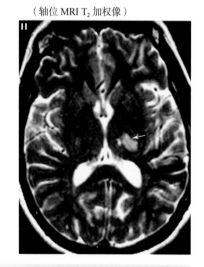

图 2-44　**丘脑穿支动脉**起源于**大脑后动脉的 P1 段**，该段动脉位于基底动脉分叉部与后交通动脉之间。这些血管主要供应丘脑的喙端与中间部，该部位的丘脑主要通过突触中继上行网状激活系统的信号进而参与大脑皮质激活。**丘脑穿支动脉**最常见的起源方式（约占 42%）是由一个短干动脉分出穿支后供应同侧的丘脑（**A**）。也有可能一侧起源于短干动脉，另一侧直接在 P1 段发出穿支，这种类型约占 26%（**B**）。还有可能双侧均自 P1 段发出穿支供应丘脑（**C**），约占 20%。

　　最罕见的一种，也是最容易受累的一种类型，是双侧丘脑由一侧 P1 段发出的短干动脉（有时称作 Percheron 动脉）分支供血（**D**），约占 8%。当唯一或单侧的短干动脉损伤或阻塞时，会严重影响皮质觉醒、意识状态，从而导致嗜睡、恍惚或昏迷（**E~G**）。患者 E（白色箭头所示）单侧的短干动脉（**D**）在动脉瘤术中被不慎夹闭，从而导致双侧损伤（CT 上表现为丘脑前部的低密度灶）。患者 F（白色箭头所示）表现为双侧**丘脑穿支动脉**供血区卒中（T₂高信号，原因未明）。患者 E 与 F 发病后均陷入昏迷。优势侧动脉供血区域（G，白色箭头处的 T₂高信号）出现卒中后会导致患者陷入昏睡，伴或不伴意识障碍，且难以觉醒，这需要与昏迷相区分。在患者 H 中，血管性事件发生在 P2 段的分支**丘脑膝状体动脉**的供血区域。该血管供血于尾侧和外侧丘脑，包括部分**内侧膝状体核和外侧膝状体核**，以及部分**腹后外侧核和腹后内侧核**。患者的神经功能障碍反映了丘脑不同核团受到的不同程度的损伤。

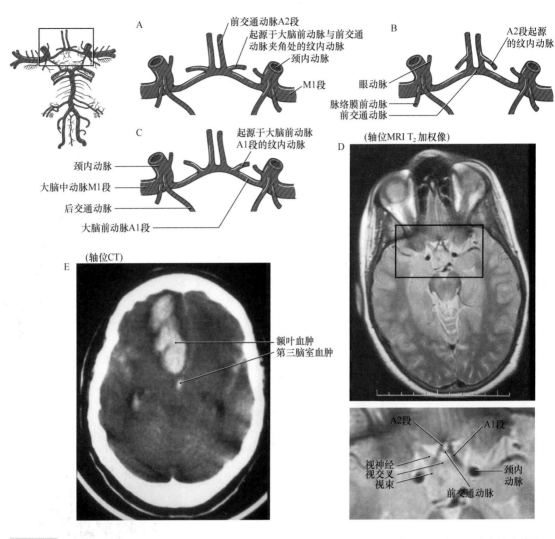

图 2-45　纹状体内侧动脉（纹内动脉），又称 Heubner 动脉，起源于大脑前动脉与前交通动脉的连接处。
该交叉点也称作**大脑前动脉 - 前交通动脉角**（A，D）。该区域还分布有视神经、视交叉、视束及额叶的相
关脑回、蛛网膜下池（视交叉池、终板池、脚间池）和终板（将蛛网膜下池与第三脑室相分开）（D）。

　　纹状体内侧动脉通常起源于大脑前动脉的外侧部。大样本尸检（200 例）及手术操作（375 例）表明，
约 42% 的纹状体内侧动脉起源于大脑前动脉 - 前交通动脉角（A），26% 起源于 A2 段的近端（B），不到
3% 的起源于 A1 段的远端（C）。需要注意的是，纹内动脉起源于大脑前动脉的位置会发生变动，该动脉通
常会起始于夹角处或者夹角远端。该区域的血管多变，通常会包括单支或者三支 A2 段动脉、双侧的大脑前
动脉起源于一侧（图 2-43G）、双支或网状分布的前交通动脉，以及偶见其分支的不对称性。

　　该区域的动脉瘤可能起源于夹角的内侧面或前交通动脉的分支。该部位的动脉瘤破裂后，血液可能破入
邻近区域的蛛网膜下池，会进一步播散至额叶，或者通过破坏终板进入第三脑室及脑室系统（E）。

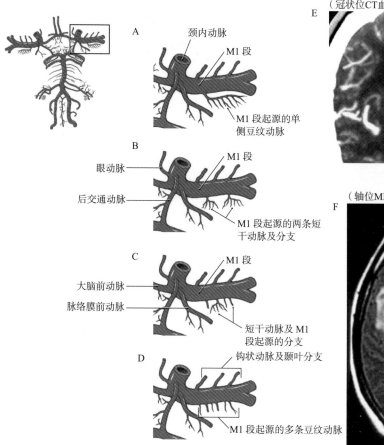

A
颈内动脉
M1 段
M1 段起源的单侧豆纹动脉

B
眼动脉
后交通动脉
M1 段
M1 段起源的两条短干动脉及分支

C
大脑前动脉
脉络膜前动脉
M1 段
短干动脉及 M1 段起源的分支

D
钩状动脉及颞叶分支
M1 段起源的多条豆纹动脉

（冠状位CT血管成像）

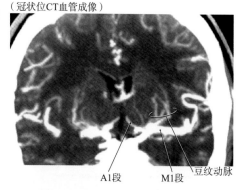

A1段　　M1段　　豆纹动脉

（轴位MRI T₁加权像）

F

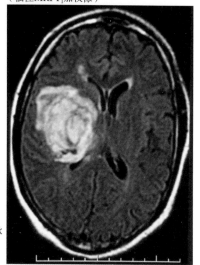

（轴位 CT 大脑中动脉远端卒中）

G

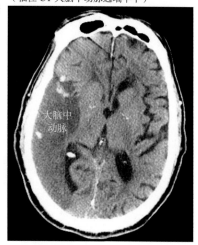

大脑中动脉

图 2-46 **纹状体外侧动脉**通常又被称作**豆纹动脉**，起源于**大脑中动脉的 M1 段**，常表现为三种方式。

大约 40% 以单干起源，然后分出数个小分支，经前穿支穿入大脑半球，供应纹状体核及其周围结构，例如内囊（A、E）。大约 30% 的病例中，豆纹动脉由两支短干动脉分出的分支所组成（B）。其中一个变异是一侧由短干动脉分支组成、另一侧由 M1 段直接发出分支（C）。在另外约 30% 的病例中，双侧豆纹动脉均由 M1 段直接发出的小动脉组成（D，E）。

半球内**豆纹动脉**出血在 M1 段未阻塞的情况下是由其分支破裂引起，从而导致半球内血肿，由于 M1 段无损伤，所以大脑皮质并不出现血供异常（F）。与之相比，如果是豆纹动脉起始动脉出现阻塞，例如 **M1 段**阻塞，则会导致该动脉远端区域的供血阻断，其中包括基底节、内囊的部分区域及其支配区域的大脑皮质。在大脑中动脉远端阻塞的情况下，会出现特定皮质区域的供血受损表现（G）。神经功能障碍的表现与动脉供血区域相关，主要分布于 M4 段供血区。

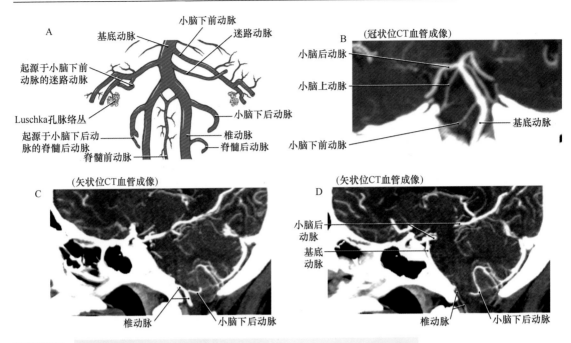

图 2-47　小脑下前动脉及小脑下后动脉分别起源于基底动脉与椎动脉（A）。

小脑下前动脉约 75% 起源于基底动脉的下 1/3（A，B）。50%～60% 的患者每侧基底动脉会分出一个分支，约 20% 会分出两个分支，还有约 20% 会分出三个分支。内耳的重要供血动脉**迷路动脉**，约 85% 起源于小脑下前动脉，约 15% 起源于基底动脉。

小脑下后动脉通常起源于单侧椎动脉，约占 90%，另外有 6% 会起源于双侧的椎动脉（A、C、D；C 和 D 是同一个人的两个不同矢状位图像，用于显示**小脑下后动脉**的走行）。在 75% 的病例中，脊髓后动脉起源于小脑下后动脉；另外约 25% 起源于椎动脉。

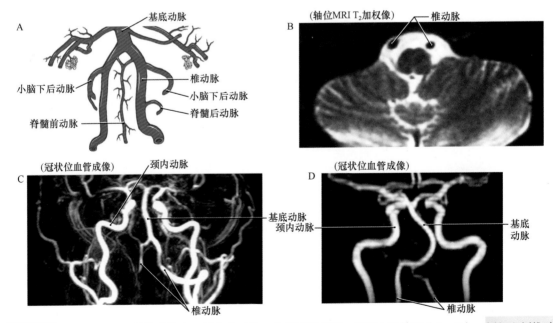

图 2-48　25%～30% 的**椎动脉**为双侧大致对称，也有可能出现一侧偏大的情况（A、B）。例如左侧椎动脉偏粗大的约占 43%（C），右侧椎动脉偏粗大的约占 33%（D）。有时也会出现单侧椎动脉发育不全的情况（占 4%～6%，见图 10-12）。另外有不到 1% 的情况会出现一侧椎动脉发育为**小脑下后动脉**，另一侧椎动脉发育为基底动脉。有时这些变异也会同时存在。

第三章 脑 神 经

第一节 概 述

成人中枢神经系统（**CNS**）由前脑（**端脑和间脑**）、脑干（**中脑、后脑和延脑**）、小脑和**脊髓**组成。小脑不是脑干的一部分，而是位于后颅窝内的**超节段结构**，位于脑干长轴之上。一般来说，特定中枢神经系统区域的损伤可能导致该区域特有的神经功能缺陷，这种缺陷可能反映了穿越该区域的神经传导束或通路的损伤，或这些损伤的共同表现。中枢神经系统的分区、位于其中的代表性结构及与之相关的脑神经（CN）总结如下（表 3-1）。

表 3-1 中枢神经系统分区、代表性结构以及相应的脑神经

前脑

端脑：大脑皮质，脑叶，脑回，脑沟，皮质下白质，内囊，基底核，第 I 对脑神经

间脑：背侧丘脑及其亚区分部，下丘脑，底丘脑，上丘脑，后丘脑，第 II 对脑神经

脑干

中脑：中脑，顶盖，被盖，大脑脚，黑质，红核，第 III、IV 对脑神经

后脑：脑桥，基底及被盖区，小脑脚，第 V 对脑神经

延髓：延髓，锥体，下橄榄，绳状体；第 IX、X、XII 对脑神经；第 VI、VII 和 VIII 对脑神经是自脑桥 - 延髓交界处发出的神经；第 XI 对脑神经起源于 $C_1 \sim C_5/C_6$ 脊髓颈段，通过枕骨大孔上升，与第 IX 和 X 对脑神经会合，经颈静脉孔出颅

小脑

小脑前叶，小脑后叶，绒球小结叶；小脑脚，小脑皮质，小脑核团

脊髓

脊髓前、后根，脊髓后根神经节，脊髓颈和腰骶膨大，脊髓白质和灰质，脊髓 Rexed 分区，脊髓前、后角

构成

颅腔内被覆脑膜，其成分（硬脑膜＋蛛网膜）在颅腔内部形成**硬脑膜反折**。较大的反折结构，如**大脑镰**将大脑左右半球分隔开，**小脑幕**将幕上的两个大脑半球与幕下的脑干和小脑分隔开。右侧和左侧**幕上结构**与**幕下结构**通过位于**小脑幕裂孔（小脑幕切迹）**的中脑连接。单侧幕上的**颅内压增高（ICP）**可导致脑部结构越过中线向对侧疝出和（或）通过小脑幕切迹向下疝出。同样，幕下的**颅内压增高**可经小脑幕切迹向上疝出或经枕骨孔向下疝出（见第九章）。

主要血管

脊髓的血液供应来自**脊髓前动脉**（椎动脉的一个分支）和**脊髓后动脉**（通常是**小脑下后动脉**的分支），辅之以**节段动脉**（颈动脉、后肋间动脉和腰动脉）。节段动脉分支为脊髓根水平的**前、后根动脉**和**脊髓前、后动脉**（6～18 个及以上脊髓节段水平）；它们的数量是可变的。神经根动脉供应每组脊髓根和相应的后根神经节（*在每个脊髓节段都有神经根动脉*），而脊髓动脉主要是前、后脊髓动脉和**动脉冠**的补充供应（*并非每个脊髓节段都有脊髓*

动脉）。**Adamkiewicz 动脉**是一个特别大的脊柱前动脉，起源于下胸椎或上腰椎水平（通常为 $T_8 \sim L_2$，占 80% ～ 85%），更常见于左侧（＞75%）。

大脑的血液供应来自两条**颈内动脉**和两条**椎动脉**，后者结合形成**基底动脉**。前者通常称为**颈内动脉系统**，后者称为**椎基底动脉系统**。这两个系统通过**后交通动脉**相互连接。每根颈内动脉分为**大脑中动脉（M1 ～ M4 段）**和**大脑前动脉（A1 ～ A5 段）**，通常分别供应半球下缘外侧和内侧的表浅和深部组织。两条椎动脉连接形成**基底动脉**，基底动脉分叉形成**大脑后动脉（P1 ～ P4 段）**；大脑后动脉近端分支主要供应丘脑和喙端中脑，远端分支供应颞叶和枕叶皮质。

表 3-2 概述了脑神经的组成、功能、与脑部的联系、相关的孔与裂及损伤后表现。

表 3-2　脑神经概述

脑神经	组成	功能	与脑部的联系	相关的孔或裂	神经损伤后表现
嗅神经	特殊感觉神经	嗅觉	嗅球、嗅三角	筛板的筛孔	嗅觉丧失、嗅觉减退、嗅觉过敏，以及嗅神经感觉减退/感觉过敏
视神经	特殊感觉神经	视觉	视交叉（视神经至视交叉至视束）	视神经管	全盲、偏盲、象限盲，以及角膜反射传入支丧失（图 8-44 ～图 8-47）
动眼神经	躯体运动神经	眼球运动	动眼神经沟、大脑脚内侧部分	眶上裂	大部分眼球运动瘫痪、复视（图 8-19、图 8-20）
	内脏运动神经	瞳孔收缩	伴随动眼神经根	眶上裂	瞳孔散大及角膜反射传出支丧失（图 8-19、图 8-20）
滑车神经	躯体运动神经	眼球运动	中脑，下丘尾部	眶上裂	眼球向下向外不能，复视（图 8-19、图 8-20）
三叉神经	躯体感觉神经	面部、鼻窦、口腔、牙、眼睑、角膜、舌、前额、颞下颌关节及腭部的感觉（图 8-7、图 8-8）	脑桥外侧部	眶上裂（眼神经）；圆孔（上颌神经）卵圆孔（下颌神经）	面部区域及各分支支配的口腔感觉丧失；角膜反射及颌（跳）反射传入支丧失（图 8-7、图 8-8）
	腮弓肌运动神经	咀嚼肌及其他肌肉运动（图 8-21、图 8-22）	脑桥外侧部	卵圆孔	咀嚼肌功能减退/瘫痪及颌（跳）反射传出支丧失（图 8-21、图 8-22）
展神经	躯体运动神经	眼部运动	脑桥延髓连接部（中间位置）	眶上裂	向外凝视瘫痪及复视（图 8-19、图 8-20）
面神经	腮弓肌运动神经	表情肌及其他（图 8-21、图 8-22）	脑桥延髓连接部（中间位置）	内听道和茎乳孔	面肌功能减退/瘫痪及角膜反射传出支丧失（图 8-19、图 8-20）
	内脏运动神经	至副交感神经节（图 8-21、图 8-22）		内耳门	分泌减少

续表

脑神经	组成	功能	与脑部的联系	相关的孔或裂	神经损伤后表现
	特殊感觉神经	舌前 2/3 味觉（图 8-7、图 8-9）		内耳门和茎乳孔	舌前 2/3 味觉丧失（图 8-9、图 8-22）
	躯体感觉神经	耳郭部感觉（图 8-7）		内耳门和茎乳孔	感觉丧失（图 8-22）
	内脏感觉神经	唾液腺感觉		内耳门和茎乳孔	
前庭蜗神经	特殊感觉神经	听觉、静止平衡觉、动态平衡觉	脑桥延髓连接部	内耳门相关	耳聋、耳鸣、眩晕、步态不稳及眼球震颤（图 8-49、图 8-50）
舌咽神经	腮弓肌运动神经	茎突咽肌运动（图 8-21、图 8-22）	橄榄后沟	颈静脉孔	吞咽困难及咽反射丧失（图 8-21、图 8-22）
	内脏运动神经	经耳神经节至腮腺（图 8-21、图 8-22）			分泌功能减退
	特殊感觉神经	舌后 1/3 味觉（图 8-9、图 8-22）	橄榄后沟	颈静脉孔	舌后 1/3 味觉丧失；未测试（图 8-21、图 8-22）
	躯体感觉神经	外听道感觉（图 8-7、图 8-22）			外听道感觉丧失（图 8-21、图 8-22）
	内脏感觉神经	来自颈动脉体/窦，腮腺和咽部			可能导致心动过缓或心动过速
迷走神经	腮弓肌运动神经	咽部括约肌、咽固有肌、大部分腭肌、上段食管及声带的运动（图 8-21）	橄榄后沟	颈静脉孔	吞咽困难、构音障碍、声带功能缺失（嘶哑），以及咽反射丧失（图 8-13、图 8-14、图 8-21、图 8-22）
	内脏运动神经	到气管、支气管、肠道及心脏内/上的神经节（图 8-21）			分泌活动减少及对肠道活动及心率的影响（图 8-21）
	特殊感觉神经	来自会厌、舌底和腭部的味蕾（图 8-9）			味觉丧失；未测试
	躯体感觉神经	鼓膜、外听道和颅后窝硬膜的感觉（图 8-7）			外听道和鼓膜感觉丧失（图 8-7）
	内脏感觉神经	来自喉、咽、心脏、气管、支气管、食管、肠道（图 8-9）			内脏感觉减退/丧失；可能影响咽反射
副神经	躯体运动神经	胸锁乳突肌和斜方肌运动（图 8-19）	$C_1 \sim C_{4/5}$ 外侧	入枕骨大孔；出颈静脉孔	胸锁乳突肌和斜方肌功能减退（图 8-13、图 8-14）
舌下神经	躯体运动神经	舌外肌和舌内肌运动（图 8-19）	橄榄前沟	舌下神经管	伸舌偏斜（图 8-13、图 8-14、图 8-19、图 8-20）

注：本表格仅对脑神经作简要概述，并不力图涵盖全部细节。神经所支配结构的描述及其功能，以及由于相应脑神经根病变（或影响脑神经功能的中枢病变）所致的各种神经功能缺失表现，可以在本表的相应位置及本章的其他部分或第八章中获取。脑神经功能性成分的命名融合了传统及当前的命名方法，详见图 8-1。

第二节　脑神经的 MRI 表现

典型脑干损伤的脑神经表现见图 3-1～图 3-9。

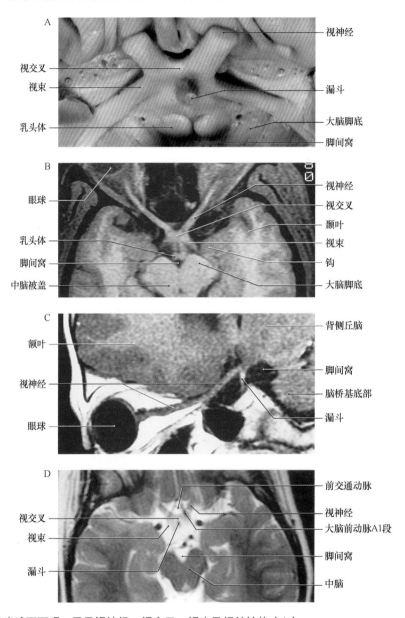

图 3-1　大脑半球下面观，显示视神经、视交叉、视束及相关结构（A）。

视神经在 MRI 的轴位（B，T_1 加权像；D，T_2 加权像）及倾斜的矢状位（C，T_1 加权像）显示。注意视神经在两个水平位的影像（尤其是图 B）与大体解剖标本的相似性。此外，注意视神经与大脑前动脉、前交通动脉及视交叉周围结构的关系（D）。

前交通动脉或其与大脑前动脉的分叉处（D）是**幕上（颈动脉系统）动脉瘤**的最多发部位。该部位动脉瘤的破裂是造成**自发性（也称为非创伤性）蛛网膜下隙出血**的最主要原因。由于这些血管和视结构及下丘脑的相邻关系（D），蛛网膜下隙出血患者可以出现各种视觉和下丘脑异常表现。视神经病变会导致同侧**视力丧失**及**对光反射**传入支的缺失。视交叉病变可以导致双眼的视野缺损 [**对侧（左或右）的同侧性偏盲**]。

脉络膜前动脉供应视束及其内侧的部分内囊，以及邻近的大脑脚。这就可以解释**脉络膜前动脉综合征**中反常的**同侧偏盲**合并**对侧偏瘫及偏身感觉障碍**（特指所有本体感觉特征，特别是损伤区域延伸到内囊后肢）。

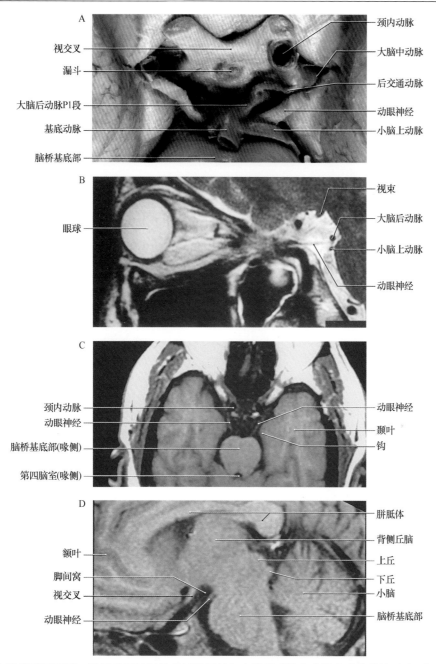

图 3-2　大脑半球下面观，显示动眼神经传出纤维及其与**大脑后动脉**和**小脑上动脉**的关系（A）。

动眼神经在 MRI 的矢状位（B，T$_2$加权像；D，T$_1$加权像）及轴位（C，T$_1$加权像）显示。注意动眼神经传出纤维与大脑后动脉及小脑上动脉的关系（A、B），以及动眼神经的典型走行，即穿过蛛网膜下隙，朝向眶上裂（C）。矢状面（D）稍微偏离正中线显示动眼神经在脚间窝内位于脑桥基底部的喙侧和视结构的尾部之间。

大脑后动脉位于基底动脉和后交通动脉（A）之间的部分为 P1 段。

幕下区域（椎基底系统）动脉瘤最多发部位是基底动脉分叉部，也称为**基底动脉尖**。该部位的动脉瘤患者可以表现出**眼球运动失调、瞳孔散大及复视**，这是由于动眼神经根部受损所致。根据动眼神经内纤维的排列，在动眼神经逐渐受压的情况下，瞳孔的变化可能先于眼动障碍。

基底动脉尖动脉瘤破裂可以引起一系列提示卒中的典型体征，如突发**剧烈头痛、眩晕、呕吐及晕厥**。此外，渗出的血液可以经第三脑室底的通路进入脑室系统，和（或）扩散到位于大脑基底面的脑池中。

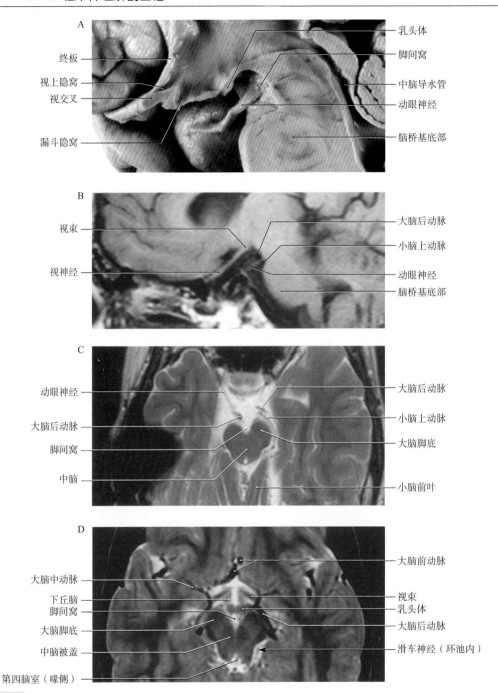

图 3-3 脑干和间脑的内侧矢状面（A）提示动眼神经通过脚间窝时的位置及其与周围结构的关系。图 B 和图 C 显示了动眼神经在矢状位（B，T_1 加权像）和轴位（C，T_2 加权像）的位置。注意动眼神经与邻近的**大脑后动脉**和**小脑上动脉**的关系（B，C）。同时把这些图像与图 3-2B 作比较。在图 D（T_2 加权像）中，可以看到滑车神经穿过环绕在中脑侧方的环池（与图 2-39 和图 5-15 作比较）。

　　动眼神经和滑车神经是中脑的脑神经。动眼神经经脚间窝出脑，支配 4 条主要的眼外肌，并通过睫状神经节，其节后纤维支配瞳孔括约肌。动眼神经的损伤可以引起同侧眼的**眼球大部分运动障碍**、**瞳孔散大**、**瞳孔对光反射传出支的功能缺失**，以及**轻微上睑下垂**（上睑提肌）。滑车神经是唯一先交叉然后从脑干后方（背侧）发出的脑神经，其支配中线对侧的一块肌肉。因此，**滑车神经核**病变时，导致对侧支配肌力弱，而**滑车神经**损伤时，导致同侧支配肌力弱。动眼神经和滑车神经损伤同样可以导致**复视**。

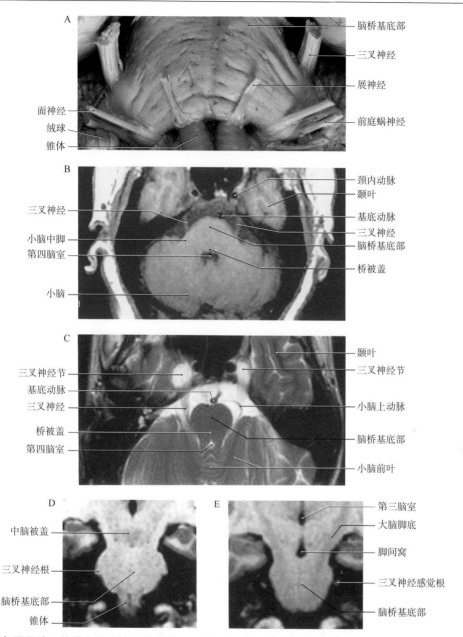

A
脑桥基底部
三叉神经
展神经
前庭蜗神经
面神经
绒球
锥体

B
颈内动脉
颞叶
基底动脉
三叉神经
脑桥基底部
桥被盖
三叉神经
小脑中脚
第四脑室
小脑

C
颞叶
三叉神经节
三叉神经节
基底动脉
三叉神经
小脑上动脉
桥被盖
脑桥基底部
第四脑室
小脑前叶

D
中脑被盖
三叉神经根
脑桥基底部
锥体

E
第三脑室
大脑脚底
脚间窝
三叉神经感觉根
脑桥基底部

图 3-4 起源于脑干的最大的脑神经根当属三叉神经（A）。其走行于脑桥侧方的中间位置，与面神经、舌咽神经、迷走神经大致呈线性排列。三叉神经与上述三根神经都是**混合神经**，包含有运动和感觉成分。三叉神经可在轴位（B，T₁ 加权像；C，T₂ 加权像）和冠状位（D、E，T₁ 加权像）上显示。注意三叉神经穿过蛛网膜下隙这一典型特征（B、C），以及冠状位所示三叉神经的起源和三叉神经感觉根在脑桥侧方的位置（D、E）。此外，图 C 清晰地显示了**三叉神经节**和**三叉神经囊**（又称 Meckel 囊）在颅中窝的位置；这个空间包含三叉神经根和神经节。**面神经出颅**的位置是脑桥基底部与小脑中脚的交界点（B）。

三叉神经痛是一种表现为上颌神经和下颌神经支配区域的突发性刺痛，经常由刺激口角所引发。其原因是多样的，可能包括邻近的小脑上动脉分支的**神经血管性压迫**（约不超过 80% 的病例；图 C 可见**小脑上动脉**和三叉神经处于同一位置），以及**多发硬化**（单发三叉神经痛少见，常见于双侧三叉神经痛的病例）、**肿瘤**（少见）、神经或神经元内的**旁触传递**。

对于三叉神经痛有许多内科治疗手段；如内科治疗失败，常见的手术方式包括周围神经切断术、显微血管减压术（小脑上动脉）或经皮三叉神经根切断术。

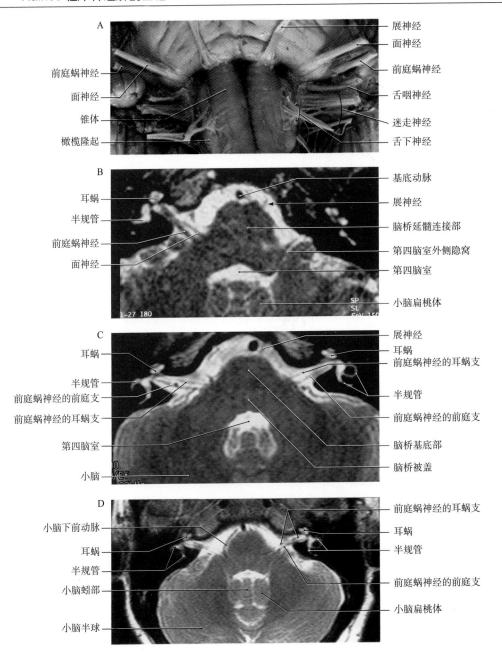

A
展神经
面神经
前庭蜗神经
舌咽神经
迷走神经
舌下神经

前庭蜗神经
面神经
锥体
橄榄隆起

B
基底动脉
展神经
脑桥延髓连接部
第四脑室外侧隐窝
第四脑室
小脑扁桃体

耳蜗
半规管
前庭蜗神经
面神经

C
展神经
耳蜗
前庭蜗神经的耳蜗支
半规管
前庭蜗神经的前庭支
脑桥基底部
脑桥被盖

耳蜗
半规管
前庭蜗神经的前庭支
前庭蜗神经的耳蜗支
第四脑室
小脑

D
前庭蜗神经的耳蜗支
耳蜗
半规管
前庭蜗神经的前庭支
小脑扁桃体

小脑下前动脉
耳蜗
半规管
小脑蚓部
小脑半球

图 3-5 展神经、面神经、前庭蜗神经位于脑桥延髓连接部（A）。

面神经和前庭蜗神经都进入**内耳门**，面神经最终穿**茎乳孔**支配面部，前庭蜗神经支配内耳结构。轴位磁共振成像 B、C、D（均为 T_2 加权像）显示了前庭蜗神经根部和面神经进入内耳门处的关系。注意**耳蜗**和**半规管**（B、C）的特征表现。除了这两根神经，**小脑下前动脉**的迷路分支也进入内耳门，并发出分支供应耳蜗和半规管及它们各自的神经节。

通常与第Ⅷ对脑神经联系在一起的肿瘤应称为"**前庭施万细胞瘤**"，因其起源于**前庭上神经根的神经鞘**。不应将其称为听神经瘤，它既不是听觉性的（不起源于蜗神经根），也不是神经瘤（不起源于神经组织），而是起源于施万细胞。

此类肿瘤患者大多出现**听力丧失**（约95%）、**高频耳鸣**（70%）、**平衡问题或眩晕**（约65%）等临床三联征。大约30%的病例会出现**头痛**。当肿瘤增大时（>2cm），可以出现**面部感觉减退**（面神经受累）、**麻木**（三叉神经受累）或异常**角膜反射**（三叉或面神经根受累）。治疗方法通常采用外科手术、放疗及二者结合。神经纤维瘤病患者**前庭施万细胞瘤**的发生率可能增加，双侧**前庭施万细胞瘤**病变是Ⅱ型神经纤维瘤病的特征。

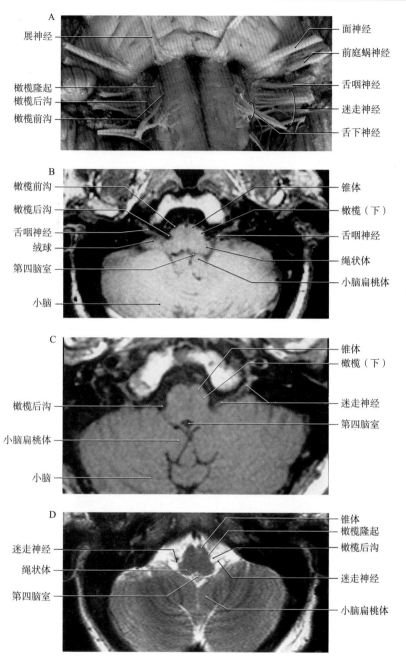

图3-6 舌咽神经和迷走神经经由橄榄后沟出延髓侧方（A）；舌咽神经发出的部位恰好在迷走神经喙端（A）。这些神经与面神经和三叉神经的出处呈线性排列，所有这些神经都是混合神经。舌咽神经根（A、B）紧邻脑桥延髓连接部，与延髓及扩大的第四脑室的相应形状相关联（近似长方形）。迷走神经在更靠近尾部的位置发出（A、C、D）；延髓的形状更贴近正方形，第四脑室更小。舌咽神经和迷走神经及副神经经颈静脉孔出颅。

舌咽神经痛是起源于舌底及咽喉部舌咽神经和迷走神经支配区域的刀割样疼痛，可以由咀嚼和吞咽激发。穿过颈静脉孔的神经（舌咽神经、迷走神经、副神经）的病变可以造成**咽反射**缺失（舌咽神经运动支受累）、单侧肩部下垂伴随着头部不能抵抗外力而转向对侧（副神经受累），以及**构音障碍和吞咽困难**（迷走神经）。**颈静脉孔综合征**是由紧邻颈静脉孔内侧颅腔（如 Vernet 综合征，舌咽神经根、迷走神经根、副神经根）、颈静脉孔本身及孔外颅底区域的病变 / 肿瘤引起。对于后者，病变可以包绕舌咽神经根、迷走神经根、副神经根和舌下神经根（**科莱 – 西卡尔综合征**）。

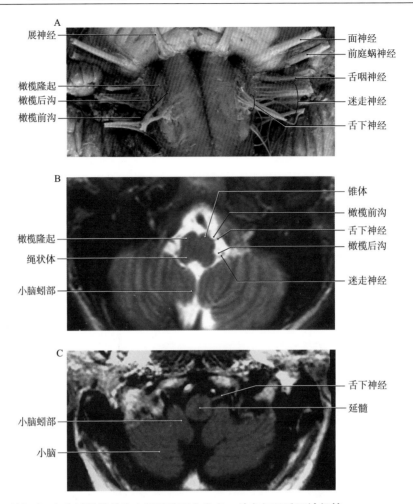

A

展神经　　　　　　　面神经
　　　　　　　　　前庭蜗神经
橄榄隆起　　　　　　舌咽神经
橄榄后沟　　　　　　迷走神经
橄榄前沟　　　　　　舌下神经

B

　　　　　　　　　　锥体
　　　　　　　　　　橄榄前沟
橄榄隆起　　　　　　舌下神经
绳状体　　　　　　　橄榄后沟
小脑蚓部　　　　　　迷走神经

C

　　　　　　　　　　舌下神经
　　　　　　　　　　延髓
小脑蚓部
小脑

图 3-7　舌下神经（A）穿过橄榄前沟在延髓外下方发出，并穿行于**舌下神经管**。

　　舌下神经的发出点与脑桥延髓连接部的展神经呈线性排列，并与中脑的动眼神经、滑车神经的发出点呈线性排列。舌下神经的发出点特征性地位于锥体外侧，锥体包含有皮质脊髓束；由于它们的位置毗邻，在同一神经事件（**延髓内侧综合征**）中，两者都可能受损。在本综合征中，损伤可能反映了对锥体的**皮质脊髓束**、**舌下神经根**和**内侧丘系**的血管损伤（**脊髓前动脉**）。

　　在轴位 MRI（B，T_2 加权像；C，T_1 加权像），请注意蛛网膜下隙内舌下神经的典型位置及其与延髓整体形状的关系。这个形状提示了舌下神经在靠近延髓中下部水平发出。图 B 显示了舌下神经与橄榄前沟和橄榄隆起的关系。舌下神经穿过舌下神经管出颅底骨质。舌下神经根或其周围分支的病变，可以导致伸舌时偏向患侧，同侧**颏舌肌瘫痪**。延髓病变，如"**延髓内侧综合征**"（Déjèrine 综合征），可以导致相同的伸舌偏斜（偏向患侧）并伴有对侧肢体的运动（皮质脊髓束）及感觉（内侧丘系）障碍。

　　对于延髓病变引起舌下神经核、舌下神经损伤，或者颅后窝病变引起舌下神经根或其他神经根损伤的情况下，具体的神经功能表现需要考虑病灶引起了哪些结构的损伤或破坏。例如**颈静脉孔综合征**通常是由于损伤了第Ⅸ、Ⅹ、Ⅺ及Ⅻ对脑神经，或者是上述某几对脑神经损伤的综合表现。

　　需要提醒的是，颈静脉孔（舌咽神经、迷走神经、副神经）和舌下神经管（舌下神经）毗邻，仅有颅骨内侧的一个小骨板相隔（图 2-23）。这一分隔可以阻止颅内病变时这些神经根同时被破坏。

　　然而，舌咽神经、迷走神经、副神经和舌下神经的神经根在出颅底后立即紧密伴行，可因这一区域的病变共同受累。**科莱 - 西卡尔综合征**（颈静脉孔综合征的一种）的神经损害表现为舌咽神经、迷走神经、副神经和舌下神经的神经根损伤。在累及双侧骨孔的颅底骨折中，这些神经根可能同时受累，或因局限区域的肿瘤受累。内囊损伤会导致伸舌向对侧偏斜，而舌下神经根损伤导致伸舌向同侧偏斜，这是判断脑神经症状 / 体征时的一个重要评估差异。

第三节　眼球运动的损害（水平面）

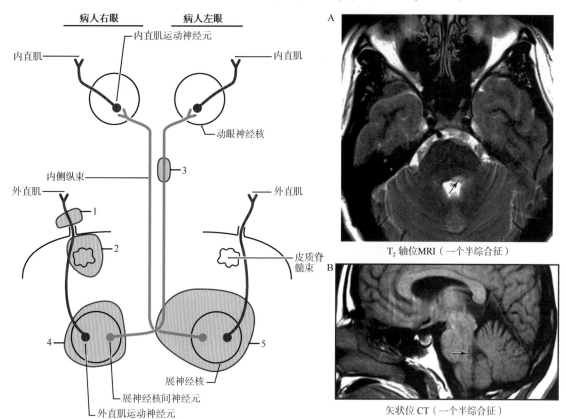

T₂轴位MRI（一个半综合征）

矢状位CT（一个半综合征）

图 3-8 编号 1～5 显示造成在水平面眼球运动障碍的展神经和（或）神经核团及内侧纵束的病损部位。

　　展神经根病变（1号）：展神经核内的运动神经元支配同侧外直肌。于是，患有脑桥外侧展神经根病变的患者（见 3～5 号关于展神经位置的描述），常会感到患侧眼球不能向外凝视，提示外直肌瘫痪。受累侧眼球的其他运动及对侧眼球的所有运动都是正常的。该该患者将会出现**复视**症状。当直视前方时，受损一侧的眼球会轻微向中线偏移（**内斜视**），这是同一只眼球内直肌的无对抗动作。为了减少复视，患者可将头部转向病变侧。通过这种运动，患者可以看到一张图像，因为中偏（受累）眼可以与侧偏（未受累）眼对齐。

　　脑桥基底部尾段病变（2号）：当起自展神经运动神经元的轴突穿过脑桥基底部时，其位于邻近皮质脊髓纤维束的外侧部位（图 6-19）。脑桥此部位的病变可以同时破坏动眼神经传出纤维和皮质脊髓轴突。患者会出现**交替性（或称交叉性）偏瘫**，即患侧外直肌麻痹（向外注视不能，**复视**）合并对侧上下肢瘫。**交替性或交叉性损伤**是脑干病变的典型特征。

　　核间性眼肌麻痹（INO）（3号）：展神经运动神经元除了支配同侧外直肌，其核团还包含核间神经元。这些**核间神经**发出的纤维跨越中线，加入**内侧纵束（MLF）**，上升并终止于支配该侧内直肌的动眼神经核神经元。内侧纵束的病变使得轴突传递中断并导致当眼球同向运动时患侧眼**不能向内注视**（内直肌瘫痪）。受累侧眼球的其他运动及对侧眼球的所有运动都是正常的。这种损害的单侧性反映了病变和损害的边侧。例如，**右侧核间性眼肌麻痹**提示右侧内侧纵束和右内直肌的病变；**左侧核间性眼肌麻痹**提示左侧内侧纵束和左内直肌的病变。**核间性眼肌麻痹**见于 15%～35% 的多发性硬化患者中，仅次于血管病变。

　　展神经核病变（4号）：展神经核的病变破坏了支配同侧外直肌的 α 运动神经元及对侧动眼神经核中终止于内直肌 α 运动神经元的中间神经元。罹患此病变的患者会出现双眼试图向患侧运动时的**水平注视不能**；向对侧的水平注视正常。这本质上是**展神经根病变合并核间性眼肌麻痹**。展神经核的损伤也可能损伤形成**面神经膝**的面神经运动纤维。在这种情况下，患者也可能会经历病变侧面部肌肉不同程度的无力。

　　一个半综合征（5号，T₂加权 MRI 和 CT）：该综合征被如此命名是因为单侧脑桥病变可以导致**患侧眼球内收和外展运动功能丧失**（一个）及**对侧眼球向内水平运动不能**（半）。病变涉及同侧展神经核（缺损表现为患侧外直肌麻痹及对侧内直肌麻痹）及邻近的内侧纵束，该束传导对侧展神经的核间纤维（缺损表现为患侧内直肌麻痹）。这些病变通常很大，涉及**旁正中部的脑桥网状结构**，其通常被称为**水平凝视中枢**。

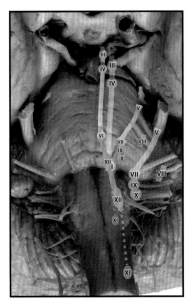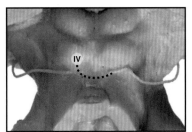

图 3-9　动眼神经、滑车神经、展神经、舌下神经有四个共同之处：它们起源于靠近中线的包含 α 运动神经元的细胞核；它们在靠近中线的喙尾轴出口；它们支配横纹肌；如果神经根受损，同侧的肌肉就会瘫痪。副神经也是如此，起源于脊髓 $C_1 \sim C_5/C_6$ 节段，进入枕骨大孔，与舌咽神经、迷走神经连接，并通过颈静脉孔出颅。

　　三叉神经、面神经、舌咽神经和迷走神经是混合神经；它们分别包含视觉运动、躯体运动、躯体感觉和（或）特殊感觉纤维，并来源于脑干中间位置的运动或感觉核团。与运动神经根相比，这些神经的根部于脑干更为侧方的位置进入或离开脑干。

　　前庭蜗神经是脑神经中最外侧的，尽管众所周知它包含一个橄榄耳蜗（传出耳蜗）束，其功能是减少听神经的活动，但它仍被认为是纯粹的感觉性脑神经。前庭蜗神经的整体功能是听觉及维持静止与运动状态下的平衡。

第四节　典型脑干损伤的脑神经表现

表 3-3 总结了累及脑神经核团和（或）脑神经根的脑干病变及相应的神经功能损伤表现。

表 3-3　累及脑神经核团和（或）脑神经根的脑干病变总结及相应的神经功能损伤表现

病变 / 综合征	损伤的结构	神经损伤表现
延髓 延髓内侧 (Déjèrine)综合征 延髓外侧(PICA或Wallenberg)综合征	- 舌下神经 / 神经核 - 皮质脊髓纤维 - 内侧丘系	- 同侧舌肌瘫痪 - 对侧偏瘫 - 对侧精细触觉、振动觉，以及上、下肢和躯干位置觉丧失
	- 三叉神经脊束核 - 疑核 - 前庭神经核 - 前外侧系统	- 同侧面部痛温觉丧失 - 吞咽困难、声嘶、腭垂偏向对侧 - 眼球震颤、眩晕、恶心 - 对侧上、下肢及躯干痛温觉丧失

续表

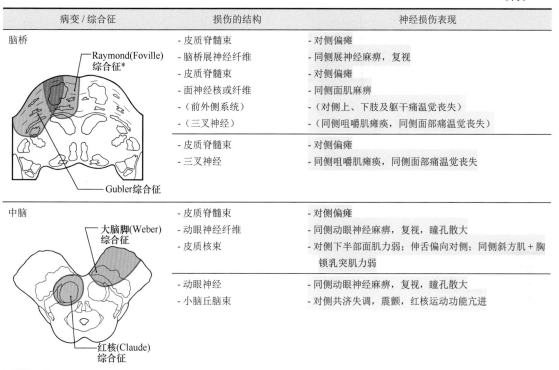

病变/综合征	损伤的结构	神经损伤表现
脑桥 Raymond(Foville) 综合征*	- 皮质脊髓束	- 对侧偏瘫
	- 脑桥展神经纤维	- 同侧展神经麻痹，复视
	- 皮质脊髓束	- 对侧偏瘫
	- 面神经核或纤维	- 同侧面肌麻痹
	- （前外侧系统）	- （对侧上、下肢及躯干痛温觉丧失）
	- （三叉神经）	- （同侧咀嚼肌瘫痪，同侧面部痛温觉丧失）
Gubler综合征	- 皮质脊髓束	- 对侧偏瘫
	- 三叉神经	- 同侧咀嚼肌瘫痪，同侧面部痛温觉丧失
中脑 大脑脚(Weber) 综合征	- 皮质脊髓束	- 对侧偏瘫
	- 动眼神经纤维	- 同侧动眼神经麻痹，复视，瞳孔散大
	- 皮质核束	- 对侧下半部面肌力弱；伸舌偏向对侧；同侧斜方肌+胸锁乳突肌力弱
红核(Claude) 综合征	- 动眼神经	- 同侧动眼神经麻痹，复视，瞳孔散大
	- 小脑丘脑束	- 对侧共济失调，震颤，红核运动功能亢进

Benedikt 综合征 =Weber 综合征表现 +Claude 综合征表现

* 依据 Wolf（1971）的记载，Fulgence Raymond 描述了一位合并严重并发症、右侧偏瘫及外展神经麻痹的女性患者。Raymond 定位病变可能位于保护皮质脊髓纤维和展神经根的脑桥基底部（他也承认存在其他潜在病因）。这个综合征通常也被称为 Foville 综合征，虽然 Foville 综合征同时也用来描述邻近结构受损后表现出的相类似的症状。这两个命名都是可以接受的。

第五节 脑神经临床对照

脑神经的功能性/临床联系见图 3-10 ～图 3-16。

脑神经通常是神经查体的重要部分，在涉及头颈部外伤和（或）疾病时更是如此。本节将会介绍它们的发出点（当然，对于感觉神经来说，可以称为入口），它们的磁共振影像相应表现，例如导致眼球水平运动障碍的病变及累及脑神经的脑干病变。

但是，这些只是脑神经功能联系及其与周围和中枢神经系统联系的一小部分。虽然这些更为复杂的脑神经联系及其相应的功能会在第八章相应的*系统联系*中介绍，但我们在此也做简要列举，以便于那些更愿意将脑神经视为整体的读者进行对照。

脊髓和脑神经的功能成分（也见于图 6-1 和图 6-2）

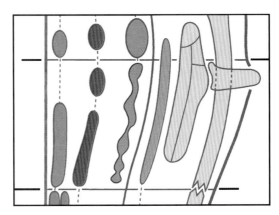

图 3-10　脊髓内的细胞柱和脑干中相似的细胞柱呈喙尾状连续排列，它们具有相似的功能。例如，脊髓一般运动（躯体运动）细胞柱与支配舌和眼外肌的运动神经核相连；这些细胞柱均支配骨骼肌。一般感觉也是如此。传输特殊感觉的神经核只在脑干中可见并且只和特定的脑神经有关。

三叉神经通路与损伤（也见于图 8-7，图 8-8A、B）

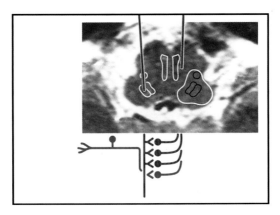

图 3-11　三叉神经传输来自面部和口腔的感觉刺激并提供咀嚼肌的运动支配。三叉神经脊髓束和核都接受来自面神经、舌咽神经、迷走神经的一般感觉。从这方面来说，*三叉神经脊髓束是脑神经所有一般感觉汇入脑干的中心*。同样，孤束和孤束核（图 8-9）*是面神经、舌咽神经、迷走神经内脏感觉汇入脑干的中心*。所有这些脑神经、脑干核团都传输信息至丘脑，并最终传递给大脑皮质。

皮质核通路与损伤（也见于图 8-13 和图 8-14A、B）

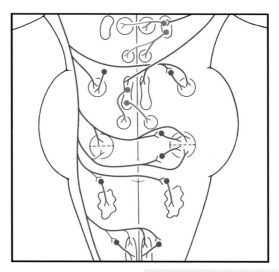

图 3-12　大脑皮质通过皮质核纤维影响脑神经核团。此种影响在对面神经、舌咽神经、迷走神经、副神经、舌下神经的功能进行神经学检查时表现得更为明显。在许多情况下，损伤表现为患者不能"抵抗阻力"。将这些神经纤维的病变所造成的损伤与脑干内脑神经的破坏进行比较，对于中枢神经系统的**病变定位**是十分重要的。

脑神经传出纤维（第Ⅲ～Ⅶ和Ⅸ～Ⅻ对脑神经）与损伤（也见于图 8-19～图 8-22B）

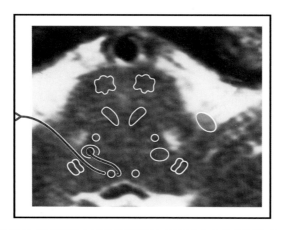

图 3-13　发出传出纤维的脑神经核团是支配骨骼肌的运动核团或者是支配外周腺体的内脏运动核团。涉及运动的神经核或神经根的病变可以导致所支配肌肉的瘫痪，引起可以预见的症状，如面部肌肉的力弱或伸舌偏斜。那些破坏了脑神经内脏运动纤维的病变可以导致预期的内脏运动反应，如瞳孔扩张、分泌功能或平滑肌运动的减少。

脑神经反射通路与损伤（也见于图 8-23 ～图 8-32）

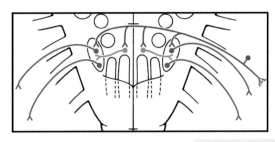

图 3-14 脑神经反射检查是完整的神经系统检查的常规部分。这部分检查主要是测试反射弧传入支和传出支的完整性。有时这两部分在同一脑神经上，有时则不是。此外，某些损伤看似是反射通路的破坏**影响**了脑神经的功能，但这种破坏既不在反射的传入支也不在传出支；这可能提示中枢神经系统内更大的问题，例如内囊的病变，特别是内囊膝部。

瞳孔和视觉通路与损伤（也见于图 8-44 ～图 8-47B）

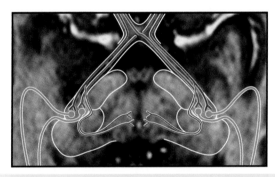

图 3-15 瞳孔反射（通常称为瞳孔对光反射）的传入支经由第 Ⅱ 对脑神经，传出支经由第 Ⅲ 对脑神经。

当光线照射一只眼睛时，瞳孔的反应是病变位置的明确提示。视神经、视交叉、视束、视辐射和视皮层在整个过程中都有视网膜定位的表现。这些结构中任何一个的病变均可导致视觉缺陷，例如偏盲或象限盲，其反映了视觉系统受损的特定部分。由于视觉通路在大脑中广泛分布，不同位置的病变可能导致视觉缺陷，或多种缺陷的组合。

听觉和前庭觉通路与损伤（也见于图 8-49 和图 8-50）

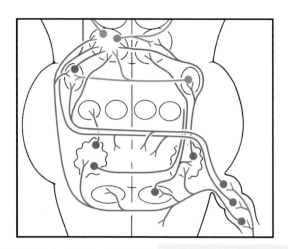

图 3-16　前庭蜗神经的听觉部分与声音的感知有关。耳蜗本身或耳蜗根部的损伤可以改变人对听觉的感知，甚至可以导致耳聋。听神经的前庭部分司平衡、位置及维持姿势。半规管、前庭根或接收前庭输入的中枢结构的破坏，可以导致**眩晕、共济失调**、难以行走或保持平衡和（或）一系列的眼球运动问题。

第四章 脑膜、脑池、脑室及相关出血

脑膜由**硬脑膜**、**蛛网膜**和软脑膜组成，后两者形成**柔脑膜**。脑膜由不同层的成纤维细胞组成，以发挥特定功能。硬脑膜的外层，即**骨膜层硬脑膜**及**脑膜层硬脑膜**，由细长的成纤维细胞和大量**胶原蛋白**组成，具有很高的强度。该层硬脑膜的血管位于硬脑膜-颅骨界面，通常在颅骨内表面形成凹陷/凹槽。骨膜硬脑膜是位于颅骨内表面的**骨膜**，较紧密附着于颅骨内表面，在颅骨连接线处紧密附着，位于静脉窦的外部。脑膜硬脑膜形成颅内的**硬脑膜反射**结构（**大脑镰、小脑幕、鞍膈、小脑镰**），位于特定静脉窦的内部。**硬膜外出血或血肿**发生在颅骨内板和骨膜层硬脑膜之间。硬脑膜的最内部，即**硬脑膜边界细胞层**，附着于外部的脑膜层硬脑膜和内部的蛛网膜。它由蜿蜒而细长的成纤维细胞组成，被细胞外间隙中不含胶原蛋白的无定型物质分隔开；该层具有明显较少的细胞连接。硬脑膜边界细胞层是硬脑膜-蛛网膜界面的一个结构薄弱的层面，**硬膜下出血或血肿**发生于该层。

颅骨内板和骨膜硬脑膜之间，或硬脑膜边界细胞层的外部、细胞层本身或内部均没有自然形成的空间。因此，**硬膜外血肿**和**硬膜下血肿**通常是创伤或病理事件的结果，具有其特征形状、范围和临床症状。在硬脊膜囊和脊柱之间有一个自然形成的**硬脊膜外间隙**，椎骨有自己的骨膜。

蛛网膜由较短的细胞组成，通过桥粒和紧密连接相互连接，连接致密，几乎没有细胞外间隙。蛛网膜位于硬脑膜边界细胞层的内部，与脑膜一起形成各种**硬脑膜反射**。这一层的厚度通常为两到四个细胞，形成了阻止脑脊液（CSF）运动的屏障，因此被称为**蛛网膜屏障细胞层**。自然形成的**蛛网膜下隙间隙**位于蛛网膜和软脑膜之间，该间隙内脑脊液从脑室排出，在大脑和脊髓周围循环，并重新吸收进入静脉系统，特别是在**蛛网膜绒毛处**。通常在这些绒毛附近发现的**蛛网膜帽细胞**是发展成脑膜瘤的主要细胞来源。蛛网膜下隙内的血液（**蛛网膜下隙出血**）最常见于创伤后，其次是颅内动脉瘤破裂后。**细菌性**或**病毒性脑膜炎**的病原体可在软脑膜间隙发现。**蛛网膜小梁**由穿过蛛网膜下隙的许多细长的弯曲成纤维细胞组成。这些细胞与蛛网膜层和软脑膜有细胞连接，在其细胞膜的褶皱中可能含有胶原蛋白。

形成**软脑膜**的成纤维细胞粘附在中枢神经系统表面，并适型其各种起伏的外表面，在某些地方形成单层结构。软脑膜和**神经胶质界膜**（中枢神经系统表面的原生质星形胶质细胞突起）一起形成软膜胶质膜。在**软脑膜-脑界面**处偶可发现含有胶原纤维的**软脑膜下间隙**。位于蛛网膜下隙中的大血管可能部分或全部被软脑膜细胞和（或）小梁细胞突起包裹。

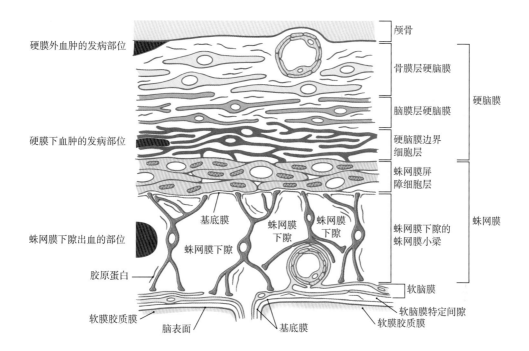

第一节　脑膜、脑膜出血和脑出血

表 4-1 从构成成份方面对脑膜和脊髓膜进行了比较。

表 4-1　脑和脊髓膜的比较

脑	脊髓
硬脑膜	硬脊膜
黏附于颅骨内板（无硬膜外间隙）	通过硬膜外间隙与椎体分开
由两层构成（骨膜和脑膜），两层分离的部位形成硬脑膜窦	由一层构成，仅含有脊髓硬脊膜，椎体本身由骨膜覆盖
蛛网膜	蛛网膜（软脑膜的外层）
活体状态下黏附于硬脑膜（无硬膜下间隙）	活体状态下黏附于硬脊膜（无硬膜下间隙）
蛛网膜绒毛（位于上矢状窦）	无蛛网膜绒毛
蛛网膜小梁	无蛛网膜小梁，但具有更大的蛛网膜间隔
连通多个脑池的蛛网膜下隙	所有蛛网膜下隙连接成一个下腔
软膜（软脑膜的内层）	软膜（软脑膜的内层）
与脑表面紧密相连	与脊髓表面紧密相连
无特殊分化结构	分化为齿状韧带、终丝及软脊膜前纤维索
包绕血管并一同进入脑皮质	包绕血管并一同进入脊髓

脑膜炎、脑膜出血及脑膜瘤

很多种类的疾病和损伤可能累及脑膜系统，这里仅举出几个例子。脑膜感染（**细菌性脑**

膜炎）也可以叫作**软脑膜炎**，因为病原体位于蛛网膜下隙，累及**软膜**和**蛛网膜**。一旦扩展到**硬膜**，就被称为**硬脑膜炎**。很多病原体会引起**细菌性脑膜炎**，细菌种类主要与特定的年龄或者创伤相关，如新生儿——***无乳链球菌、大肠埃希菌、单核细胞增生李斯特菌***，新生儿至 24 月龄——***无乳链球菌、大肠埃希菌、流感嗜血杆菌***，2 ～ 50 岁——***肺炎链球菌、脑膜炎奈瑟球菌***；50 岁以上——***肺炎链球菌、脑膜炎奈瑟球菌、单核细胞增生李斯特菌***；颅底骨折——***肺炎链球菌、流感嗜血杆菌***；脑创伤——***金黄色葡萄球菌***。患者表现为急性病程，症状明显[如**头痛、畏光、意识模糊、发热、颈强直（脑膜刺激征）、木僵**]，可能有全身或局部的症状 / 体征，如果合适的抗生素治疗不及时，可导致死亡。**病毒性脑膜炎**患者可能在数天时间内隐匿性起病，也可以表现为**头痛、头晕、发热**，但经过支持治疗，患者在经历 1 ～ 2 周急性病程后，逐渐恢复。这些患者恢复后，一般无长期后遗症。

引起**硬膜外出血**的最主要因素是颅骨骨折（约 85%）引起硬膜主要血管撕裂，如**脑膜中动脉**。大约 15% 的病例中，出血可能来源于静脉窦。溢出的血液将硬膜从颅骨内板上剥离，理论上不存在的硬膜外间隙形成了。这些病变通常较大，**透镜形**，可表现为分叶状，与硬膜下出血相比更加**"短而厚"**（图 4-4）。硬膜外血肿不能跨过颅骨骨缝，决定了其特有的形状。患者可出现**头痛、癫痫发作、呕吐、反射亢进或**陷入**昏迷**，病变如不及时处理可导致死亡。在一些病例中，患者**最初昏迷**，然后存在**中间清醒期**，继而意识水平再次恶化，直至死亡，这被称为**"talk and die"**。较大血肿的治疗方法为手术清除血肿，烧灼破损的血管以凝血。

外伤引起桥静脉（从脑组织向外穿越蛛网膜和硬膜的静脉）撕裂，是**硬膜下血肿**的主要原因。这一命名在某种意义上是错误的，因为溢出的血液实际上在硬膜 - 蛛网膜潜在间隙中分开了一层结构不清晰的特化薄层：硬脑膜边界细胞层。在正常脑内，**不存在"硬膜下隙"**这样的结构。**急性硬膜下血肿**多发生在较年轻患者，一般在事故后即刻或几小时后出现。**慢性硬膜下血肿**常发生于老年人，具体发生原因经常不明确，可经历数天或数周才产生症状，可引起患者**精神状态的进行性改变**。这一病变与硬膜外血肿相比，更加**"长而细"**，沿着脑表面走行，可延续很长距离（图 4-4 和图 4-5）。治疗措施为外科清除血肿（针对急性或较大病变）或密切观察（针对较小、无症状或慢性病变）。

蛛网膜下隙出血的最主要原因是外伤。75% ～ 80% **自发性蛛网膜下隙出血**的患者是由于颅内动脉瘤破裂。5% 的症状性蛛网膜下隙出血病例由动静脉畸形引起。血液通过蛛网膜下隙和脑池储存和渗透（图 4-7）。如果患者尚未昏迷，其症状的产生取决于凝血块压迫的位置，尤其在邻近神经的病例中。患者往往突然发作剧烈头痛（"我一生中从未经历过这样的头痛""霹雳样的""感觉我的头马上要爆炸"），可以**意识清醒、昏睡、定向力差**或者**昏迷**。动脉瘤的治疗方法是将动脉瘤囊从载瘤血管上分离下来（使用弹簧圈或弹簧夹），需避免血管痉挛发生。手术也可以将蛛网膜下隙和脑池内的部分血液去除。

脑膜瘤通过多种方法进行分类，通常起源于蛛网膜绒毛周围的**蛛网膜帽 / 干细胞**（小部分起源于硬膜）或神经血管穿越硬膜 - 蛛网膜界限的区域。这些肿瘤可伴发癫痫，通常**生长缓慢**（可以经过数年均无症状），**组织学上是良性的**，可导致相对应的**颅骨增生**，肿瘤本身也经常**钙化**。不同位置的发生概率不同，发生率由高到低依次是：矢状窦旁 + 大脑镰（共29%）、凸面（15%）、蝶鞍（13%）、蝶骨嵴（12%）和嗅沟（10%）。治疗方式主要为手术切除，然而一些脑膜瘤也可采用立体定向放射治疗。

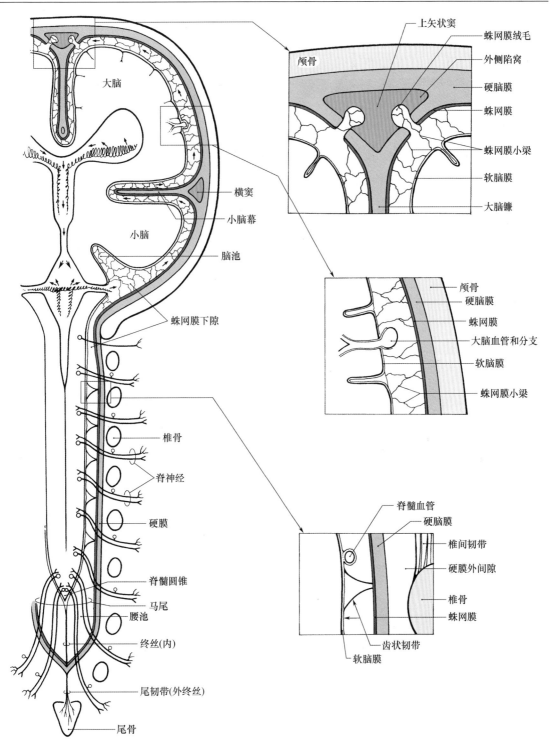

图 4-1 中枢神经系统和相关脑膜的示意图。局部放大图显示了上矢状窦区域、大脑半球外侧面和脊髓周围脑膜的相互关系。脑脊液由侧脑室、第三脑室和第四脑室的脉络丛产生。通过脑室系统进行循环（**小箭头所示**），通过第四脑室正中孔（Magendie孔）和两个外侧孔（Luschka孔）进入蛛网膜下隙。在活体情况下，蛛网膜与硬膜的内层紧密相连，没有**真正或潜在的**硬膜下隙。硬膜下隙的出现继发于**创伤、感染**或**病理**过程。

第二节　脑　膜　炎

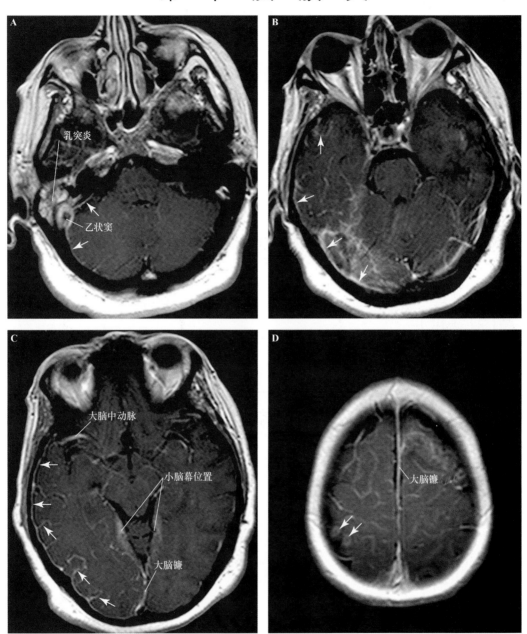

图 4-2　成人**脑膜炎**病例（A～D，轴位）。脑膜炎是一种通常累及蛛网膜下隙和该空间内脑膜（即**蛛网膜和软膜**）的疾病。因此，该疾病通常被称为**软脑膜炎**（或**蛛网膜炎、软膜蛛网膜炎**）。脑膜炎更多见于累及单侧，表现为单侧神经功能缺失。**细菌性脑膜炎**是一种**急症**，可以突然出现、迅速发展，必须抓紧治疗，否则可能导致死亡。**病毒性脑膜炎**患者可能会在数天而不是数小时内发病，短暂的急性期后可在支持性护理下恢复，一般无永久性神经缺陷。

引起脑膜炎的感染来源通常为鼻窦或乳突小房（**乳突炎，A**）。乳突炎经常伴随着其他疾病，例如急慢性**中耳炎**。乳突小房与乙状窦的关系代表着一类能够直接进入中枢神经系统的直接路径。

一旦感染进入中枢神经系统，可能累及**静脉窦（A）**，在增强的影像上显示更亮的区域。感染将覆盖在蛛网膜下隙的脑表面，进入脑沟，占据小脑幕上下的蛛网膜下隙（A～C，箭头）。当静脉注射钆造影剂后，蛛网膜下隙和脑沟将出现强化（C，D），在影像上更亮。除了这些特点外，蛛网膜下隙内可出现小块状强化，提示小脓肿形成（D，箭头）。炎症还可以扩展到硬脑膜，这时就被称为**硬脑膜炎**了。

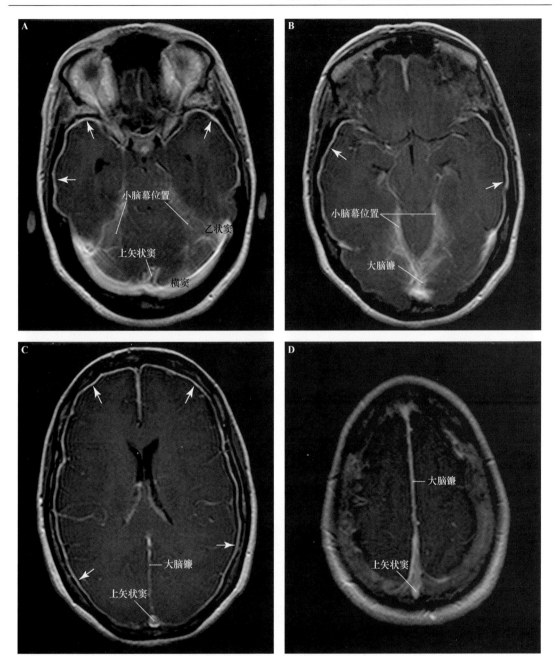

图4-3 累及成人中枢神经系统双侧的**脑膜炎**病例（**软脑膜炎**）（A～D）。A图和B图中，注意颞叶表面（箭头）、小脑幕所在区域和静脉窦脑膜的强化。在不同的轴位水平上，脑表面（B、C，箭头所示）、硬脑膜反折（小脑幕和大脑镰，B～D）、脑沟内（C）的强化都清晰可见。此外，大脑半球凸面（D）的增强，怀疑为局部炎症的聚集，大部分局限在**软脑膜**。

　　在这些病例中，钆造影剂能够使脑膜炎显像，在某种程度上与炎症累及的程度和范围相关。然而，相比于脑膜瘤、出血、其他脑肿瘤等，炎性脑膜和蛛网膜下隙在影像上更不明显。虽然这些症状可能表现为类似的增强方式，如轻度蛛网膜下隙出血与软脑膜炎，但每种症状都有其独特的临床特征和表现，从而决定了相应的诊断。蛛网膜下隙的血管也可能强化，因为它们有很大可能包含炎性物质，微生物可以浸透血管壁。如图4-2所示，炎症也可能进一步发展，累及硬脑膜（**硬脑膜炎**）。最常见的致病原因及与之有关联的年龄组在本章讨论。

第三节　硬膜外与硬膜下出血

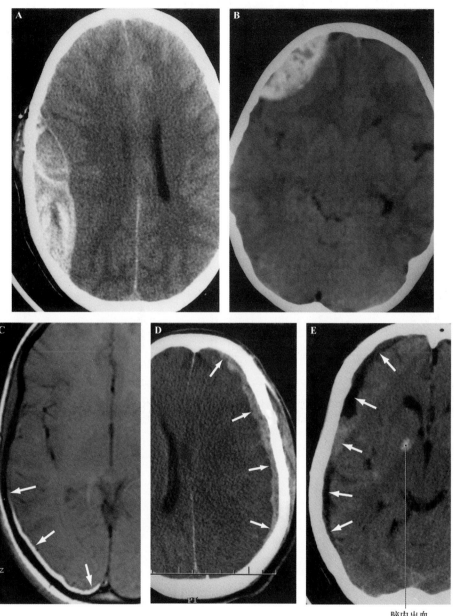

脑内出血

图 4-4　**硬膜外出血 / 血肿（A、B）及急性（C、D）和亚急性（E）硬膜下出血 / 血肿**的病例。注意硬膜外病变的**凸透镜样改变**（不跨越骨缝线——A、B）、**分隔样形态**，以及位于大脑实质外等特点（图 4-5）。相比之下，急性硬膜下病变（C、D，**箭头所指**）显得更薄并且在皮质表面延伸距离更长，不受骨缝线的限制。注意 A 和 D 患者的中线偏移。

在图 E 中，硬膜下血肿既有**慢性期**也有**亚急性期**。上下各两个箭头提示慢性期，出血已被液体所替代，中间箭头所指为亚急性期，为相对新鲜的出血。注意此病变在皮质表面，且与硬膜外病变相比更狭窄。图 A～图 E 均为 CT 影像。如需硬膜外和硬膜下出血的更多介绍，见后续章节。

对于**硬膜外血肿**治疗手段的选择，尤其是有症状的患者，或患者虽无症状但病变最宽部分超过 1cm、体积大于 30cm³，手术清除血肿后止血是首选。对于**硬膜下血肿**，血肿清除手术适用于有症状且急性病变超过 1cm 厚（儿童为 0.5cm）、中线移位超过 5mm 的患者。而对于硬膜下病变较薄的无症状患者，可以考虑临床观察，也可能不再需要手术。

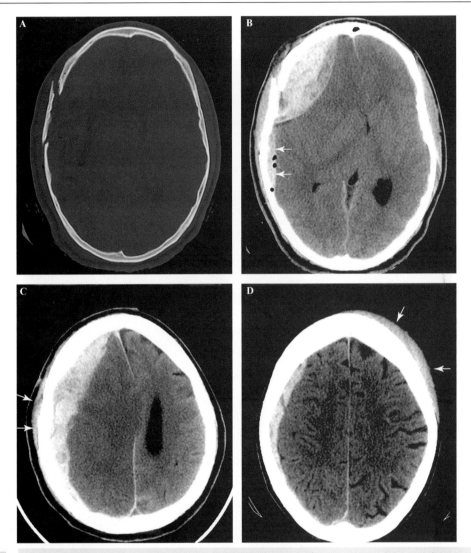

图 4-5 　头外伤后**硬膜外出血 / 血肿**（A、B）和**硬膜下出血 / 血肿**（C、D）的病例，所有图示均为轴位 CT。硬膜外血肿可以发生在颅骨骨折的部位（A，右侧），此处的脑膜中动脉（或大的分支）被割破。其所致血肿形成于颅骨内面与硬膜外层之间的区域（硬膜外，B，右侧）。在这种典型的外伤中，可见较大的硬膜外血肿和较小的骨折，也可能伴有小的硬膜下血肿（箭头所示），以及颅内少量积气（B，**黑点**）。

　　硬膜外血肿形成的机制包括两部分。首先，外伤使得硬膜从颅骨内面剥离，形成人为空腔。其次，动脉被骨折的硬峰割破，血液进入腔隙，进一步分离颅骨与硬膜。然而，硬膜外血肿不骑跨骨缝。一旦硬膜剥离达到骨缝线，它就停止了，病变形成透镜状。

　　没有造成骨折的头部外伤，也可导致硬膜下出血 / 血肿，这种病例被称为**急性硬膜下血肿**（C、D）。硬膜下血肿可为**亚急性**或**慢性**，且可发生在外伤没有涉及的部位。在这些例子中，头部右侧的外伤（C，箭头所指软组织损伤）导致患者右侧**急性硬膜下血肿**，而左侧的外伤（D，**箭头**所指软组织）导致患者右侧的亚急性病变。后者是**对冲伤**的一种类型，病变发生于原发撞击的对侧。注意较大的硬膜下病变（C）造成了**中线明显移位**。硬膜下血肿不受骨缝线的限制。因此，硬脑膜边界细胞层的损伤可能会将这种脆弱的细胞层剥离相当长的距离，从而导致病变**又薄又长**。

　　从本图的 B 和 C，以及图 4-4 的 A 和 D 图可见，硬膜外及硬膜下病灶可以引起中线结构紊乱，表现为大脑镰的移位。这些表现，结合脑沟及病灶侧脑池的消失，提示可能存在脑疝。这种情况可以表现为**大脑镰下疝**，伴随双侧半球受累，如进一步发展，会演变为**小脑幕裂孔疝**；这些改变都会引起特异性的功能障碍（详见第九章疝综合征：脑与椎间盘）。

第四节 脑池与蛛网膜下隙出血

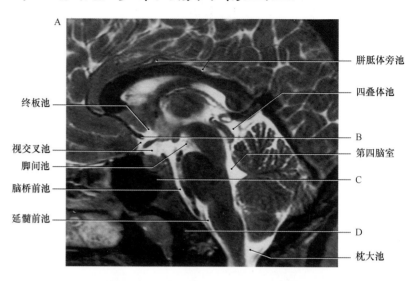

A

胼胝体旁池

四叠体池

终板池

视交叉池

脚间池

脑桥前池

延髓前池

B

第四脑室

C

D

枕大池

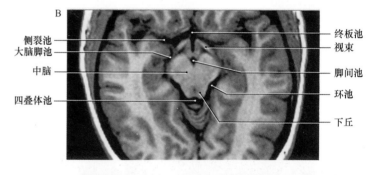

B

侧裂池

大脑脚池

中脑

四叠体池

终板池

视束

脚间池

环池

下丘

图 4-6 图 A 为正中矢状位脑部 MRI（T₂ 加权像），显示了中线结构周围主要脑池的位置。中脑（B，T₁ 加权像）、脑桥（C，T₂ 加权像）、延髓（D，T₂ 加权像）的轴位MRI 显示了矢状位的相应层面（A）。

　脑池是蛛网膜下隙的扩大，其内部包含动静脉、脑神经根及脑脊液。因此，蛛网膜下隙和脑池是彼此延伸的。此外，脑周围和脊髓周围的蛛网膜下隙也是连续的（图 4-1）。请把图 4-7 中蛛网膜下隙被血液占据的脑池的位置和形状与毗邻的脑池相比较。

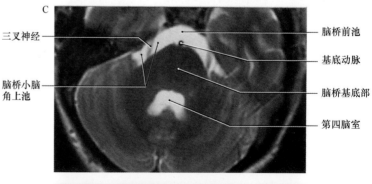

C

三叉神经

脑桥小脑角上池

脑桥前池

基底动脉

脑桥基底部

第四脑室

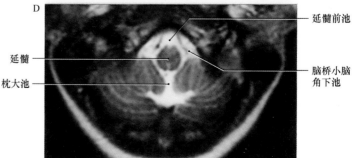

D

延髓

枕大池

延髓前池

脑桥小脑角下池

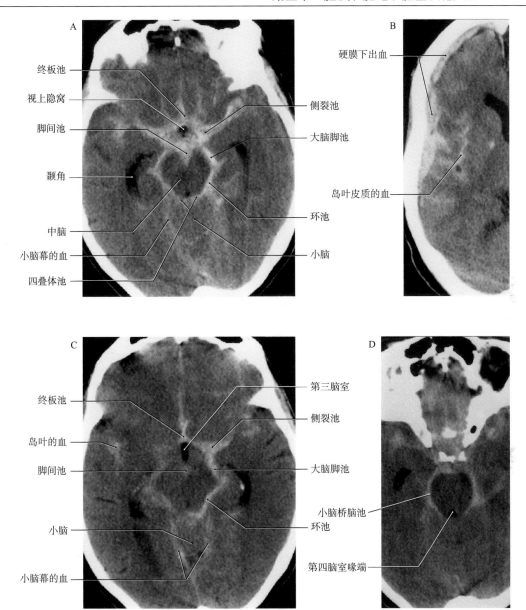

图 4-7　**蛛网膜下隙和脑池**的出血合称为**蛛网膜下隙出血**。在这些 CT 示例中，血液占据了蛛网膜下隙和环池，使得这些区域被勾勒成白色。其结果就是，白色形状提示了脑池的形状，白色代表血。

在脑底部周围（A），可以很容易辨认出中脑相关的池、**视上隐窝**，其内部无血，血液向外进入**侧裂池**。在一些病例中（B），硬膜下出血可以穿透蛛网膜从而进入沟回之间，如本例所示岛叶皮质的血。在图 C 中，出血定位于中脑周围（**大脑脚池和环池**），向外延伸至**侧裂池**，向内进入**终板池**。终板池（有血）和第三脑室（无血）之间坚硬的分界面代表了**终板**的位置。在图 D 中，出血定位于脑桥周围，但第四脑室喙端例外。同时请注意侧脑室颞角的扩大，脑室此特定部位的扩大提示了脑室系统压力的增大。事实上，蛛网膜下隙有血与脑室内完全无血形成鲜明对比（A～D）。

蛛网膜下隙出血（SAH）通常是一种严重的医疗问题。在动脉瘤破裂的蛛网膜下隙出血病例中（占自发性蛛网膜下隙出血的 75%～80%），10%～15% 的患者死于医疗干预之前，约 20% 死于入院以后，约 30% 导致永久性残疾，约 30% 的存活病例遗留中到重度功能障碍，尤其是抑郁和认知损害。其他统计数据提示，45%～50% 的患者死于发病后 2～4 周，大约 30% 遗留中到重度功能障碍。

成功行动脉瘤夹闭的患者中，约 65% 出现生活质量下降。请把这些图像和图 4-6 中见到的相似的脑池进行比较。图 A～D 为 CT。

第五节 脑膜瘤

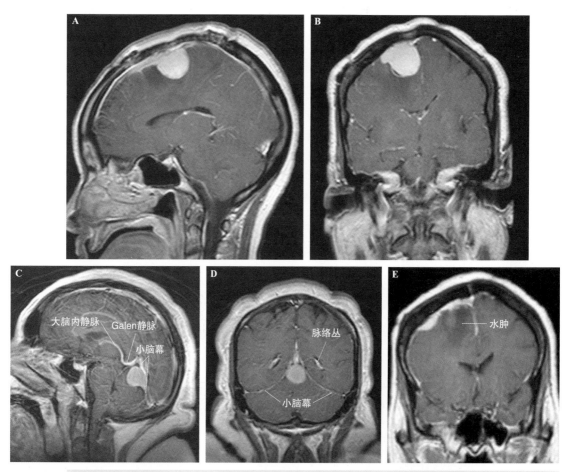

图 4-8 右侧**凸面脑膜瘤**（A、B）、**小脑幕脑膜瘤**（C、D），以及**扁平肥厚型脑膜瘤**（E）的病例。**脑膜瘤生长缓慢，非浸润性**，如果病变可以完全切除，通常为可以治愈的**神经轴外肿瘤**（5 年生存率超过 91%）。脑膜瘤可以表现为**头痛**或**眩晕**，但许多患者无症状，一些是偶然发现的（30% 左右）。图中所示的**凸面脑膜瘤**（A，矢状位；B，冠状位）定位于额上回喙端的内侧部至旁中央回之间，其稍偏向中线一侧。中线周围及涉及上矢状窦的脑膜瘤称为**矢状窦旁脑膜瘤**。注意其与硬脑膜的连续（A，箭头），这种连续见于许多脑膜瘤，通常被称为**脑膜尾征**。紧邻肿瘤的稍深灰色区域可能是水肿。凸面脑膜瘤约占所有脑膜瘤的 15%，矢状窦旁脑膜瘤见于大约 21% 的患者中。

　　小脑幕脑膜瘤（C，矢状位；D，冠状位）定位于中线上，靠近小脑幕缘喙端，在其下面上方。因而这种肿瘤明显挤压小脑（C、D），但不侵犯大脑枕叶。患者因此表现为小脑运动障碍。因其部位危险，小脑幕脑膜瘤的手术风险大于凸面脑膜瘤。小脑幕脑膜瘤占脑膜瘤的 3% ～ 4%。**扁平肥厚型脑膜瘤**（E，箭头）也可根据其位置分为凸面脑膜瘤或蝶形脑膜瘤。这种形态的脑膜瘤可能在很长一段时间内未被发现，或只是偶然发现。

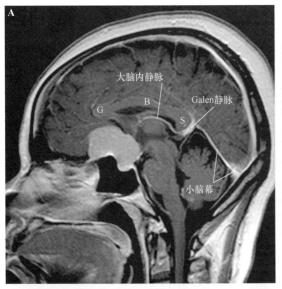
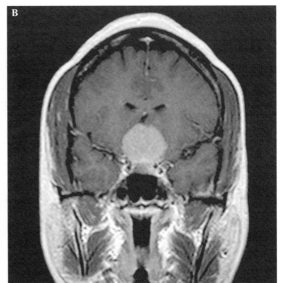
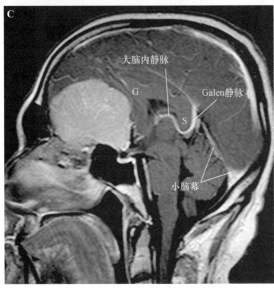
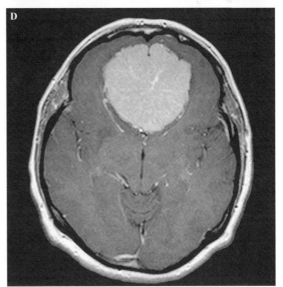

图 4-9 定位于中线的脑膜瘤病例。**鞍区脑膜瘤**（A，矢状位；B，冠状位；也称为**鞍结节脑膜瘤**），发生于**蝶鞍**，由于其位置特点，可能挤压视神经和（或）造成下丘脑功能受损。需要注意的是，虽然肿瘤体积大，但是大脑半球中央区域的主要结构，如大的静脉和胼胝体（G= 膝部，B= 体部，S= 压部），都在正常位置上。这个区域的脑膜瘤占所有病例的 12% ～ 13%，并且可能需要特殊的手术入路。

图 C 和 D 的巨大脑膜瘤被诊断为**镰旁脑膜瘤**，一种发生于**大脑镰**的肿瘤。这些肿瘤可以发生于大脑镰走行的任意部位，通常为双侧，并挤压双侧大脑半球的内侧部。这个位置的镰旁脑膜瘤可能导致单侧或双侧的躯体运动和（或）局限于下肢的躯体感觉缺陷。请注意，通过观察颈内动脉的缩窄及胼胝体位置形状的改变，可以发现大脑半球的中央部分被推向后方（G= 膝部，S= 压部）。同时，**嗅沟脑膜瘤**也生长在这个位置并且外观相似。嗅沟脑膜瘤起源于筛板并向上扩大挤压额叶。镰旁脑膜瘤约占脑膜瘤的 8%，嗅沟脑膜瘤约占 10%。

位于**上矢状窦**（SSS）附近的脑膜瘤称为**矢状窦旁脑膜瘤**；这类肿瘤可能附着于侧壁，以各种形式侵犯外侧隐窝或上矢状窦，或使之受到侵犯并完全闭塞。

这些例子和图 4-8（正对页）的总体特征表明，在许多情况下，此类病变生长非常缓慢，以至于大脑组织出现移位而不会产生不良影响。其表现出的症状可能是**持续性头痛**和**癫痫发作**。脑沟和中线可能不会消失，脑结构可能不会偏离其正常位置。然而，阻塞脑脊液出口的脑膜瘤可能会导致以**颅内压升高**为特征的体征和（或）症状（**头痛、眩晕、视觉障碍、癫痫**），或反映脑脊液出口阻塞点的神经缺陷。根据其大小和位置的不同，脑膜瘤也可表现为局灶性症状和（或）体征。

第六节　脑室与脑室出血

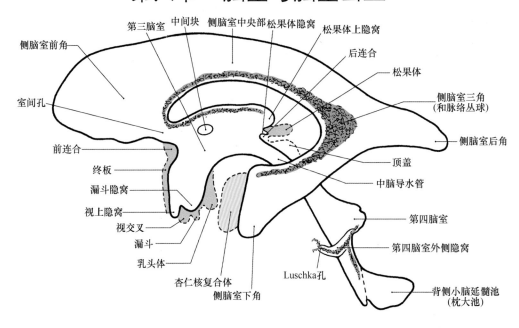

侧脑室前角
第三脑室
中间块
侧脑室中央部
松果体隐窝
松果体上隐窝
后连合
松果体
室间孔
侧脑室三角（和脉络丛球）
侧脑室后角
前连合
终板
漏斗隐窝
视上隐窝
视交叉
漏斗
乳头体
杏仁核复合体
侧脑室下角
顶盖
中脑导水管
第四脑室
第四脑室外侧隐窝
Luschka孔
背侧小脑延髓池（枕大池）

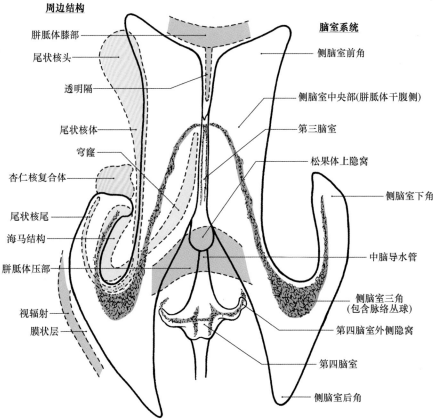

周边结构

胼胝体膝部
尾状核头
透明隔
尾状核体
穹窿
杏仁核复合体
尾状核尾
海马结构
胼胝体压部
视辐射
膜状层

脑室系统

侧脑室前角
侧脑室中央部(胼胝体干腹侧)
第三脑室
松果体上隐窝
侧脑室下角
中脑导水管
侧脑室三角（包含脉络丛球）
第四脑室外侧隐窝
第四脑室
侧脑室后角

图4-10　脑室和脉络丛侧面观（上）和背面观（下）。**虚线**显示了脑室周边中央结构的近似解剖位置。这些结构在 MRI 和（或）CT 的任意层面都易于辨认。**脉络丛**为红色表示，涂以颜色的脑室周边结构将在图 4-11 作进一步注释。请注意脉络丛与脑室不同部位的关系，侧脑室三角区粗大的脉络丛为**脉络丛球**。脑脊液流经脑室系统时，唯一自然发生的收缩结构是室间孔（Monro 孔）、中脑导水管和第四脑室的 Luschka 和 Magendie 孔。

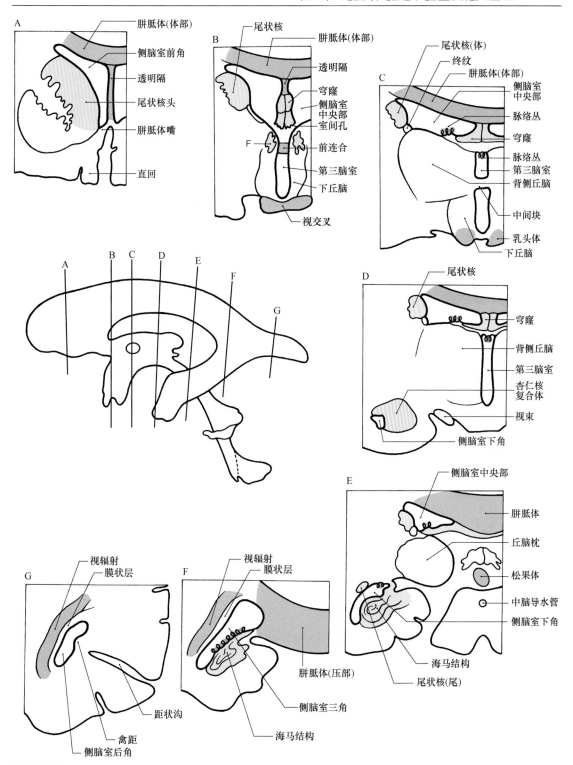

图 4-11 脑室结构的侧面观及相应横截面从前（A）至后（G）半模式图，以识别脑室周边的特殊结构。在横截面图中，脑室以粗线表示，标记的脑室周边结构多数与脑室系统的特定层面存在直接关系。此外，在神经系统检查时，脑室的结构和形状可能提供重要的信息。涂色部位与图 4-10 相对应。

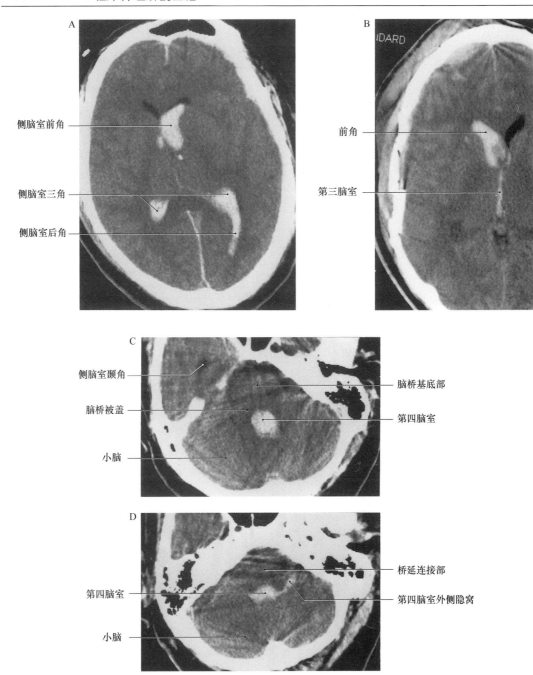

图 4-12 出血占据部分脑室系统的病例(**脑室内出血**)。在这些 CT 影像中,脑室内的血显示为白色。因此,脑室系统的形状被白色的血勾勒出来(有时被称为**铸型**),脑室系统的特殊部分也因而被标记。

请注意侧脑室前角、侧脑室三角、侧脑室后角的血(A、B),以及第三脑室的形状(B)。出血同时标出了第四脑室中央部(C)和尾部(D),包括血液延伸至第四脑室外侧隐窝。除此之外,图 4-13C 显示了中脑导水管和大部分第三脑室下部的血液。

约 25% 的动脉瘤破裂患者会出现脑室系统内出血。常见的动脉瘤部位及其破裂后出血进入脑室系统的位置如下:远端小脑下后动脉,通过第四脑室顶部或 Luschka 孔(第四脑室);基底动脉尖,通过第三脑室底部(第三脑室);前交通动脉和大脑前动脉分叉处,通过终板(第三脑室);从这些相同部位进入侧脑室前角。**颅脑创伤**、某些部位的**动静脉畸形(AVM)**出血或破裂、肿瘤出血(尤其是脑实质或脑室系统)时,也可在脑室中发现血液。

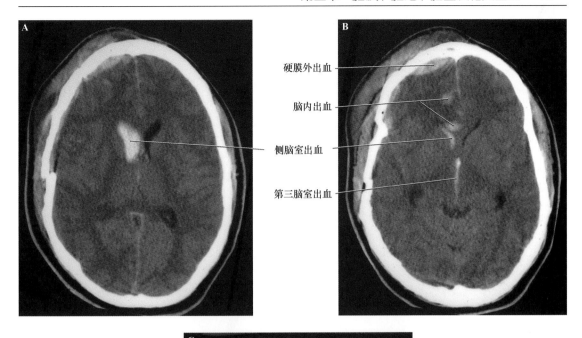

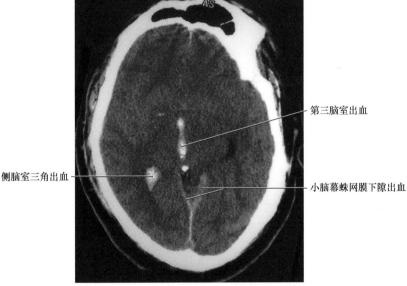

图 4-13 **颅脑外伤**所致脑室出血的病例。请注意软组织损伤和颅骨骨折的情况（尤其是患者 A 和 B）。对于患者 A，出血发生在右侧脑室前角。患者 B 的右侧脑室前角、第三脑室、右侧额叶脑实质均有出血，并可见右额极小片硬膜外出血。患者 C 的出血位于第三脑室及右侧脑室三角。除了外伤，**脑室内血肿（也称为脑室内出血）**也可以发生于许多情况。**脑内出血（也称脑实质出血）**，可以延伸至脑室系统，另外，来自脑肿瘤、动静脉畸形或脉络丛肿瘤的出血也可以进入脑室。此外，动脉瘤破裂出血也可以进入邻近脑室，如图 4-12 所述。脑室内出血也可以见于脑室脉络膜内部出血（**室管膜下出血**）后破入脑室的新生儿，可以是由于动静脉畸形，或者脑室内脉络丛上血供丰富的肿瘤出血的任何年龄的患者。一般来说，脑室出血的病例，其脑室越大，患者的预后越差。

这些轴位 CT（A～C）图像说明了一个重要的事实：对于**头外伤**的患者，不同部位出血可以在同一个患者身上出现，如**脑膜、脑室内、脑实质**等。

第七节　脉络丛的位置、血供及肿瘤

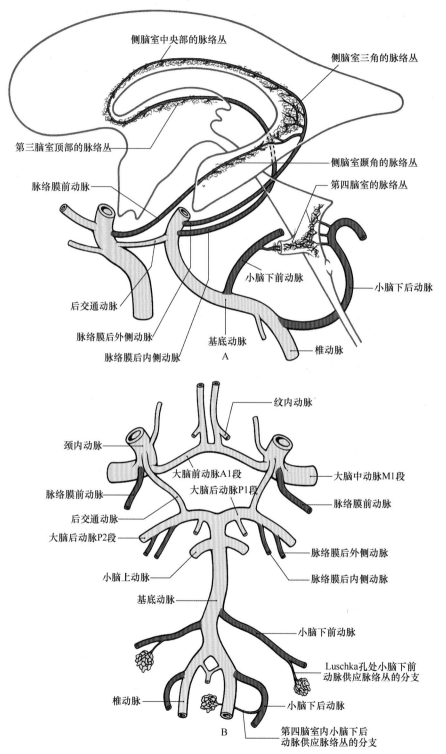

侧脑室中央部的脉络丛

侧脑室三角的脉络丛

第三脑室顶部的脉络丛

脉络膜前动脉

侧脑室颞角的脉络丛

第四脑室的脉络丛

小脑下前动脉

小脑下后动脉

后交通动脉

脉络膜后外侧动脉

脉络膜后内侧动脉

基底动脉

椎动脉

A

纹内动脉

颈内动脉

大脑前动脉A1段

大脑中动脉M1段

脉络膜前动脉

大脑后动脉P1段

脉络膜前动脉

后交通动脉

大脑后动脉P2段

脉络膜后外侧动脉

脉络膜后内侧动脉

小脑上动脉

基底动脉

小脑下前动脉

Luschka孔处小脑下前动脉供应脉络丛的分支

椎动脉

小脑下后动脉

B

第四脑室内小脑下后动脉供应脉络丛的分支

图 4-14　侧脑室、第三脑室、第四脑室脉络丛的血供。图中标记为深红色阴影的血管为**椎基底动脉系统、颈内动脉及大脑后动脉 P2 段供应脉络丛**的分支。图 A 显示了这些血管的代表形式（起源、走行、终点）。**脉络膜前动脉、脉络膜后外侧动脉、脉络膜后内侧动脉**支配侧脑室和第三脑室的脉络丛。**小脑下后动脉**和**小脑下前动脉**分别支配第四脑室的**脉络丛**及突出 Luschka 孔的脉络丛。图 B 显示了发出这些分支的主干动脉的情况。也可见图 2-24、图 2-32 和图 2-35 的内容。

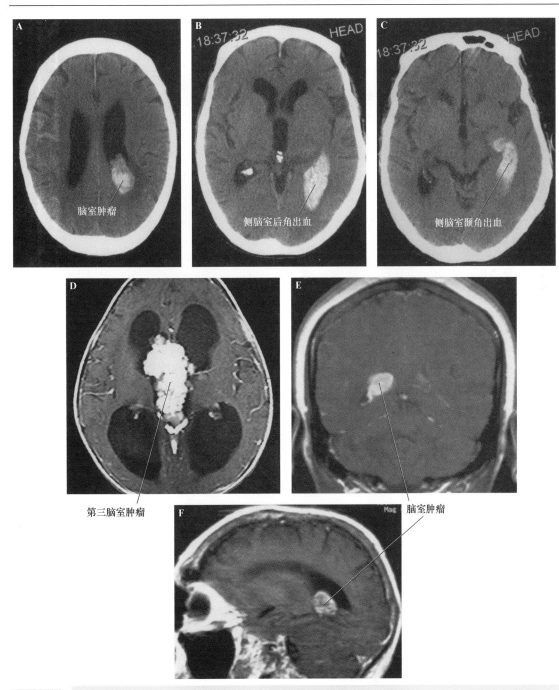

脑室肿瘤

侧脑室后角出血

侧脑室颞角出血

第三脑室肿瘤

脑室肿瘤

图4-15　**脉络丛肿瘤**占所有脑室内肿瘤的 1%，经常被分为**脉络丛乳头状瘤**（良性，大多数）及**脉络丛癌**（恶性，少见）。这些肿瘤最常见于 2 岁以下儿童，可表现为**颅内压增高**（恶心、呕吐、昏睡、头痛、脑室扩大、头颅增大）。成人的此类肿瘤常位于幕下。脉络丛被高度血管化，因此，这些结构的肿瘤常造成**脑室内的出血**，并形成脑室铸型。示例中的脉络丛肿瘤分别为轴位（A～D）、冠状位（E）和矢状位（F）。图 A～C 为同一患者，显示了左侧脑室内病变（A）伴有同侧侧脑室颞角和后角的出血（B、C）。注意扩大的脑室（A～C）。图 D 显示了一例起源自第三脑室顶部脉络丛的巨大肿瘤。这个肿瘤部分堵塞了室间孔，造成双侧脑室扩大。图 E 和 F 显示了一例侧脑室脉络丛的**脉络丛球肿瘤**。图 A～C 为 CT，D～F 为增强 MRI。

第八节 脑 内 出 血

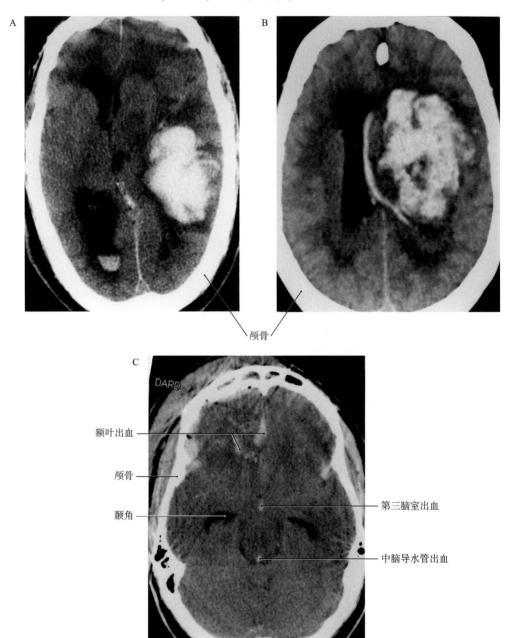

额叶出血
颅骨
颞角
第三脑室出血
中脑导水管出血
颅骨

图 4-16 脑组织内的出血可以被称为**脑实质出血**（一种普遍而通用的说法），或**大脑出血**（出血位于大脑半球）、**脑干出血**（出血位于脑干）、**脑桥出血**（出血位于脑桥），以及其他一系列提示更加精确位置和体积（Duret 出血）、形状（**微出血**），或血液渗出程度的出血。大脑半球的大面积出血（A、B）导致脑室扩大、**中线移位**，并且在病例 A 中可见侧脑室后角的少量出血。在这些病例中，病变最可能是由大脑中动脉 **M1 段**的**豆纹动脉分支**出血造成的。

脑实质和脑室内出血也可由外伤所引起（C）。在这个病例中，出血位于**额叶、第三脑室和中脑导水管**。侧脑室颞角的扩大是由于流经中脑导水管的脑脊液的中断（**非交通性脑积水**）所致。图 A～C 为 CT。

其他导致脑内出血的原因包括各类肿瘤（多见于恶性肿瘤和转移性肿瘤，少见于良性肿瘤），创伤 [也称为**颅脑创伤（TBI）**]，以及**缺血性梗死**向**出血性梗死**的转变。

第五章　脑的内部形态在未染色切片及 MRI 中的表现

第一节　冠状位平面的脑切片与 MRI 的关系

冠状位 MRI 的定位：当一位医生在看一张冠状位的 MRI 或 CT 影像时，他 / 她就好像在看患者的脸一样。***因此，观察者的右侧对应的是患者左脑的影像；相应的，观察者的左侧对应的是患者右脑的影像。***显而易见的是，应用 MRI 或 CT 来诊断神经系统病损时，左右侧的准确定位是非常重要的。

为了再次强调这个概念，每个冠状位脑切片都是从喙侧面拍照。当看切片时，观察者的右侧视野是脑切片的左侧，观察者的左侧视野是脑切片的右侧。这种观察者对脑切片侧别的准确定位与阅读冠状位 MRI 影像的定位方法是一致的。

轴位 MRI 的定位：当观察轴位的影像时，就相当于站在患者的足侧，患者面上背下的情况下，对头部进行观察。***和冠状位片子一致的是：观察者的右侧对应的是片子的左侧，代表患者左侧脑部；观察者的左侧对应的是片子的右侧，代表患者右侧脑部。***应用 MRI 和 CT 诊断神经系统病损时，清晰地理解上述"影像资料右侧对应患者左侧"的概念是非常重要的。

为了再次强调这个概念，腹侧面的轴位切片都予以拍照。当看切片时，观察者的右侧视野是脑切片的左侧，观察者的左侧视野是脑切片的右侧。这种观察者对脑切片侧别的准确定位与阅读轴位 MRI 影像的定位方法是一致的。

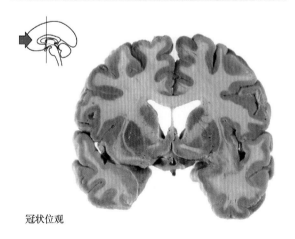

冠状位观

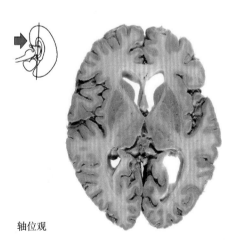

轴位观

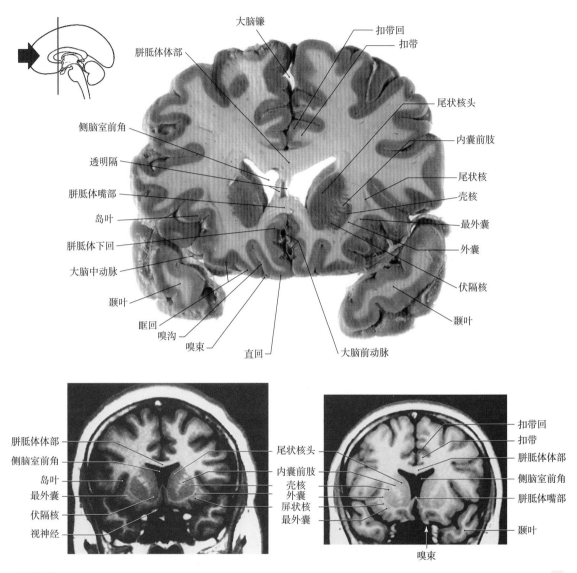

大脑镰
胼胝体体部
扣带回
扣带
侧脑室前角
透明隔
胼胝体嘴部
岛叶
胼胝体下回
大脑中动脉
颞叶
眶回
嗅沟
嗅束
直回
大脑前动脉
尾状核头
内囊前肢
尾状核
壳核
最外囊
外囊
伏隔核
颞叶

胼胝体体部
侧脑室前角
岛叶
最外囊
伏隔核
视神经
尾状核头
内囊前肢
壳核
外囊
屏状核
最外囊

扣带回
扣带
胼胝体体部
侧脑室前角
胼胝体嘴部
颞叶
嗅束

图 5-1　通过**内囊前肢**及**尾状核头**平面的冠状位喙侧面影像。尾状核头在此冠状位平面显示非常清楚。**亨廷顿病**（一种遗传性的神经系统退行性疾病）患者，尾状核头可完全消失，**侧脑室前角**在此水平显著扩大。冠状位影像上，颞叶似乎与大脑半球分离，内囊前肢在**尾状核和壳核的头端**开始出现。**胼胝体**的特征为从喙端（**膝部**）延伸到尾端（**压部**），由嘴部、膝部、体部和压部共四个部分组成。这两张片子为相同平面 MRI（均为反转恢复序列），可显示许多切片上确认的解剖结构。

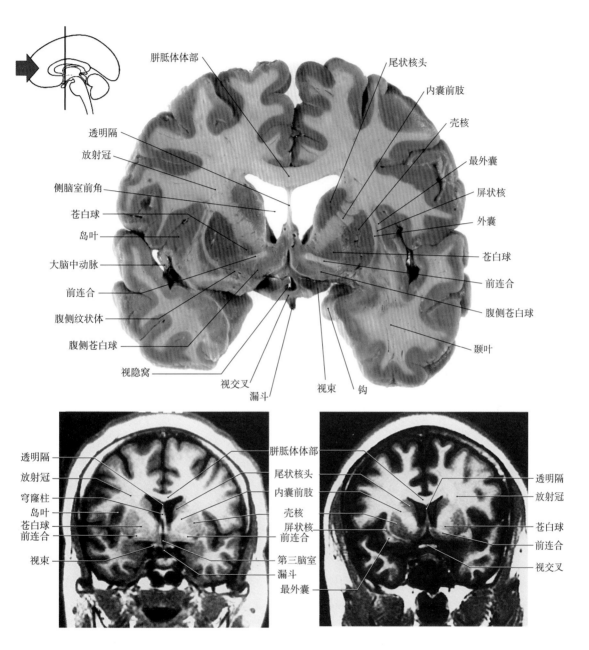

图 5-2　通过**前连合**即内囊膝部与穹窿柱平面的冠状位喙侧面影像。从这个层面开始，**尾状核头**向**尾状核体**过渡。与图 5-1 相比，**尾状核**显示较小，**苍白球**比较明显，内侧邻近**壳核**，同时**豆状核**的这两个部分都位于内囊前肢的外侧。在这个位置，**颞叶**与大脑半球相连。这两张片子为相同平面 MRI（均为反转恢复序列），可以显示许多切片上确认的解剖结构。

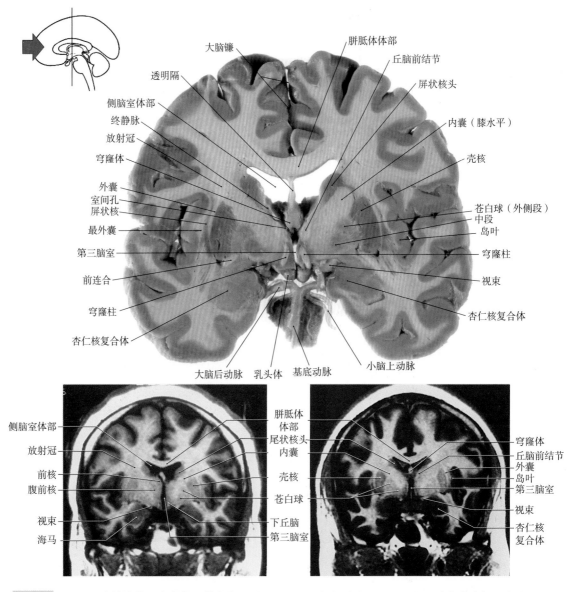

图 5-3 通过**丘脑前结节**及**穹窿柱（前连合尾侧）**平面的冠状位影像。此平面也通过**内囊膝部**。在这一层面上，**室间孔**，即双侧侧脑室汇合形成第三脑室的延续部分，定位于丘脑前结节和穹窿柱之间（图 7-1）。

　　内囊膝部也位于这一层面。此平面亦包括**苍白球**的两部分：**内侧（内段）部分**及**外侧（外段）部分**。**终静脉**也称**丘纹上静脉**。这两张片子为相同平面 MRI（均为反转恢复序列），可以显示许多切片上确认的解剖结构。

　　海马位于侧脑室颞角的腹内侧面，在 MRI 中表现出的纹理代表其细胞体部与纤维相交错的层次关系（可参见图 5-4）。另外，**杏仁核**（也称**杏仁核复合体**）位于颞角的喙端，影像学中信号均匀一致（如右下图所示）。简单总结一下这些结构的关系，即海马为脑室内带有纹理的结构，杏仁核表现为位于脑室外的均匀一致的信号。冠状位平面，从一个结构向另一个结构的转换非常迅速。

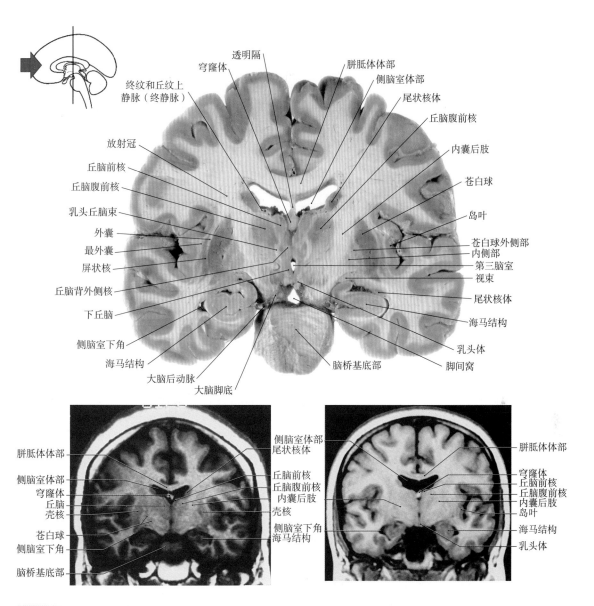

透明隔
穹窿体
胼胝体体部
终纹和丘纹上静脉（终静脉）
侧脑室体部
尾状核体
丘脑腹前核
放射冠
内囊后肢
丘脑前核
苍白球
丘脑腹前核
岛叶
乳头丘脑束
苍白球外侧部
外囊
内侧部
最外囊
第三脑室
屏状核
视束
丘脑背外侧核
尾状核体
下丘脑
海马结构
侧脑室下角
乳头体
海马结构
脚间窝
大脑后动脉
脑桥基底部
大脑脚底

胼胝体体部
侧脑室体部
尾状核体
侧脑室体部
丘脑前核
穹窿体
丘脑腹前核
丘脑
内囊后肢
壳核
壳核
苍白球
侧脑室下角
侧脑室下角
海马结构
脑桥基底部

胼胝体体部
穹窿体
丘脑前核
丘脑腹前核
内囊后肢
岛叶
海马结构
乳头体

图 5-4 通过**丘脑前核、丘脑腹前核、乳头丘脑束、乳头体**平面的冠状位影像。此平面也包括**脑桥基底部**（切片及 MRI 可见）和**脚间窝**相关的结构（切片上可见）。这两张片子为相同平面 MRI（均为反转恢复序列），可以显示许多切片上确认的解剖结构。

苍白球在切片中清晰地分为**内、外侧两段**，海马体位于**颞角**内侧，它的纹理和外观显示得比较清楚（与图 5-3 相比较）。**苍白球和尾状核体部**的颜色和纹理一致，它们拥有相同的起源。此外，**终静脉**亦称为**丘纹上静脉**。

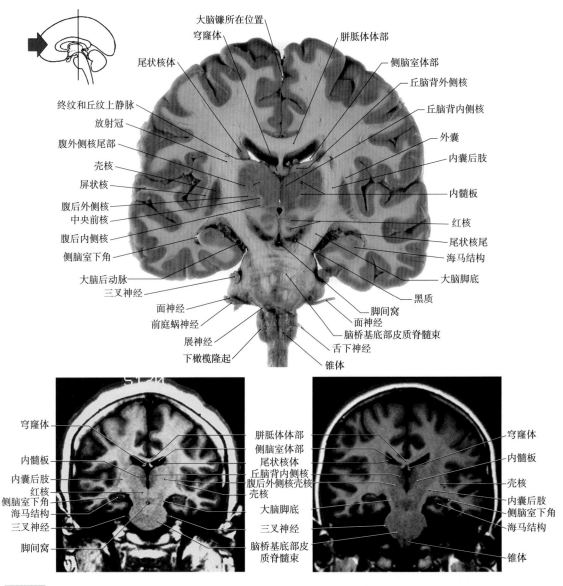

图 5-5　通过**丘脑腹外侧核尾部、中间块、丘脑腹后外侧核、红核、黑质、脑桥基底部**平面的冠状位影像。此平面清晰地显示了内囊的纤维（切片中的**内囊后肢**）穿过**大脑脚**，进入**脑桥基底部**（切片及 MRI 可见）；这些通过大脑脚的纤维包括**皮质脊髓纤维、皮质脑桥纤维（顶桥、枕桥、颞桥、额桥）**及**皮质核束纤维**。在更靠近背侧的冠状位图片上（如左图），**苍白球**基本消失，**壳核**减小。同时我们注意到**内囊纤维**进入**脑桥基底部**的连续性。**三叉神经**的出口，桥髓交界处的神经（**Ⅵ、Ⅶ、Ⅷ**）和**舌下神经（Ⅻ**）可在该脑切片上看见。这两张片子为相同平面 MRI（均为反转恢复序列），可以显示许多切片上确认的解剖结构。

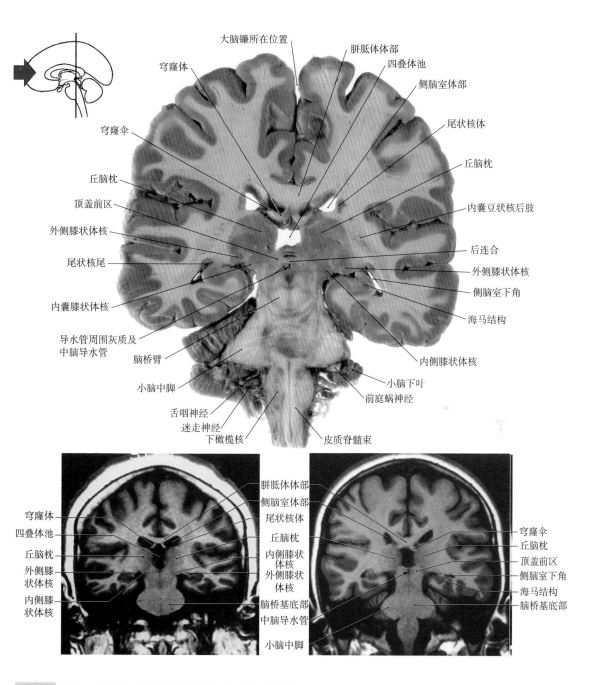

大脑镰所在位置
胼胝体体部
四叠体池
侧脑室体部
尾状核体
丘脑枕
内囊豆状核后肢
后连合
外侧膝状体核
侧脑室下角
海马结构
内侧膝状体核
小脑下叶
前庭蜗神经
皮质脊髓束

穹窿体
穹窿伞
丘脑枕
顶盖前区
外侧膝状体核
尾状核尾
内囊膝状体核
导水管周围灰质及
中脑导水管
脑桥臂
小脑中脚
舌咽神经
迷走神经
下橄榄核

胼胝体体部
侧脑室体部
尾状核体
丘脑枕
内侧膝状体核
外侧膝状体核
脑桥基底部
中脑导水管
小脑中脚

穹窿体
四叠体池
丘脑枕
外侧膝状体核
内侧膝状体核

穹窿伞
丘脑枕
顶盖前区
侧脑室下角
海马结构
脑桥基底部

图 5-6　通过**丘脑枕、内外侧膝状体核、中脑和脑桥被盖，小脑中脚**及延髓腹侧**下橄榄核**平面的冠状位影像。通过内囊后肢、大脑脚和脑桥基底部的**皮质脊髓纤维**正好定位于延髓的锥体部位。注意**四叠体池**的位置、大小及形状，其与**第三脑室**有显著的不同。尽管**第三脑室**和四叠体池都位于中线部位，但前者属于脑室部分，后者属于**蛛网膜下隙**。在大脑切片与 MRI 均显示**膝状体**特征性地位于丘脑枕的下方。**壳核**的位置被包含有**视辐射**的**内囊豆状核后肢**所取代。尾状核体 - 尾延续的区域构成侧脑室壁（右侧）。MRI（T$_1$ 加权像）亦可以显示许多切片上确认的解剖结构。

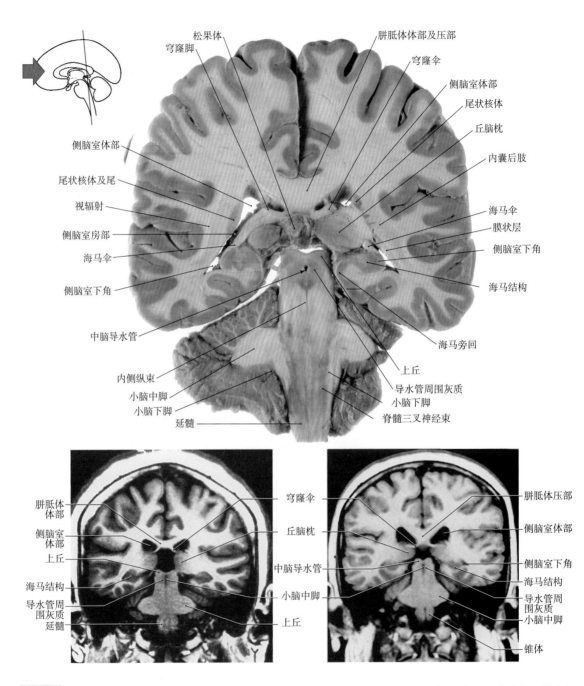

图 5-7 通过**松果体、丘脑枕的尾部、上丘、脑干被盖、小脑中脚**平面的冠状位影像。注意小脑中脚**（脑桥臂）** 的特征及毗邻关系。该切面为半球的冠状面，大致垂直于脑干长轴（另见图 5-6）。这两张图片为相同平面 MRI（均为反转恢复序列），可以显示许多切片上确认的解剖结构。关于小脑的更为详细的描述，见图 2-37 和图 2-38。

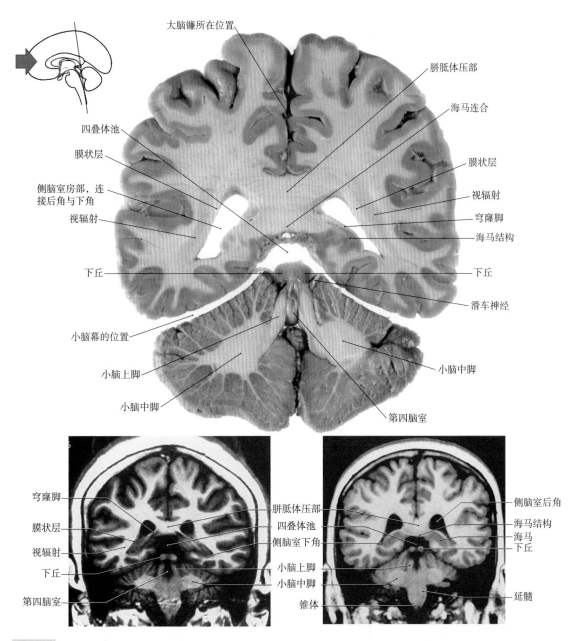

大脑镰所在位置

胼胝体压部

海马连合

四叠体池

膜状层

膜状层

视辐射

侧脑室房部，连接后角与下角

穹窿脚

视辐射

海马结构

下丘

下丘

滑车神经

小脑幕的位置

小脑上脚

小脑中脚

小脑中脚

第四脑室

穹窿脚

胼胝体压部

侧脑室后角

膜状层

四叠体池

海马结构

视辐射

侧脑室下角

海马

下丘

下丘

第四脑室

小脑上脚

小脑中脚

延髓

锥体

图 5-8 通过**胼胝体压部、四叠体池的尾部、侧脑室三角区、小脑上脚和小脑中脚**（分别称为**结合臂和脑桥臂**）、**第四脑室中部**平面的冠状位影像。需要注意的，**海马连合**位于胼胝体压部的下方，**膜状层**和**视辐射**位于侧脑室侧壁内。**侧脑室房部**位于**后角、颞角和侧脑室体部**的连接处。注意下丘与四叠体池的关系。这些片子为相同平面 MRI（均为反转恢复序列），可以显示许多切片上确认的解剖结构。关于小脑的更为详细的描述，见图 2-37 和图 2-38。

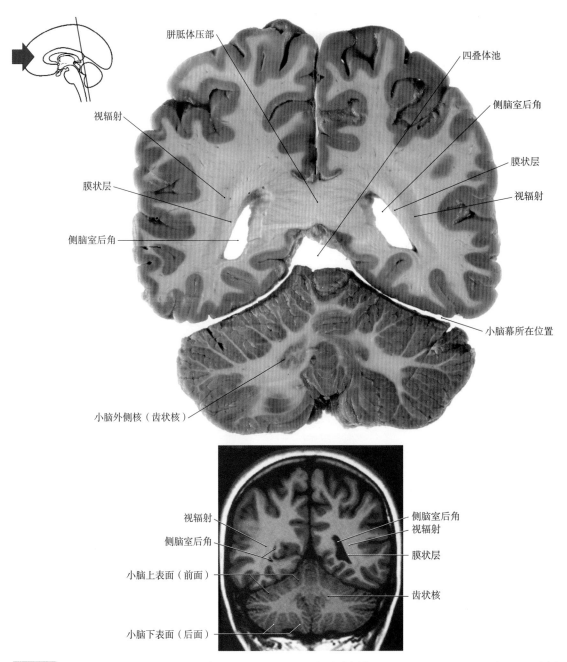

图 5-9 通过**胼胝体压部**、**侧脑室后角**及小脑，包括部分**小脑外侧核**平面的冠状位影像。在这一层面侧脑室后角侧壁的突出结构包括**膜状层**和**视辐射**。前者是交叉于**胼胝体压部**的连合纤维，位于脑室表面，后者起源于**外侧膝状核**，伴随**视辐射**尾侧走行，紧邻于膜状层外侧，终末于**视皮质**。这张 MRI T_1 加权像可以显示许多切片上确认的解剖结构。关于小脑的更为详细的描述，见图 2-37 和图 2-38。

第二节　轴位平面的脑切片与 MRI 的关系

轴位 MRI 的定位：当观察轴位的影像时，就相当于站在患者的足侧，患者在面上背下的情况下，对头部进行观察。***和冠状位片子一致的是：观察者的右侧对应的是片子的左侧，代表患者左侧脑部；观察者的左侧对应的是片子的右侧，代表患者右侧脑部。***应用 MRI 和 CT 诊断神经系统病损时，清晰地理解上述"右对左"的概念是非常重要的。

为了再次强调这个概念，轴位切片都是从腹侧面拍照。当看切片时，观察者的右侧视野是脑切片的左侧，观察者的左侧是脑切片的右侧。这种观察者对脑切片侧别的准确定位与阅读 MRI 轴位片子时的定位方法是一致的。

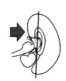

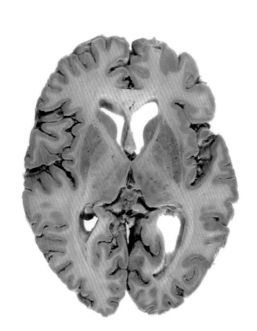

轴位观

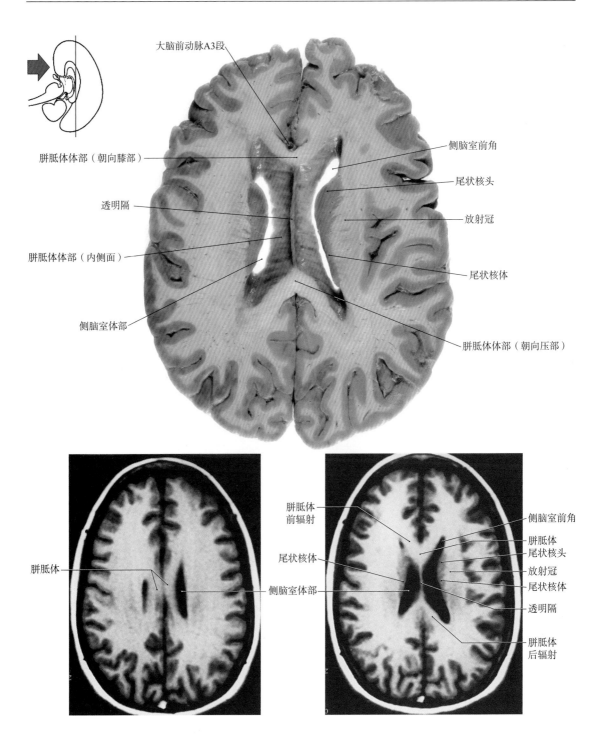

图 5-10 　通过部分**胼胝体**、**侧脑室**偏上的部分及**尾状核头和体**平面的轴位影像。在这一层面上，大脑半球的白质和**放射冠**显示十分清楚；在更靠近腹侧的水平上，这部分白质将参与内囊的形成。注意**透明隔**的位置，胼胝体的内表面及**侧脑室**的顶部。这两张片子为相似平面 MRI（均为反转恢复序列），可以显示许多切片上确认的解剖结构。

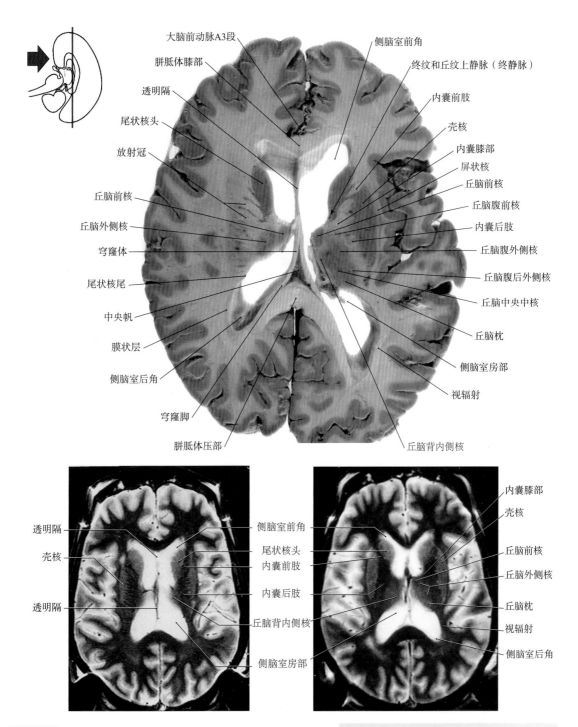

大脑前动脉A3段
胼胝体膝部
透明隔
尾状核头
放射冠
丘脑前核
丘脑外侧核
穹窿体
尾状核尾
中央帆
膜状层
侧脑室后角
穹窿脚
胼胝体压部

侧脑室前角
终纹和丘纹上静脉（终静脉）
内囊前肢
壳核
内囊膝部
屏状核
丘脑前核
丘脑腹前核
内囊后肢
丘脑腹外侧核
丘脑腹后外侧核
丘脑中央中核
丘脑枕
侧脑室房部
视辐射
丘脑背内侧核

透明隔
壳核
透明隔

侧脑室前角
尾状核头
内囊前肢
内囊后肢
丘脑背内侧核
侧脑室房部

内囊膝部
壳核
丘脑前核
丘脑外侧核
丘脑枕
视辐射
侧脑室后角

图 5-11　通过**胼胝体压部及膝部、尾状核头**平面的轴位影像。**透明隔**构成侧脑室的内侧壁，常有多种先天性发育异常，如**透明隔和胼胝体发育不良**等。此平面存在轻微的倾斜（有时在 MRI 可见），显示患者右侧丘脑上部的绝大部分，而在患者左侧则是稍低一点的轴位平面。这些片子均为 MRI T$_2$ 加权像，在一个可比较的平面，可以显示一些切片上确认的解剖结构。

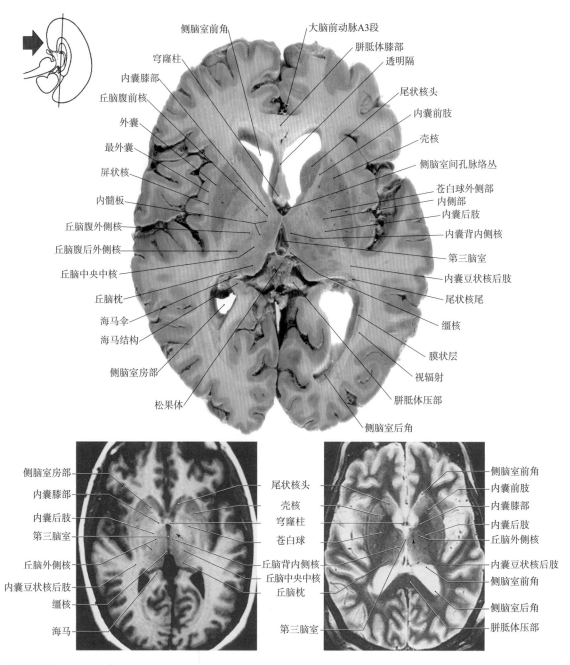

图5-12 通过**豆状核、内囊**（前肢、膝部、后肢、内囊豆状核后肢）、**丘脑**的主要核团、**第三脑室**，以及**尾状核+壳核**组成的新纹状体和松果体平面的轴位影像。**苍白球的中间和侧方部分（旧纹状体）**在左侧的轴位切片上清晰可见。在两张MRI上，箭头都指向**乳头丘脑束**。这两张片子为相同平面MRI（**左侧**为 T_1 加权像，**右侧**为 T_2 加权像），可以显示许多切片上确认的解剖结构。

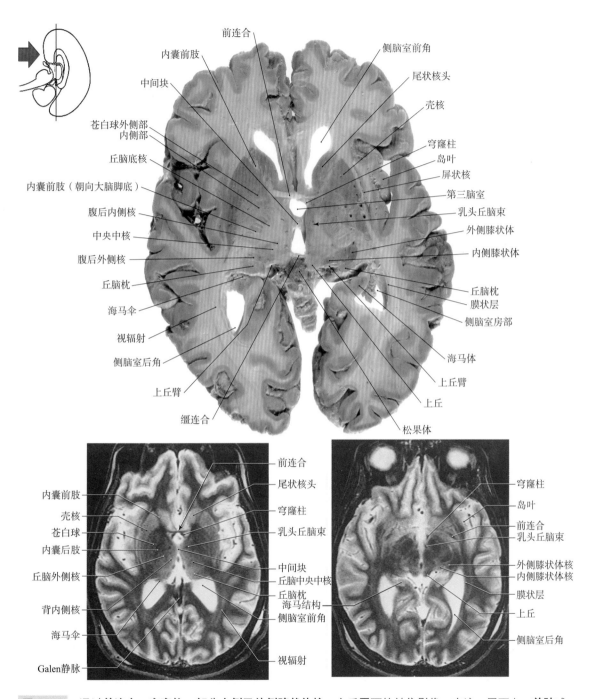

图 5-13　通过**前连合、穹窿柱、部分内侧及外侧膝状体核、上丘平面**的轴位影像。在这一层面上，**前肢**减小，**尾状核和壳核**的头将很快相交到一起。**苍白球的中间及外侧段**在这张切片上都可以看到。注意**丘脑上（下）核**的位置，其毗邻内囊后肢，压缩形成**大脑脚**。这两张片子为大致相同平面 MRI（均为 T$_2$ 加权像），可以显示许多切片上确认的解剖结构。

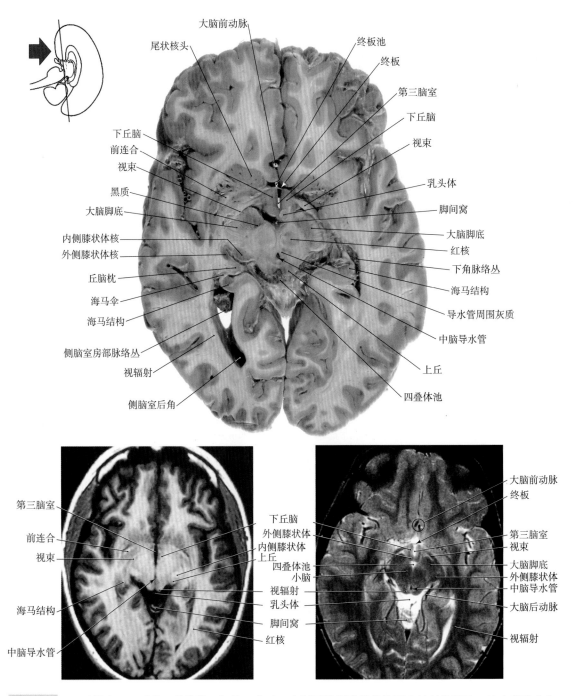

图 5-14　通过**视束、下丘脑、乳头体、红核、上丘、内侧及外侧膝状体核**平面的轴位影像。注意**前连合**与**视束**（切片与 MRI）看起来很相似，但是从空间上可以分辨出来是两个结构。前连合被脑实质包围（图 5-13），视束始终位于脑表面（**大脑脚底**）。注意环绕第三脑室下部的结构（**终板、下丘脑、乳头体**）。这些片子为大致相同平面 MRI（**左侧**是 T$_1$加权像，**右侧**是 T$_2$加权像），可以显示许多切片上确认的解剖结构。

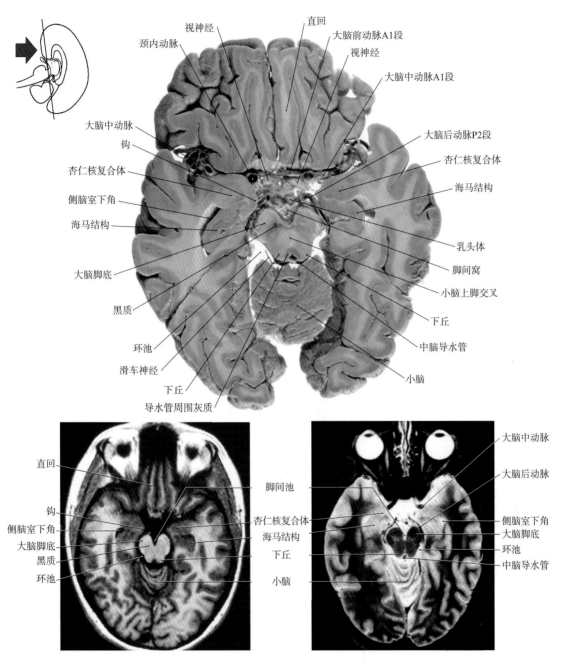

图 5-15　通过**杏仁体、海马、中脑**中下部平面的轴位影像。海马占据颞角的内侧壁，而杏仁核位于其外侧壁。这些关系在观察半球的冠状切片时很有帮助。在中脑水平，注意**小脑上脚与下丘的十字交叉**，亦可见**滑车神经**在环池内走行，还应注意中脑的形状及其与周围结构和环池的关系。还可以看到**乳头体**与**脚间池**的关系。这些片子为相同平面 MRI（**左侧**是 T_1 加权像，**右侧**是 T_2 加权像），可以显示许多切片上确认的解剖结构。在这一层面可以看到的小脑结构是**小脑前叶**。关于小脑更为详细的描述，见图 2-37 和图 2-38。

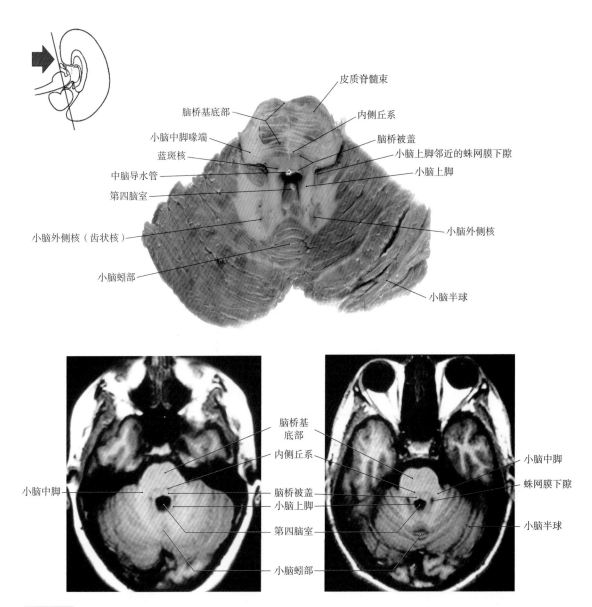

图 5-16　通过**脑桥基底部**喙端区域、**第四脑室**的喙端部分、**小脑上脚邻近区域（小脑上脚）**及位于小脑半球核心部分白质中的**齿状核**平面的轴位影像。注意侧方邻近小脑上脚的非常特征性的小部分蛛网膜下隙；**这是一个盲孔（或假孔）**。它不是一个真正意义上的孔，而是大脑表面的蛛网膜下隙的一个尖锐的凹痕，这是在 MRI/CT 中较为常见的表现。脑桥、中脑和延髓共同构成**脑干**。虽然小脑起源于后脑的**菱形窝**，但它不被认为是脑干的一部分，而是后颅窝内的**一个结构**。这些相同平面 MRI（均为 T_1 加权像），可以显示许多切片上确认的解剖结构。关于小脑更为详细的描述，见图 2-37 和图 2-38。

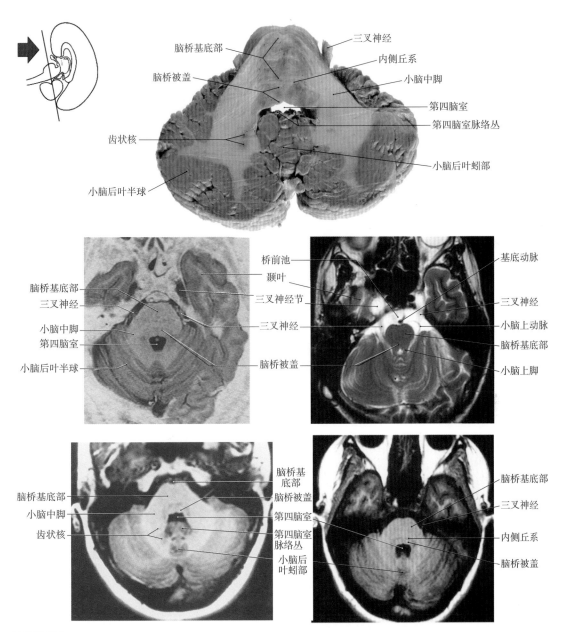

图 5-17 通过**三叉神经脑桥基底部**及大部分**小脑中脚**平面的轴位影像。此平面与脑桥基底部最宽大部分及**脑桥被盖**相关。三叉神经出口是后颅窝的一个重要标志；出口腹侧（下）是脑桥基底部，出口背侧（上）是小脑中脚。紧接三叉神经根头侧（前部）的脑桥部分称为**三叉神经前脑桥**，尾侧（后部）的脑桥部分称为三**叉神经后脑桥**。这四张为相同平面 MRI（**左上方**是反转恢复序列，**右上方**是 T₂ 加权像，**下方**两张是 T₁ 加权像），可以显示许多切片上确认的解剖结构。关于小脑更为详细的描述，见图 2-37 和图 2-38。

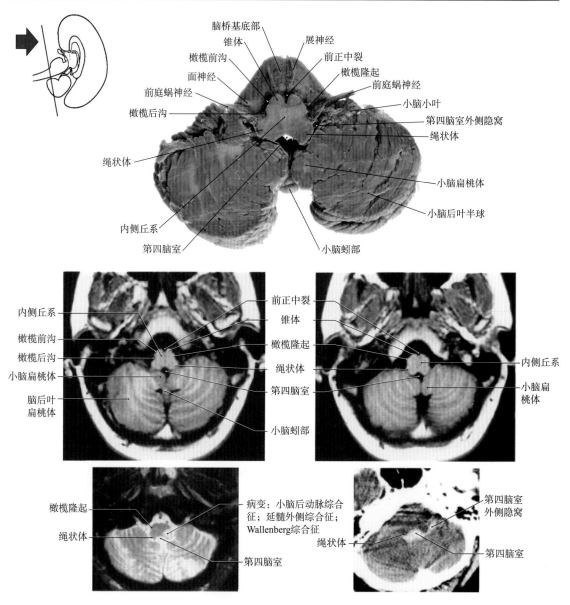

图 5-18　通过桥延交界的延髓表面轴位影像。**绳状体**（当它与**近绳状体**连接时将会形成**小脑下脚**）、**锥体、橄榄隆起及相关脑沟、第四脑室和第四脑室外侧隐窝**都是此平面的特征性结构。注意并列的小脑扁桃体和髓质；这是后颅窝颅内压升高和**扁桃体**经枕骨大孔**疝**出的重要关系。注意第四脑室外侧隐窝的位置和出血时的表现（CT）。这四张为相同平面 MRI（**上方**为 T_1 加权像，**左下方**是 T_2 加权像，**右下方**是 CT），注意，第四脑室的血液进入外侧隐窝，但没有立即进入位于 Luschka 孔外的蛛网膜下隙（对比脑切片与 CT）。关于小脑更为详细的描述，见图 2-37 和图 2-38。

第六章 脊髓及脑内部形态：功能组成、MRI、染色截面图

开始学习如何诊治神经系统损伤之前，需要掌握两个基础概念：①脑神经核团的定义及进出这些核团的神经根；②这些结构如何与长传导束相联系。这种关系的重要性体现为出现在神经轴不同平面上的病变会引起特征性的神经功能障碍。第一，仅出现于躯干（不包括头部）的神经功能障碍，包括同侧或对侧运动及感觉缺失（长传导束）均提示脊髓损伤（如半切综合征）。脊髓损伤的特点为存在**运动**及**感觉平面**，即保持正常脊髓功能的**最低脊髓节段平面**。第二，出现于头部一侧的脑神经功能障碍合并对侧身体的长传导束征，提示病变位于脑干（如**延髓外侧综合征**和 Weber 综合征）。这种类型的神经功能损伤通常称为"**交替瘫**"或"**交叉瘫**"。在这种病例中，脑神经阳性**体征的定位**要比长传导束征的定位更准确。**定位体征**即可反映病变所在神经系统解剖学定位的神经功能异常。第三，出现于头部和身体同侧的感觉及运动障碍通常提示病变位于前脑。

彩色标识的脑神经、脊神经核团和长传导束

脑神经和脊神经的运动核依功能不同以不同颜色标识：支配骨骼肌（**躯体传出**）的核团为橙红色/暗粉色，节前**内脏运动**神经核为红棕色，脊髓和脑干中接受**躯体传入**感觉冲动的主要核团为亮粉色，接受内脏传入冲动的核团为紫色。例如，同侧的舌下神经根和皮质脊髓束损伤和对侧的**延髓外侧综合征**可以很容易地进行鉴别。

长传导束染色始自脊髓的最尾段（图 6-3 和图 6-4），染色延伸至背侧丘脑（图 6-33）及内囊后肢（图 6-34 和图 6-35）。脊髓中的纤维束包括**薄束**（深蓝）、**楔束**（浅蓝）[*]、**前外侧系统**（深绿色）和**皮质脊髓侧束**（灰色）。在脑干中，这些脊髓传导束与三叉**神经脊髓束**及三叉丘脑腹侧纤维相连接（浅绿色）。长传导束仅单侧染色，强调：①功能及功能障碍的偏侧性；②神经传导束的交叉点；③传导束及脑神经的关系。

本章关于脊髓和脑干的每组相对的对开页图片（线条图/染色图）在染色图旁都有运动核和感觉核（或细胞柱）的整体观图示。线条和标签特别指示出某一层面的感觉和运动核团，染色图和线条图——对应。这使读者能够对不同层面、功能相关的细胞柱间的关系和连续性一目了然。

在每一页都有一个彩色的图标。这个图标根据不同的颜色阐明了各种不同的传导束与核团，并且注明了每个结构的功能。

MRI 及 CT 影像与脊髓及脑干内部解剖形态的关联

进行解剖理论学习时，将理论与临床实践相结合是最关键的。为了显示基本解剖与 MRI（T_1 和 T_2 加权像）和 CT（脊髓造影/脑池造影），一系列脊髓和脑干的图示和 MRI/CT 显示在右侧页染色切片上方。这些影像资料包括：①彩色线条**解剖模式**图；②上下翻转的图片与**临床视角**相同；③每页截面图在 CT 或 MRI 检查中显示的影像。为了便于理解，解剖结构以白色在临床影像

---

[*] 深蓝及浅蓝分别代表信息自下和自上传导。

图片（CT/MRI）中标出。读者可以方便地在影像学图片上找到所描述的解剖结构。重要的是可以借此判断哪些结构受累，并据此推断病灶怎样影响患者功能。此外，图片左下角的"翻转标志"指示解剖图可通过图谱的在线资源（见英文原版）进行翻转以适应临床应用（标记为开或关）。

为了方便辨认 MRI 和 CT 上显示的相关结构，本书以线条图及染色图尽可能近似地描绘出相关结构的示意图。通过这些方法，读者可方便地理解解剖关系和相关的临床知识，读者也可将本书作为教材使用。

第一节　脊髓和脑干的功能组成

神经管、脊髓和脑干的功能组成（图 6-1 和图 6-2）

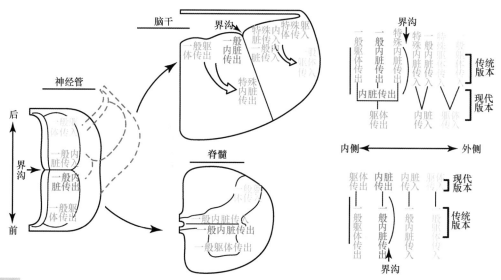

图 6-1　脊神经和脑神经**功能组成**的概念认为，脑干和脊髓的传入和传出纤维分别传输**特定的信息**。对于**功能组成**的概念有两个主要的学说：①**传统观点**，起源于 20 世纪早期，并且几十年来一直被人们所接受。②**当代观点**，源自于头、颈、脑发育过程研究的新进展。二者相辅相成，被人们广泛接受。

　　传统观点：这一观点认为（图 6-1，图 6-2），在神经管（**左**）发育过程中，构成翼板的成分 [一般躯体传入纤维（GSA），一般内脏传入纤维（GVA）]，位于界沟（SL）的后方，而构成基板的成分 [一般内脏传出纤维（GVE），一般躯体传出纤维（GSE）] 位于界沟的前方（图**左侧**）。当代观点也包含了类似的分类。在成人的脊髓中仍然维持了这种前后分布的关系（图**下中**）。

　　在脊髓脑干的移行部，出现两个转变。第一，中央管膨大，形成第四脑室，以及小脑的发育使得神经管的翼板部分向外侧旋转。成人的脑干也存在界沟，并且分隔开偏内侧的基板成分（运动核）和偏外侧的翼板成分（感觉核）。第二，在脑干中某些特异性的功能区 [如支配腭咽弓的特殊内脏传出纤维（SVE），传输味觉冲动的特殊内脏传入纤维（SVA），前庭蜗神经的特殊躯体传入纤维（SSA）] 细胞柱，只存在于脑干，在脊髓中不存在。

　　在脑干中，SVE 和 GSA 的成分发生一些换位。在发育早期，构成 SVE 区的细胞（如疑核，面神经核和三叉神经运动核）位于脑室底，随着发育向腹外侧移行。类似地，GSA 区的脊束核、三叉神经感觉核等，也随发育过程由脑室底的翼板区向腹外侧移行至成人核团所在的区域。源自神经嵴的中脑核细胞，也向脑干移行，构成 GSA 细胞柱。脑干感觉区和运动区的界限为起自界沟的斜线。上图（右侧）所示的各组成的相对位置关系和颜色与图 6-2 相对应。

　　当代观点：与传统观点类似，当代观点也是基于发育过程进行划分，但是整合了更多的关于神经元、肌肉起源和相应支配关系的详细信息。例如，第 Ⅲ、Ⅳ、Ⅴ、Ⅵ、Ⅶ、Ⅸ、Ⅹ 和Ⅻ对脑神经支配的横纹肌起源于体节段的上段（轴旁中胚层）。因此，这些运动核的细胞被列入躯体传出（SE）区。支配睫状肌的第 Ⅲ 对脑神经、支配血管平滑肌和头面部腺上皮分泌的第Ⅶ和Ⅸ对脑神经、支配胸腹部脏器的第 Ⅹ 对脑神经的神经元都被列入内脏传出（VE）区。所有内脏传入的信息（传统上划分为一般和特殊两类）都和孤束核相关，被列入内脏传入（VA）区。传统上前庭神经核（特殊躯体传入）和三叉神经感觉核（一般躯体传入）被列入躯体传入的范畴。传统观点和当代观点的对应关系见图最右侧。

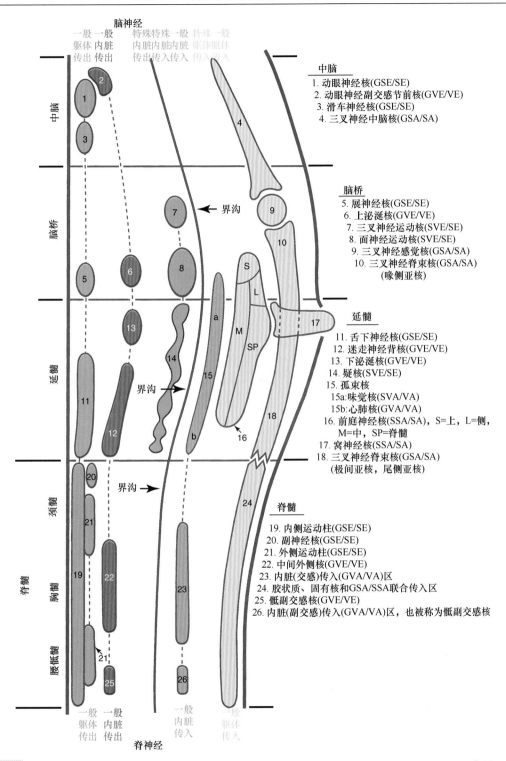

脑神经

中脑
1. 动眼神经核(GSE/SE)
2. 动眼神经副交感节前核(GVE/VE)
3. 滑车神经核(GSE/SE)
4. 三叉神经中脑核(GSA/SA)

脑桥
5. 展神经核(GSE/SE)
6. 上泌涎核(GVE/VE)
7. 三叉神经运动核(SVE/SE)
8. 面神经运动核(SVE/SE)
9. 三叉神经感觉核(GSA/SA)
10. 三叉神经脊束核(GSA/SA)
(喙侧亚核)

延髓
11. 舌下神经核(GSE/SE)
12. 迷走神经背核(GVE/VE)
13. 下泌涎核(GVE/VE)
14. 疑核(SVE/SE)
15. 孤束核
15a:味觉核(SVA/VA)
15b:心肺核(GVA/VA)
16. 前庭神经核(SSA/SA)，S=上，L=侧，M=中，SP=脊髓
17. 窝神经核(SSA/SA)
18. 三叉神经脊束核(GSA/SA)
(极间亚核，尾侧亚核)

脊髓
19. 内侧运动柱(GSE/SE)
20. 副神经核(GSE/SE)
21. 外侧运动柱(GSE/SE)
22. 中间外侧核(GVE/VE)
23. 内脏(交感)传入(GVA/VA)区
24. 胶状质、固有核和GSA/SSA联合传入区
25. 骶副交感核(GVE/VE)
26. 内脏(副交感)传入(GVA/VA)区，也被称为骶副交感核

图6-2 脑干的脑神经核团和脊髓核团由内至外的位置分布和图6-1相对应。背侧观模式图展示：①特异性细胞群的对应位置和相应的功能组成；②脑干和（或）脊髓中各核团的大概位置；③脑干内不同区域或脑干至脊髓的细胞柱（连续或不连续的细胞群）的连贯性。疑核是由不同的细胞簇组成的一列细胞，周围散布着更分散排列的细胞，类似于串珠样。第Ⅰ、Ⅱ对脑神经的神经核未显示。图中各解剖结构颜色与图6-1一致。

第二节　脊髓结构及 CT、MRI 表现

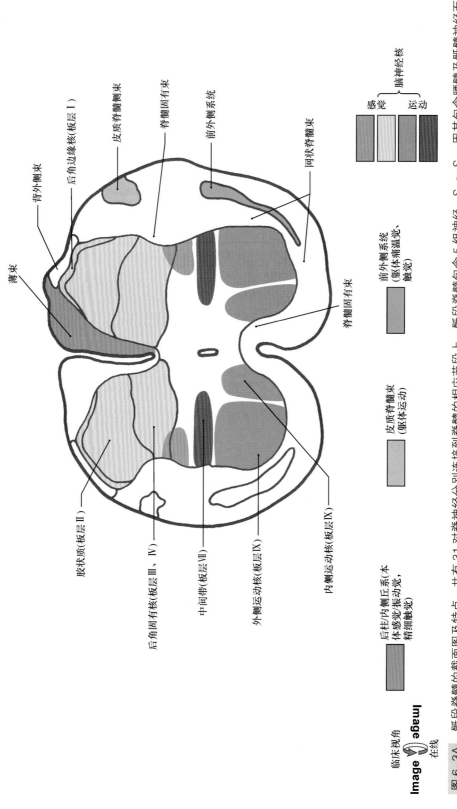

临床视角

Image 在线

图 6-3A 骶段脊髓的截面图及特点。骶段**骶段脊髓**被统称为**腰骶段脊髓**。骶髓有 3 个主要特点：①外形呈圆形；②主要成分为灰质，而薄层白质围绕在外；③中央的灰质成分远多于外周的白质成分。由此可据了横截面的 H 形外观在骶尾段脊髓不十分明显。白质相对较薄。骶髓在 CT 影像中呈圆形。与图 2-4 对照。

脊髓圆锥尾部延伸而成。马尾自位于**腰池**的脊髓圆锥尾部延伸而成（右侧脊髓造影）。与图 2-4 对照。

于灰质占据了横截面的大部分区域，因此其 H 形外观在骶尾段脊髓不十分明显。白质相对较薄。骶髓在 CT 影像中呈圆形。注意骶髓轮廓被**马尾**上端所包围（左侧脊髓造影）。马尾自位于**腰池**的脊髓圆锥尾部延伸而成（右侧脊髓造影）。与图 2-4 对照。

被统称为**腰骶段脊髓**。骶髓有 3 个主要特点：①外形呈圆形；②主要成分为灰质，而薄层白质围绕在外；③中央的灰质成分远多于外周的白质成分。由

骶段脊髓的截面图及特点。共有 31 对脊神经分别连接到脊髓的相应节段上，骶段脊髓包含 5 组神经，$S_1 \sim S_{5o}$ 因其包含腰髓及骶髓神经而

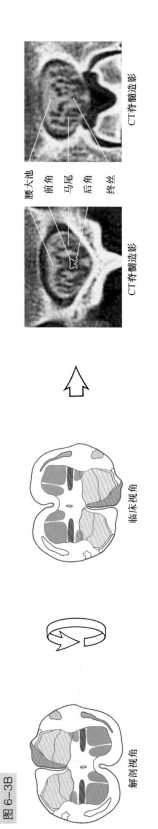

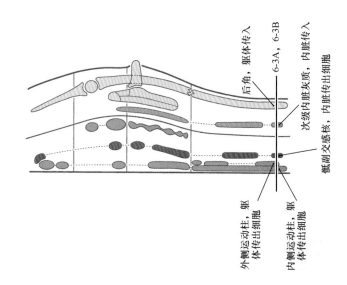

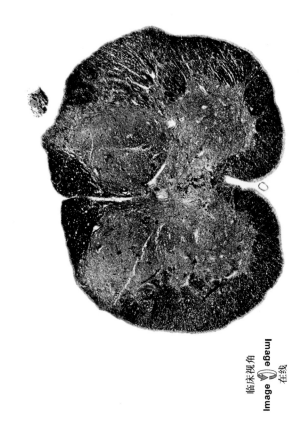

图 6-3B

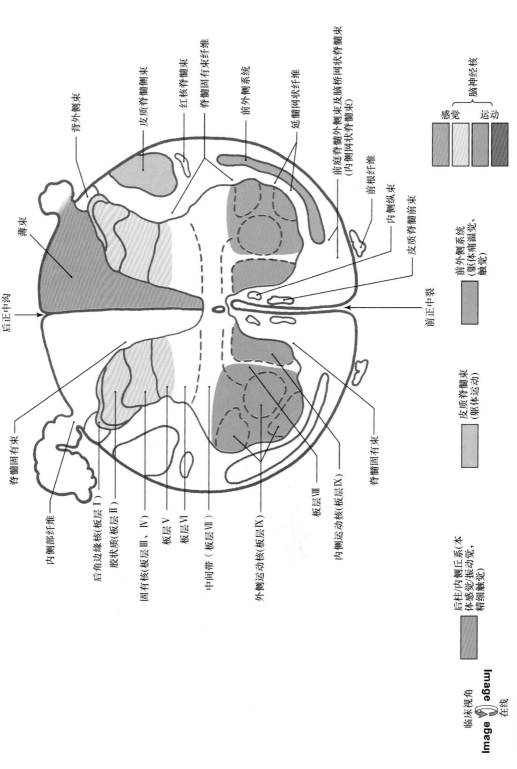

图 6-4A 腰段脊髓横截面图及其特点（L₄）。腰段脊髓有 3 个主要特点：①大体呈圆形；②大而明显的脊髓前角及后角；③明显的前索。前角和后索，围绕前角和后角。前角及后角与数量适中、形状规则的白质相连。后根内侧部纤维直接进入这一节段的薄束；而在 T₅/T₆以上水平，这些纤维进入前庭脊髓外侧束。内侧部纤维的反射性侧支进入前角。腰段脊髓在 CT 上经腰髓下部，与图 2-4 对照。马尾上段包绕腰髓下部，与图 2-4 对照。

图例：

- 后柱/内侧丘系（本体感觉/振动觉，精细触觉）
- 前外侧系统（躯体痛温觉，触觉）
- 皮质脊髓束（躯体运动）
- 脑神经核（感觉 / 运动）

标注（左侧，自上而下）：
- 内侧部纤维
- 后角边缘核（板层 I）
- 胶状质（板层 II）
- 固有核（板层 III、IV）
- 板层 V
- 板层 VI
- 中间带（板层 VII）
- 外侧运动核（板层 IX）
- 内侧运动核（板层 IX）
- 板层 VIII
- 脊髓固有束

标注（右侧，自上而下）：
- 背外侧束
- 薄束
- 皮质脊髓侧束
- 红核脊髓侧束
- 脊髓固有束纤维
- 前外侧系统
- 延髓网状纤维
- 前庭脊髓外侧束及脑桥网状脊髓束（内侧网状脊髓束）
- 前根纤维
- 内侧纵束
- 皮质脊髓前束
- 脊髓固有束
- 后正中沟
- 前正中裂

临床视角

Image 在线

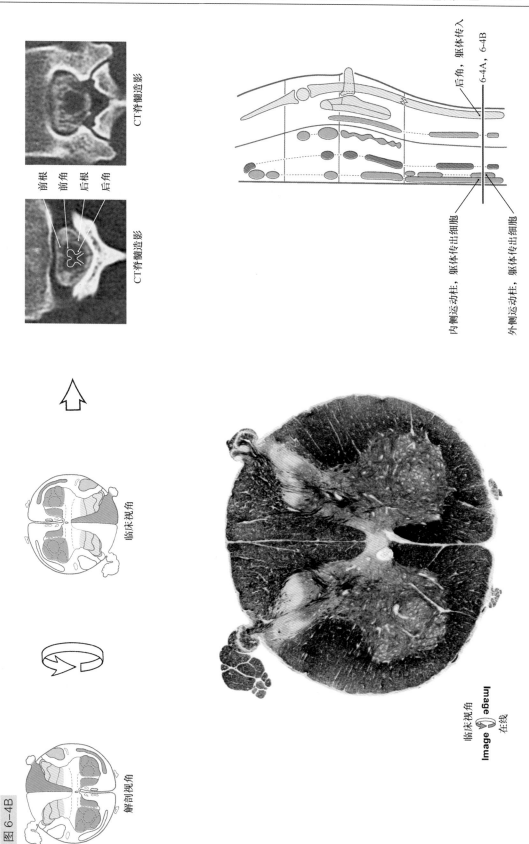

CT脊髓造影

CT脊髓造影

前根　前角　后根　后角

后角，躯体传入

6-4A，6-4B

内侧运动柱，躯体传出细胞

外侧运动柱，躯体传出细胞

临床视角

解剖视角

临床视角

Image 在线

图 6-4B

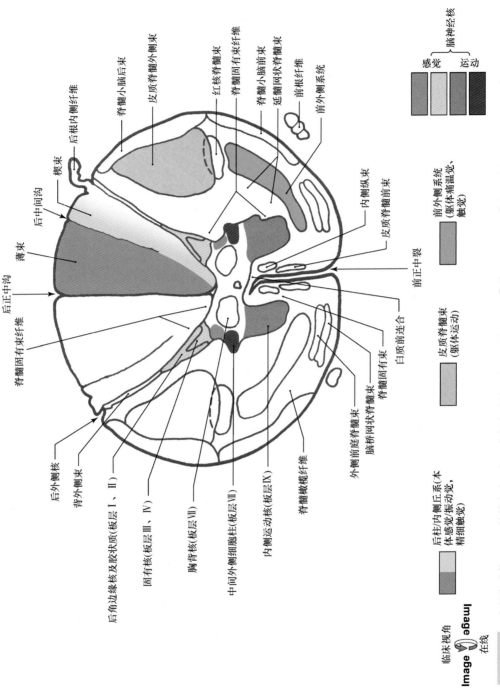

临床视角

Image 在线

图 6-5A 胸段脊髓截面图及其特点（T₄）。胸段脊髓的 3 个主要特征是：①外观呈圆形；②脊髓前角及后角减小；③相对而言白质含量较多，灰质较少。白质所占比例看起来远大于灰质，这是一种视觉上的错觉。**胸背核（Clarke 核）和中间外侧细胞柱是大多数胸段脊髓（尤其是上胸段）的一个显著特征。与颈段及腰段脊髓相比，胸段脊髓的角及后角减小，胸段脊髓大体外观呈圆形。胸段脊髓（CT 脊髓造影）。

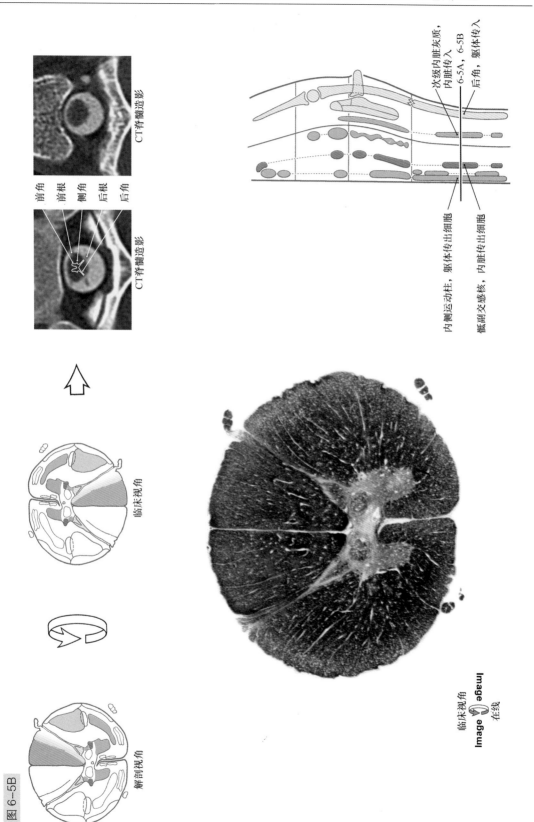

CT脊髓造影

CT脊髓造影

前角　前根　侧角　后根　后角

次级内脏灰质，内脏传入

6-5A, 6-5B

后角，躯体传入

内侧运动柱，躯体传出细胞

骶副交感核，内脏传出细胞

临床视角

解剖视角

临床视角

Image 在线

图6-5B

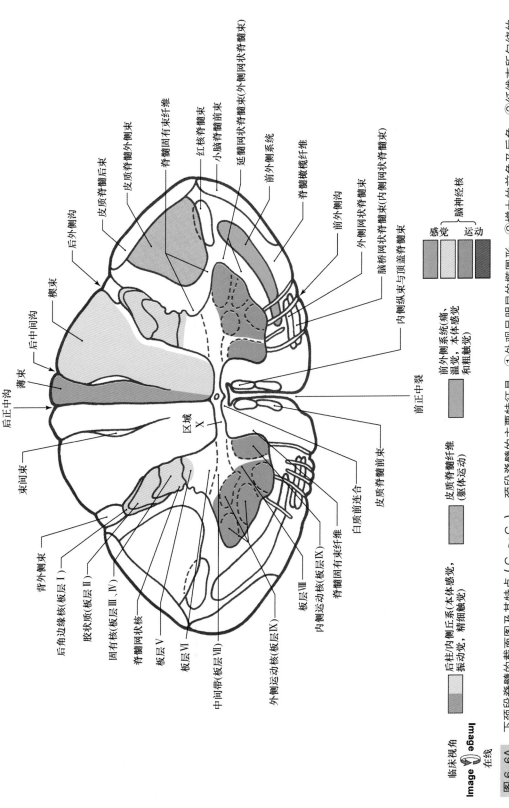

临床视角

Image 在线

后柱-内侧丘系(本体感觉，振动觉，精细触觉)

前外侧系统(痛，温觉，本体感觉和粗触觉)

皮质脊髓纤维(躯体运动)

感觉 | | 运动 | 脑神经核

图 6-6A 下颈段脊髓的截面图及其特点（$C_6 \sim C_7$）。颈段脊髓的主要特征是：①外观呈明显的椭圆形；②增大的前角及后角；③纤维束所包绕的白质体积较大。颈段脊髓的前角扩大，白质也明显增多。下颈段脊髓（$C_4 \sim C_8$）在 MRI T_2 加权像（**左侧图**）及 CT 扫描（**右侧图**）中呈卵圆形。区域 X 也被称为板层 X，Rexed 在 1954 年命名 9 个板层（ I ~IX ）及区域 X——中央灰色成分。本文仍使用其原始命名。

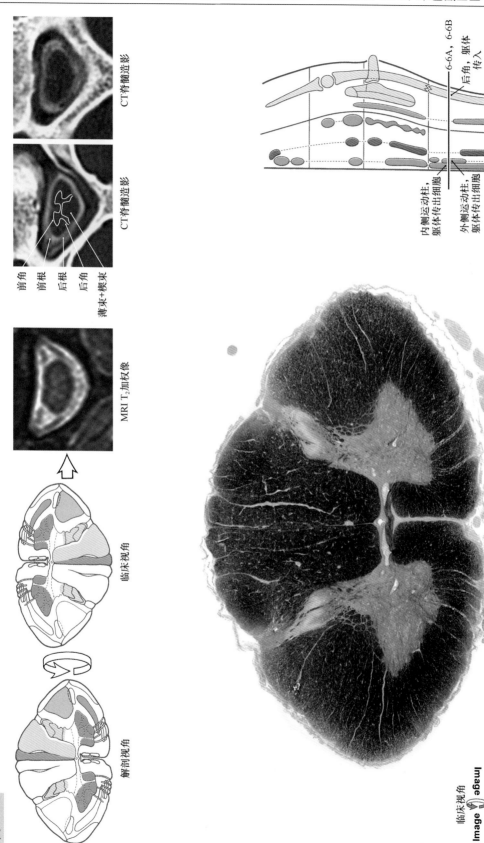

CT脊髓造影

CT脊髓造影

前角
前根
后根
后角
薄束＋楔束

MRI T₂加权像

临床视角

解剖视角

图 6-6B

内侧运动柱，
躯体传出细胞

外侧运动柱，
躯体传出细胞

6-6A，6-6B

后角，躯体
传入

临床视角
Image
在线

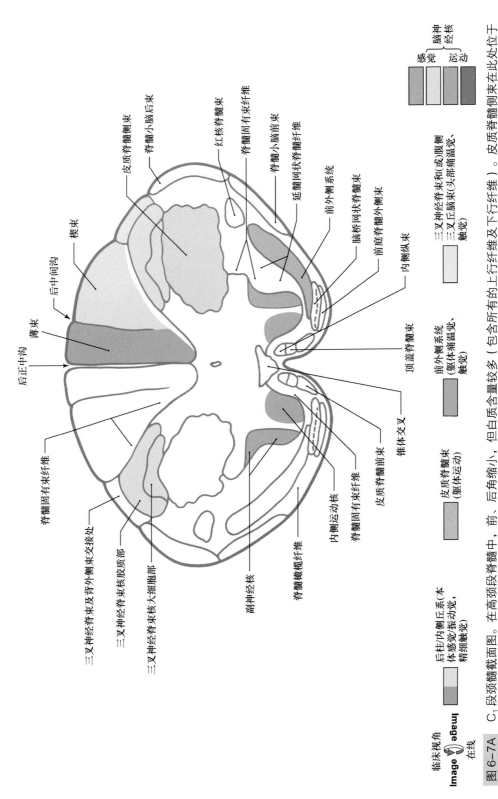

临床视角
Image 在线

图 6-7A C₁ 段颈髓截面图。在高颈段脊髓中，前、后角缩小，后角小，但白质含量较多（包含所有的上行纤维及下行纤维）。皮质脊髓侧束在此处位于皮质脊髓束交叉部位的内侧，也被称为运动交叉或锥体交叉（同图 6-10）。此节段三叉神经脊束纤维与背外侧束纤维相混合。与下颈段脊髓相比，C₁ 及 C₂ 节段的脊髓 CT 表现更接近圆形（图 6-6）。

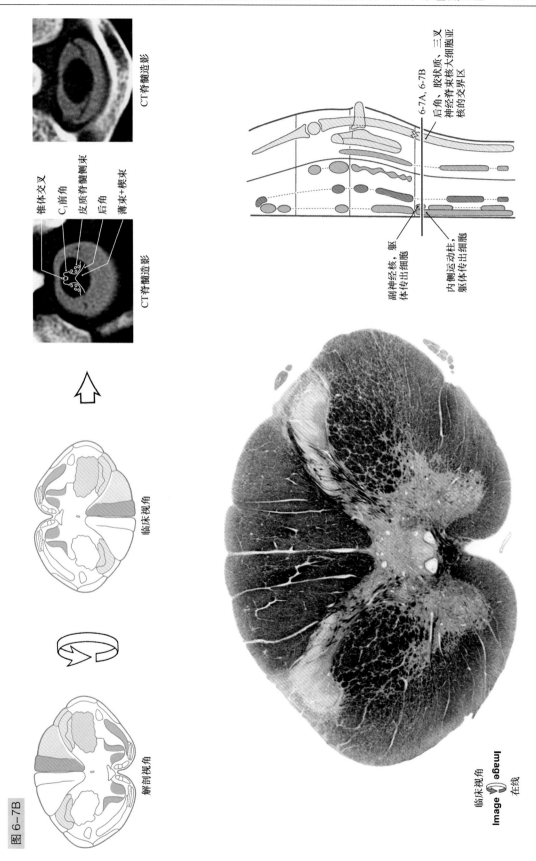

CT脊髓造影

CT脊髓造影

锥体交叉
C_1前角
皮质脊髓侧束
后角
薄束+楔束

临床视角

解剖视角

图6-7B

副神经核，躯体传出细胞

内侧运动柱，躯体传出细胞

6-7A, 6-7B
后角，胶状质、三叉神经脊束核大细胞亚核的交界区

临床视角
Image 在线

第三节 脊髓的动脉供血及血管综合征

脊髓血管综合征或脊髓病变

急性中央型颈脊髓综合征

这是由脊髓前动脉闭塞引起的。表 6-1 为急性中央型脊髓综合征的表现及受损结构。

表 6-1 急性中央型颈脊髓综合征

缺损表现	受损结构
· 双侧瘫痪或上肢软瘫	· 双侧皮质脊髓侧束内侧部；颈段灰质腹侧角
· 双侧痛觉和温度觉在损伤平面以下丧失或减退	· 前外侧系统纤维（部分为双侧性）

颈部**过伸**的动作可损伤椎动脉（累及脊髓前动脉），或直接损伤脊髓前动脉，导致血管痉挛。血管损伤可引起患者一过性或永久性供血障碍。根据血管受损程度，神经功能缺失可为永久性或在几小时内缓解。典型特征表现为无后索损伤（本体感觉、振动觉），脊髓前 2/3 有缺血表现。

脊髓前动脉血栓

可发生于**低血压危象**患者，由主动脉夹层动脉瘤破裂引起；或见于**动脉粥样硬化**患者。本病可发生于全脊髓节段，除非**创伤是主要原因**，发病多见于胸段和腰骶段。表现为**双侧肢体软瘫**（病变位于颈段以下）或四肢瘫（病变位于颈段），**尿潴留及痛、温觉丧失**。肌肉软瘫可在几天或几周内发展为痉挛性瘫痪，**合并腱反射亢进和病理反射**。此外，高颈段损伤还可造成**呼吸肌麻痹**。Adamkiewicz 动脉（脊髓的大动脉）位于 $T_{12} \sim L_1$ 水平，通常发自左侧，此血管闭塞可造成腰骶段脊髓损伤。

脊髓出血

此病比较少见，多由外伤或先天性血管病变引起，临床症状可进展迅速，也可渐进式发展，脑脊液内通常含血性成分。

脊髓动静脉畸形

多见于下段脊髓，**脊髓动静脉畸形（AVM）症状**（早期出现**排尿障碍**、**运动缺失**和**下背痛**）可能随时间出现缓解和复发（减轻后加重）。病灶通常位于髓外，首选手术治疗，尤其是在滋养血管较少并易于辨认的情况下。**Foix-Alajouanine 综合征**（脊髓血管自发栓塞综合征）是指脊髓静脉系统内感染，继发血管闭塞后，出现脊髓梗死及**坏死性脊髓炎**。症状表现为**上升性根痛**及**软瘫**。

Brown-Séquard 综合征（半切综合征）

主要是指外伤，肿瘤、血肿压迫，或椎间盘突出导致**脊髓半侧损伤**所引起的一系列症状。损伤平面决定功能缺失的情况。主要症状表现为：①对侧躯体损伤平面 1～2 个节段以下出现**痛、温觉丧失（前外侧系统受损）**；②同侧躯体损伤平面以下**本体感觉和精细触觉丧失（后索纤维中断）**；③损伤平面以下**同侧肢体瘫痪（影响皮质脊髓侧束）**。本病为不完全脊髓损伤的经典类型，患者的运动和感觉功能在某种程度上可能缓解。脊髓受压可以表现出部分上述综合征的症状。

脊髓空洞症

这种疾病以脊髓中心区内部空洞形成为主要病理表现。中央管和内衬的**室管膜细胞**形成的空洞引起**脊髓积水**。起自脊髓中央区的瘘管并与中央管沟通，常见于颈段脊髓。最常见的表现为：**因白质前连合损伤引起双侧痛、温觉丧失**，感觉丧失情况能反映脊髓受损节段（呈披肩样分布，覆盖肩部和上肢）。还有因空洞向前角延伸所导致的症状，因脊髓前运动神经元细胞受损而出现**单侧或双侧上肢瘫**（颈段）或**下肢瘫**（腰段）。上述瘫痪的主要特点是**下运动神经元损伤**。脊髓空洞症，尤其是发生于颈段的，可能与各种不同的中枢神经系统的发育缺损有关。

脊　髓　损　伤

定义

完全型脊髓损伤是指**损伤节段以下持续超过 24 小时的双侧和完全性运动或感觉的功能丧失**。大部分完全性脊髓损伤的患者（95%）功能缺失为永久性。**不完全脊髓损伤**指患者可能表现出骶髓功能保留完好。前文描述的例子均为不完全脊髓损伤。

高颈段

膈神经核位于 C_3～ C_7 节段颈髓前角中央区，并接受来自延髓核团（主要是网状结构）的下行纤维，影响呼吸运动（尤其是吸气运动）。**膈神经**主要起自 C_4，少量纤维来自 C_3 和 C_5，支配膈肌。C_1～ C_3 节段的**脊髓横断伤**阻断了延髓向膈神经核的冲动传入，将导致**呼吸（可能同时伴有心跳）骤停**。作为**急症**，如果没能立即实施紧急抢救措施，数分钟内即可导致患者死亡。

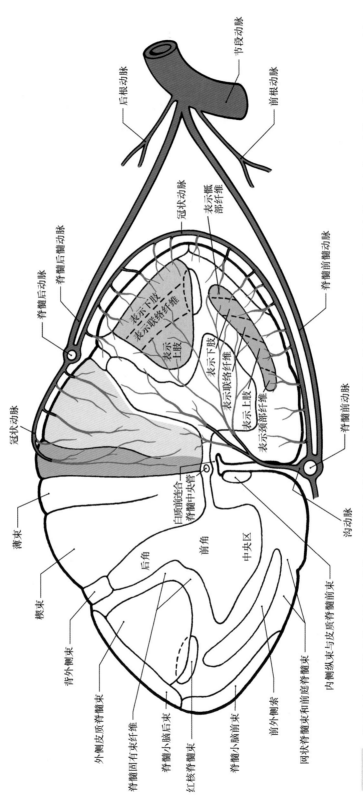

图 6-8 脊髓内部血供的半模式图。本图为 C₄ 节段的血供情况，左侧显示主要纤维束位置，右侧显示主要血管。颜色标记出的通路与图 6-7 对应。注意主要的运动通路及感觉通路的位置。

第四节 皮质脊髓束的退变

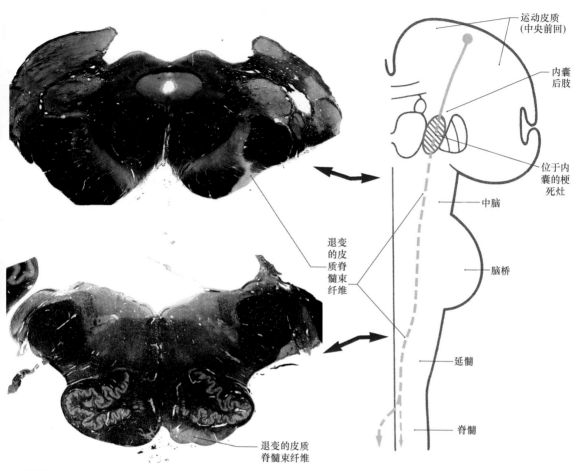

图6-9 所有脑干局部解剖图片，图6-11～图6-15（延髓）、图6-19～图6-22（脑桥）、图6-24～图6-29（中脑，除外图6-25），均来自同一尸体标本。此标本在内囊后肢有一梗死灶（绿色）。此病灶导致皮质脊髓束损伤（灰色），引起对侧上下肢偏瘫；并损伤自丘脑核团经内囊后肢至躯体感觉皮质之间的感觉投射。尽管发病初期患者存活，但位于受损部位（绿色）**远端的皮质脊髓纤维（灰色）**逐渐出现退变并大量消失，这种**Wallerian（顺行）**退变的原因是梗死灶切断了下行的皮质脊髓纤维与大脑皮质神经元胞体之间的联系。其导致位于中脑大脑脚的中间 1/3、脑桥基底部及延髓锥体处的皮质脊髓纤维相对于对侧出现明显的脱髓鞘改变。在脑干中，此种退变的纤维出现在病变同侧，而在脊髓中则出现在对侧，并导致**对侧功能缺失**——因此发生在**运动交叉上方**的皮质脊髓束损伤导致对侧肢体功能受损，而发生在运动交叉下方的皮质脊髓束损伤将导致同侧运动功能缺失。此外，本节图例展示了**定位体征**的含义。仅出现上下肢肢体力弱的病变并不能提示病变出现的节段及位置，因为发病于前脑、脑干及脊髓任意位置的病变均可导致患者出现肢体力弱。而肢体力弱合并脑神经功能缺失及脑神经功能缺失的侧别，可以提示病变出现的位置及节段，这就是很好的**定位体征**。例如右侧肢体无力伴有左眼外展功能损伤可以提示病变位于左侧大脑脚及第三脑神经根部（病变位于左侧中脑）。同样的，右侧肢体无力伴伸舌偏离左侧，提示左侧延髓病变，病变累及椎体及第12脑神经根部（病变位于左侧舌下神经水平）。本文图片为读者提供皮质脊髓束在全脑干各个位置的影像资料。同时，读者应该注意：①皮质脊髓束同其他结构的关系；②不同位置的改变将引起何种神经功能缺失；③中枢神经系统的退变纤维总体轮廓，该影像也适用于多种教学的需要。较粗的灰色虚线代表皮质脊髓侧束，更为纤细的虚线纤维代表皮质脊髓前束，该束在脊柱下段交叉。

第五节 延髓结构及 CT、MRI 表现

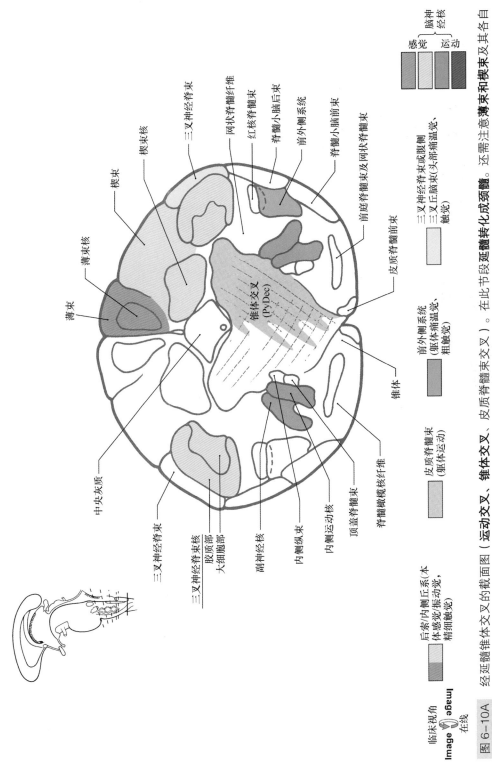

图 6-10A 经延髓锥体交叉的截面图（**运动交叉**、**锥体交叉**、皮质脊髓束交叉）。在此节段**延髓转化成颈髓**。还需注意薄束和楔束及其各自对应的核团（**后索束和核团**）；这些是躯体感觉系统的重要结构。来自一侧锥体的纤维经过交叉越至对侧外侧索系统组成皮质脊髓纤维（与图 6-7A、B 相比较）。还需注意三叉神经脊束和核。

图中标注：

薄束核
薄束
中央灰质
三叉神经脊束
三叉神经脊束核胶质部
大细胞胸部
副神经核
内侧纵束
顶盖脊髓束
脊髓橄榄核纤维
锥体
皮质脊髓前束
前庭脊髓束及网状脊髓束
脊髓小脑前束
脊髓小脑后束
红核脊髓束
网状脊髓纤维
三叉神经脊束
楔束核
楔束
锥体交叉（PyDec）

图例：
后索/内侧丘系（本体感觉/振动觉，精细触觉）
皮质脊髓束（躯体运动）
前外侧系统（躯体痛温觉，粗触觉）
三叉神经脊束或束腹侧
三叉丘脑束（头部痛温觉，触觉）

脑神经核：感觉、运动

临床视角
Image 在线

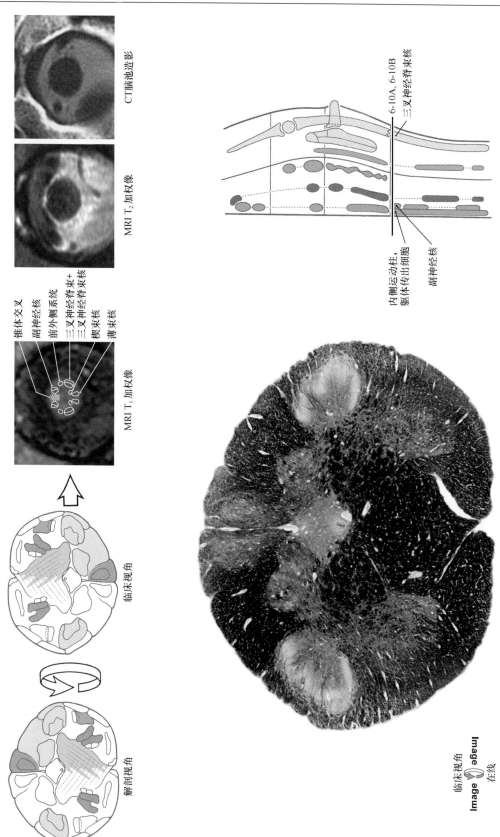

CT脑池造影

MRI T₂加权像

MRI T₁加权像

锥体交叉
副神经核
前外侧束系统
三叉神经脊束+
三叉神经脊束核
楔束核
薄束核

6-10A、6-10B
三叉神经脊束核

内侧运动柱，
躯体传出细胞
副神经核

临床视角

解剖视角

临床视角

Image 在线

图 6-10B

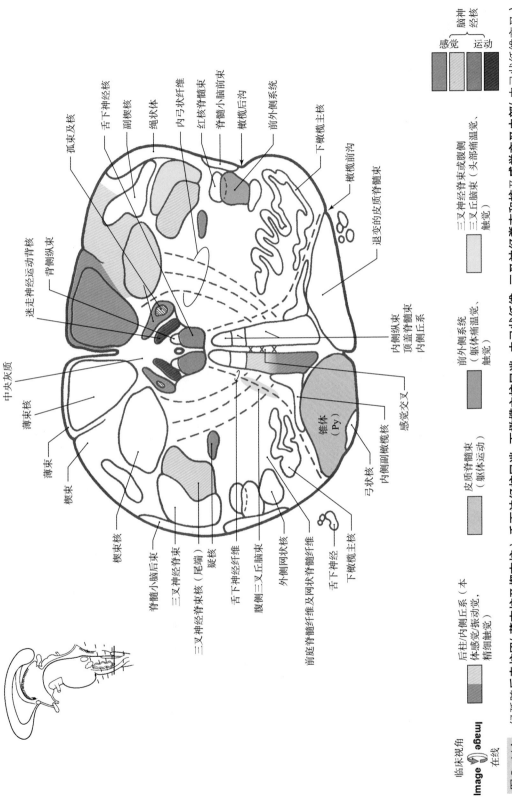

临床视角

Image（online）
在线

图6-11A 经延髓后索核团（薄束核及楔束核）、舌下神经尾端、下橄榄主核尾端、舌下神经束核、内弓状纤维、三叉神经脊束和感觉交叉中部（内弓状纤维交叉）处载面图。背侧神经束及背侧核团、内弓状纤维及内侧丘系感觉上行感觉传导通路（本体感觉、精细触觉）的重要结构。同样的，锥体中的皮质脊髓纤维、运动交叉，以及外侧皮质脊髓纤维传递下行的躯体运动信息。

图例（竖排标注）：

- 孤束及核
- 舌下神经核
- 副楔核
- 绳状体
- 内弓状纤维
- 脊髓小脑前束
- 红核脊髓束
- 橄榄后沟
- 前外侧系统
- 下橄榄主核
- 橄榄前沟
- 退变的皮质脊髓束
- 迷走神经运动背核
- 背侧纵束
- 内侧纵束
  顶盖脊髓束
  内侧丘系
- 中央灰质
- 薄束核
- 锥体（Py）
- 感觉交叉
- 内侧副橄榄核
- 弓状核
- 舌下神经
- 下橄榄主核
- 外侧网状核
- 疑核
- 舌下神经束核（尾端）
- 腹侧三叉丘脑束
- 三叉神经脊束核（尾端）
- 三叉神经脊束
- 楔束核
- 薄束
- 楔束
- 脊髓小脑后束
- 前庭脊髓纤维及网状脊髓纤维

图例方框：

- 后柱/内侧丘系（本体感觉、振动觉、精细触觉）
- 皮质脊髓束（躯体运动）
- 前外侧系统（躯体痛温觉、触觉）
- 三叉神经脊束或腹侧
- 三叉丘脑束（头部痛温觉、触觉）
- 感觉
- 脑神经核
- 运动

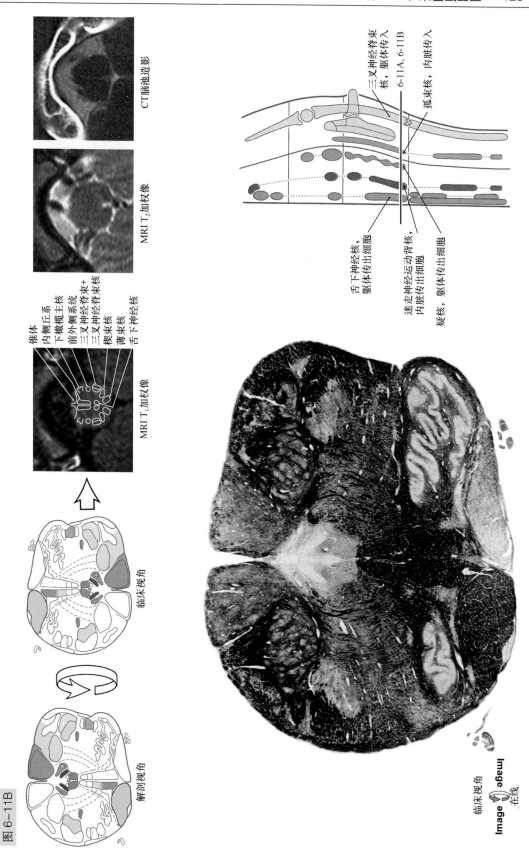

CT脑池造影

MRI T₂加权像

MRI T₁加权像

锥体
内侧丘系
下橄榄主核
前外侧系统
三叉神经束 +
三叉神经脊束核
楔束核
薄束核
舌下神经核

临床视角

解剖视角

三叉神经束脊束
核，躯体传入
6-11A，6-11B

孤束核

内脏传入

舌下神经核，
躯体传出细胞

迷走神经运动背核，
内脏传出细胞

疑核，躯体传出细胞

临床视角

图 6-11B

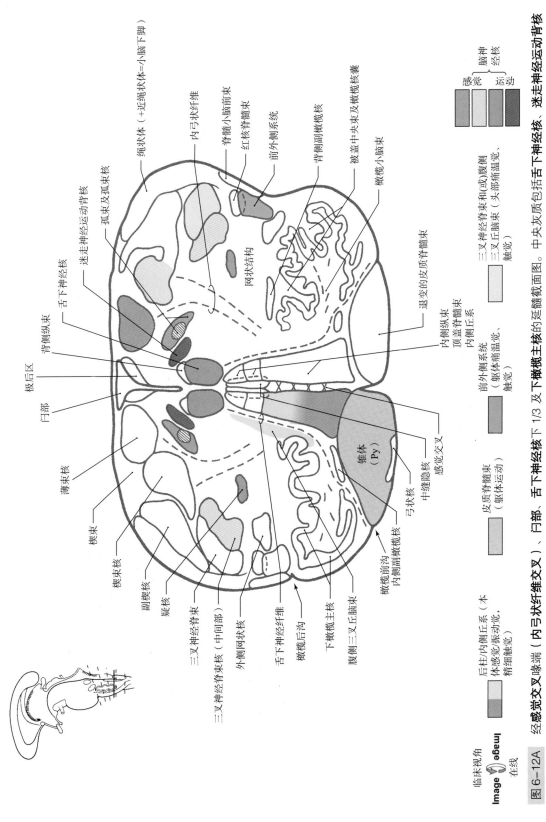

临床视角

Image@age
在线

图 6-12A **经感觉交叉喙端（内弓状纤维交叉）、闩部、舌下神经核下 1/3 及下橄榄主核的延髓截面图。** 中央灰质包括舌下神经核、迷走神经核、迷走神经运动背核及孤束核和孤束。注意内弓状纤维在感觉交叉跨越中线，在对侧形成内侧丘系。注意内侧丘系的位置及走行方向及其与椎体之间的关系。

图中标注文字：

绳状体（+近绳状体=小脑下脚）
内弓状纤维
脊髓小脑前束
红核脊髓束
前外侧系统
背侧副橄榄核
被盖中央束及橄榄核簇
橄榄小脑束
退变的皮质脊髓束
内侧纵束
顶盖脊髓束
内侧丘系
锥体（Py）
中缝隐核
弓状核
感觉交叉
橄榄前沟
内侧副橄榄核
舌下神经纤维
下橄榄主核
腹侧三叉丘脑束
橄榄后沟
外侧网状核
三叉神经脊束核（中间部）
三叉神经脊束
疑核
副楔核
楔束核
楔束
薄束核
闩部
极后区
舌下神经核
背侧纵束
迷走神经运动背核
孤束及孤束核
孤束核
网状结构

图例：
后柱/内侧丘系（本体感觉/振动觉、精细触觉）
前外侧系统（躯体痛温觉、触觉）
皮质脊髓束（躯体运动）
三叉神经脊束和/或腹侧三叉丘脑束（头部痛温觉、触觉）
感觉 脑神经核
运动 脑神经核

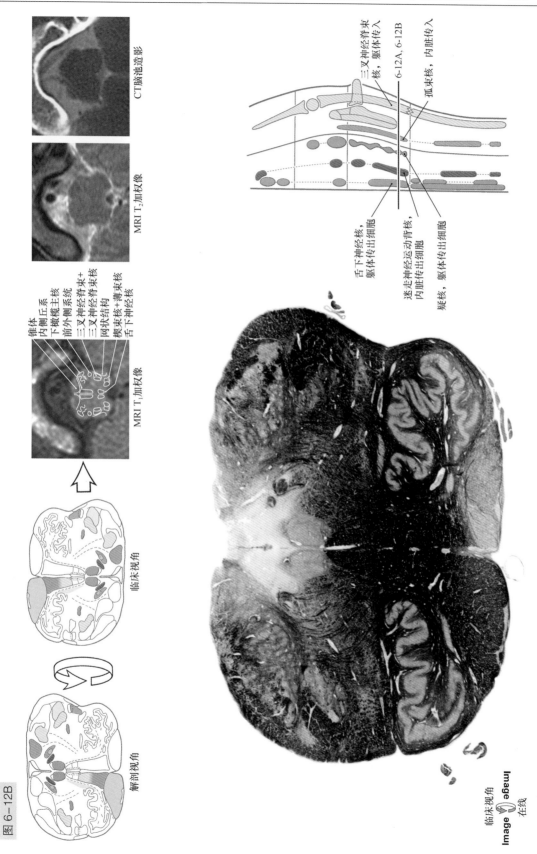

CT脑池造影

MRI T₂加权像

MRI T₁加权像

锥体
内侧丘系
下橄榄主核
前外侧系统
三叉神经脊束+
三叉神经脊束核
网状结构
楔束核+薄束核
舌下神经核

临床视角

解剖视角

图6-12B

三叉神经脊束核、躯体传入，6-12A、6-12B

孤束核、内脏传入

舌下神经核、躯体传出细胞

迷走神经运动背核、内脏传出细胞

疑核、躯体传出细胞

临床视角

Image 在线

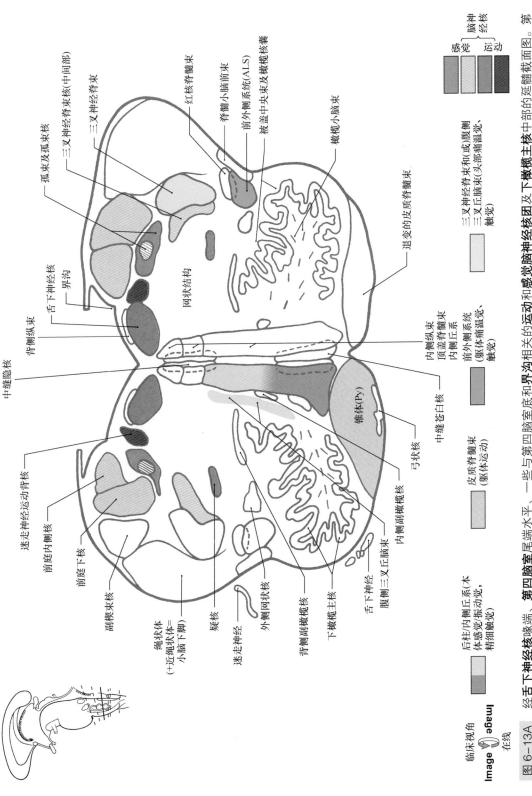

图 6-13A　经舌下神经核嘴端、**第四脑室尾端水平**。一些与第四脑室底和界沟相关的**运动和感觉脑神经核团及下橄榄主核**中部的延髓截面图。第四脑室在此处开放，**绳状体**增大成为延髓背外侧的凸出结构。增大的**绳状体**位于延髓侧方将三叉神经脊束和脊神经脊束推向一个更内部的区域，注意它与前外侧系统之间的关系。

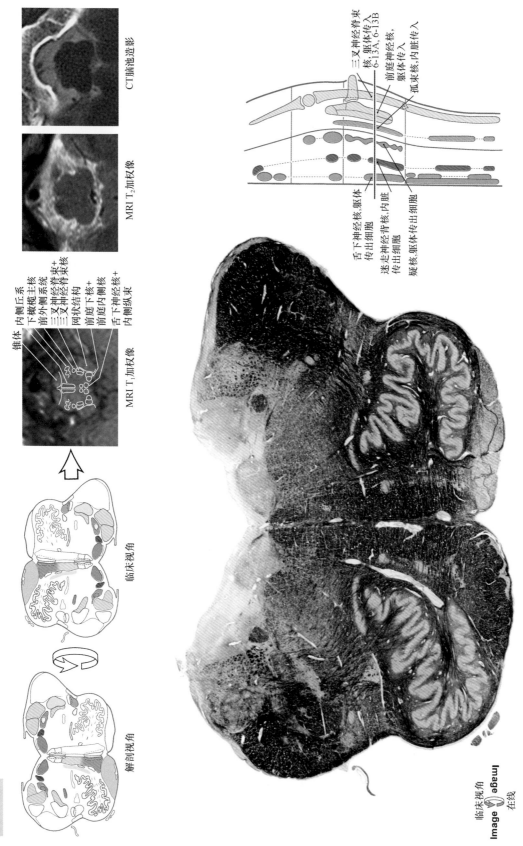

图 6-13B

CT脑池造影

MRI T₂加权像

MRI T₁加权像

锥体
内侧丘系
下橄榄主核
前外侧系统
三叉神经脊束核+
三叉神经脊束
网状结构
前庭下核+
前庭内侧核+
舌下神经核+
内侧纵束

临床视角

解剖视角

三叉神经脊束核，躯体传入，6-13A、6-13B
前庭神经核，躯体传入
孤束核，内脏传入

舌下神经核，躯体传出细胞
迷走神经背核，内脏传出细胞
疑核，躯体传出细胞

临床视角
Image 在线

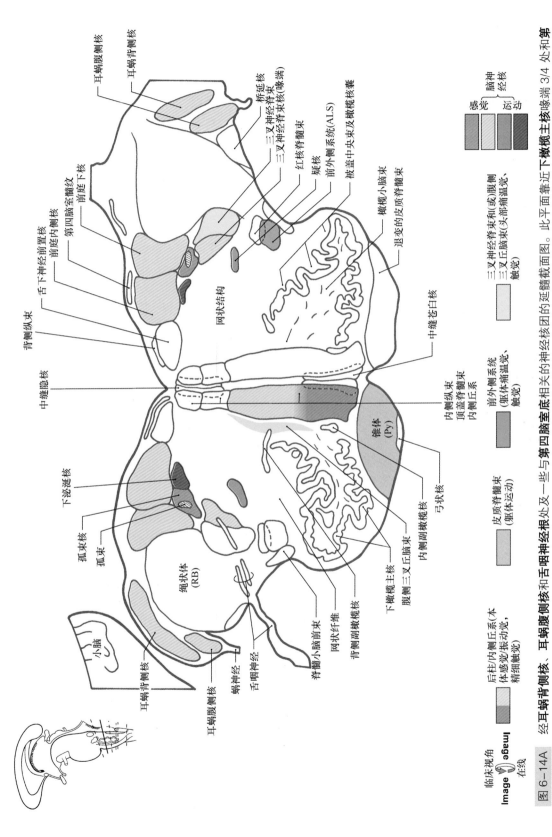

耳蜗背侧核
耳蜗腹侧核
桥延核
三叉神经脊束
三叉神经束核（嘴端）
红核脊髓束
疑核
前外侧系统（ALS）
被盖中央束及橄榄核囊
橄榄小脑背髓束
退变的皮质脊髓束
中缝苍白核

前庭下核
前庭内侧核
第四脑室髓纹

舌下神经前置核
第四脑室底
网状结构

背侧纵束
中缝隐核

内侧纵束
顶盖脊髓束
内侧丘系

锥体
(Py)

下泌涎核
弓状核
内侧副橄榄核

孤束核
孤束

下橄榄主核
腹侧三叉丘脑束
背侧副橄榄核

绳状体
(RB)

脊髓小脑前束
网状纤维

耳蜗背侧核
耳蜗腹侧核
蜗神经
舌咽神经

小脑

临床视角
Image 在线

感觉
脑神经核
运动

后柱/内侧丘系（本体感觉、振动觉、精细触觉）

前外侧系统（躯体痛温觉、触觉）

皮质脊髓束（躯体运动）

三叉神经脊束和/或腹侧三叉丘脑束（头部痛温觉、触觉）

图6-14A 经耳蜗隐核背侧核、耳蜗腹侧核和舌咽神经根处及一些与第四脑室底相关的神经核团的延髓截面图。此平面靠近下橄榄主核嘴端3/4处和第四脑室外侧隐窝，主要位于桥延结合部。在此层面，增大的绳状体使延髓形成长方形或正方形。注意前外侧系统与三叉神经脊束及核、内侧丘系与锥体之间的密切关系。

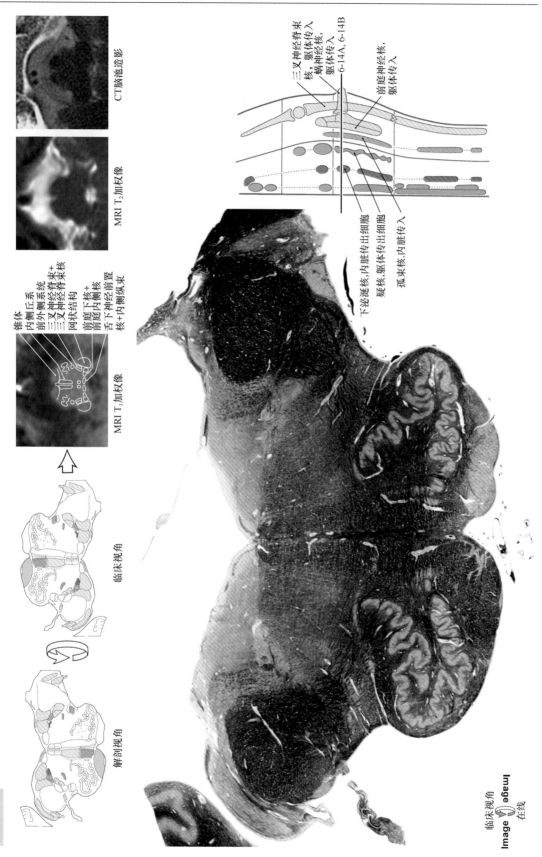

CT脑池造影

MRI T₂加权像

MRI T₁加权像

椎体
内侧丘系系统
前外侧系统
三叉神经脊束+
三叉神经脊束核
网状结构
前庭下核+
舌下神经前置
核+内侧纵束
前庭内侧核

临床视角

解剖视角

三叉神经脊束
核，躯体核，
蜗神经核，
躯体传入
6-14A, 6-14B
前庭神经核，
躯体传入

下泌涎核，内脏传出细胞
疑核，躯体传出细胞
孤束核，内脏传入

临床视角

图 6-14B

Image 在线

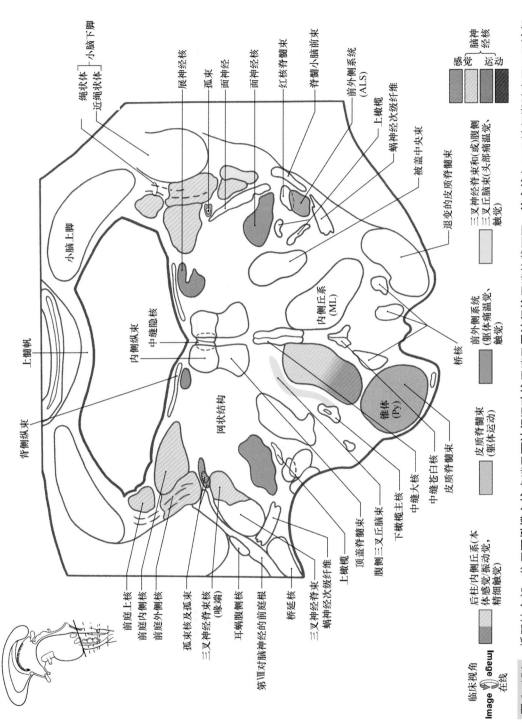

图 6-15A　桥延结合部，位于下橄榄主核喙端及面神经运动核尾端及展神经核核尾端的截面图。前庭核与三叉神经脊髓束及三叉神经脊髓束三叉神经。展神经核的主要部分位于此处。桥核在此平面被称为弓状核。内侧丘系为垂直走行。脊髓束核继续占据延髓外侧部分的位置。内侧丘系开始向水平方向走行，此为脑桥特征的特征，而在延髓，内侧丘系与三叉神经脊髓束及三叉神经。前庭核

（此页文字以旋转方向排列，下列为图中各标注）

绳状体－小脑下脚
近绳状体
展神经核
孤束
面神经
面神经核
红核脊髓束
脊髓小脑前束
前外侧系统（ALS）
上橄榄核
蜗神经次级纤维
被盖中央束
退变的皮质脊髓束
三叉神经脊束和（或腹侧）
三叉丘脑束（头部痛温觉、触觉）
前外侧系统（躯体痛温觉、触觉）
桥核
皮质脊髓束（躯体运动）
内侧丘系（ML）
锥体（Py）
中缝苍白核
中缝大核
顶盖脊髓束
腹侧三叉丘脑束
下橄榄主核
上橄榄核
三叉神经脊束
蜗神经次级纤维
第Ⅷ对脑神经的前庭根
桥延髓
三叉神经脊束核（喙端）
孤束核及孤束
前庭外侧核
前庭内侧核
前庭上核

小脑上脚
上髓帆
内侧纵束
中缝隐核
网状结构
背侧纵束

后柱/内侧丘系（本体感觉/振动觉，精细触觉）

感觉　脑神经核
运动　运动

临床视角
Image 在线

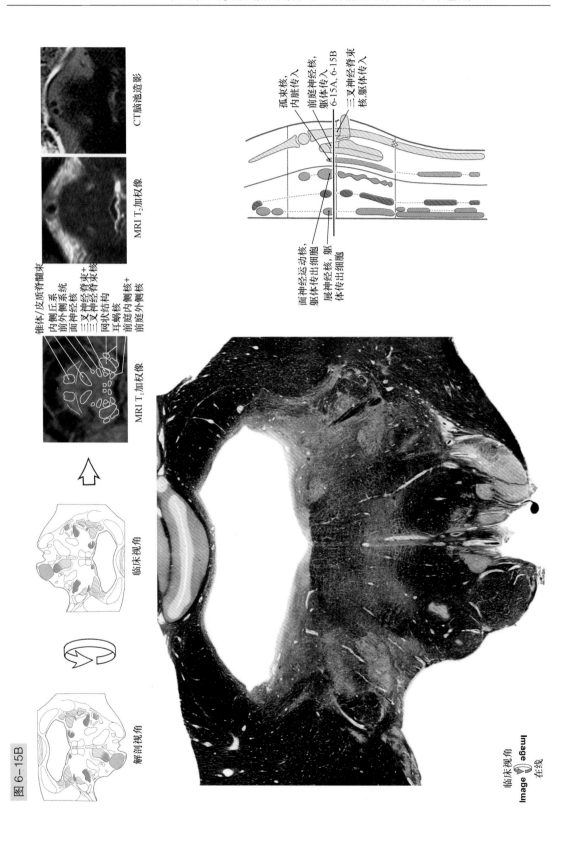

图6-15B

第六节　延髓的动脉供血及血管综合征

延髓血管综合征或延髓病变

延髓内侧综合征

这主要由脊髓前动脉分支阻塞所导致。表 6-2 为延髓内侧综合征的表现及受损结构。

表 6-2　延髓内侧综合征

缺损表现	受损结构
· 病灶对侧上肢、躯干及下肢的偏瘫	· 锥体（皮质脊髓纤维）
· 病灶对侧位置觉、振动觉、（上肢、躯干、下肢）精细触觉丧失	· 内侧丘系
· 伸舌偏向患侧；肌肉萎缩、纤颤	· 延髓内的舌下神经或舌下神经核

　　相比于较为常见的延髓外侧综合征，**内侧综合征（Déjèrine 综合征）** 更为罕见。**眼球震颤**可能是由于病变累及内侧纵束或舌下前置核。病变可能累及腹侧三叉丘脑束，但病灶对侧面部的痛温觉减退较少见。病变位于该节段，引起**对侧肢体偏瘫**及伸舌**同侧偏斜**，称为**下交叉瘫**。

延髓外侧综合征

　　主要由小脑下后动脉（PICA）或其分布于延髓背外侧分支阻塞引起（**小脑下后动脉综合征，或 Wallenberg 综合征**）。在一些病例中，延髓外侧综合征可能由于小脑下后动脉发出部的椎动脉阻塞所导致的小脑下后动脉供血减少所引起。表 6-3 为延髓外侧综合征的表现及受损结构。

表 6-3　延髓外侧综合征

缺损表现	受损结构
· 病灶对侧躯体痛温觉丧失	· 前外侧系统纤维
· 病灶同侧面部痛温觉丧失	· 三叉神经脊束及脊束核
· 吞咽困难、构音障碍、同侧软腭低垂及咽反射消失	· 疑核及舌咽、迷走神经根
· 病灶同侧 Horner 征（瞳孔缩小、上眼睑下垂、无汗及面部潮红）	· 下丘脑脊髓下行纤维
· 恶心、复视、病灶同侧倾倒、眼球震颤、眩晕	· 前庭神经核（主要下核和内核）
· 病灶同侧共济失调	· 绳状体和脊髓小脑纤维

　　除了上述的功能障碍外，孤束及孤束核受累还可引起**味觉障碍**（相对罕见），病灶累及迷走运动核团时则可观察到**呼吸困难**和**心动过速**。病灶也可能破坏网状结构中的呼吸中心或迷走神经运动核团，引起患者打嗝（**呃逆**）。双侧延髓受损，则引起"**翁丹（氏）呼吸困扰**

综合征"——**不受自主控制的呼吸**过程；此种症状的出现通常意味着患者需要医疗急救。

小脑扁桃体下疝

虽然小脑扁桃体并非延髓的结构，但其通过**枕骨大孔下疝**对延髓功能造成严重影响。引起**小脑扁桃体下疝**的原因很多，如颅后窝颅内压突然上升、颅腔内压力转移（颅内巨大占位的患者行腰椎穿刺时）。**小脑扁桃体下疝**患者的小脑扁桃体形成"锥形结构"向下进入，甚至通过枕骨大孔，压迫延髓（机械性破坏及压迫阻塞血管），影响呼吸循环中枢，严重者引起**呼吸心搏骤停**。这是医疗过程中的急症，必须**立即**处理，否则患者很快死亡。关于**小脑扁桃体下疝**的详细内容请见第九章。

延髓空洞症

脑干内空洞（**延髓空洞症**）可能与**脊髓空洞症**共存，在部分患者中甚至彼此相通，也可单独存在。延髓空洞症患者的延髓空洞通常位于延髓的一侧，症状及体征一般包括**舌肌力弱**（舌下神经核团及神经受累）、**咽喉软腭及声带肌群力弱**（疑核受累）、**眼球震颤**（前庭核受累）及**病灶同侧面部痛温觉丧失**（三叉神经脊束、脊束核或三叉丘脑束交叉部分受累）。

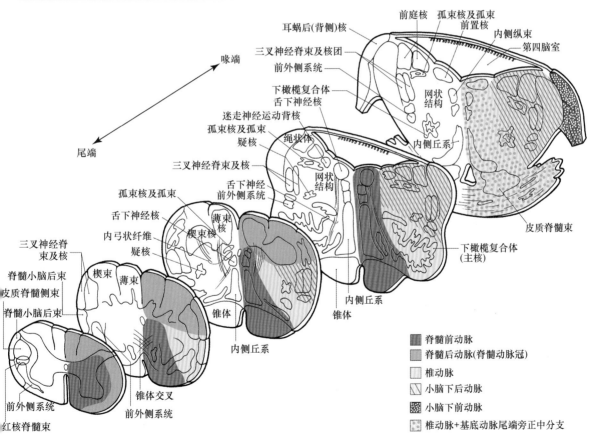

图6-16　延髓动脉血管的分布半示意图。图中左半部分显示部分主要结构，右半部分显示这些主要结构动脉血供的分布情况。然而，不同患者延髓内的动脉血供分布情况可存在较大差异。如相邻血管之间的血液供应边界会彼此重合，某一特定动脉血管的供应边界会与常规模式的分布范围有别。

第七节 小脑核团

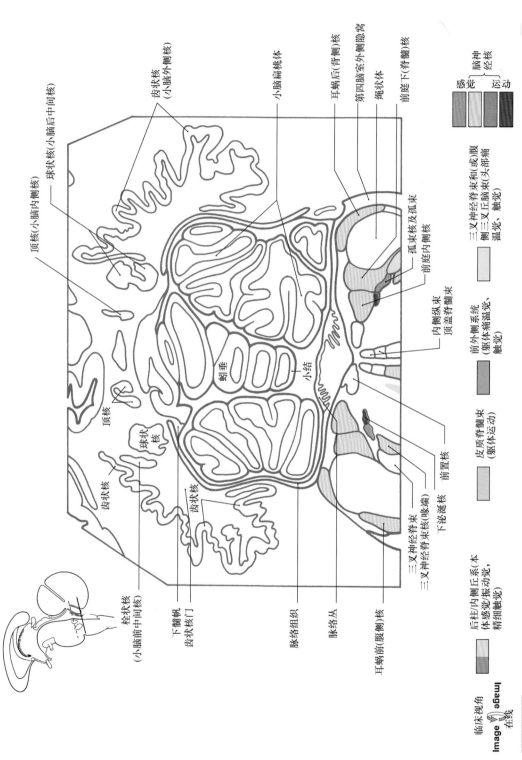

临床视角

Image 在线

栓状核
(小脑前中间核)

下髓帆

齿状核门

耳蜗前(腹)侧核

三叉神经脊束
三叉神经脊束核(嘴端)

脉络组织

齿状核

齿状核

顶核

垂

球状
核

小结

后柱/内侧丘系本
体感觉(振动觉,
精细触觉)

前外侧系统
(躯体痛温觉,
触觉)

皮质脊髓束
(躯体运动)

三叉丘系
侧三叉丘脑束(头部痛
温觉,触觉)

脉络丛

前置核

顶盖脊髓束

内侧纵束

前庭核及孤束

下泌涎核

孤束核孤束

前庭内侧核

耳蜗后背侧核

第四脑室外侧隐窝

绳状体

前庭下(脊髓核)

小脑扁桃体

齿状核
(小脑外侧核)

球状核(小脑后中间核)

顶核(小脑内侧核)

感觉 脑神
经核
运动

图6-17A 背侧**耳蜗核**、**小脑核**及**第四脑室外侧隐窝**层面的延髓横截面图。这一层面相当于小脑齿状核的中部及球状核和栓状核的尾部。由于小脑扁桃体与延髓在此处相并置,一旦因颅高压出现小脑扁桃体下疝将导致严重的神经功能损伤。欲进一步了解延髓在此层面的解剖细节,请参见图6-14。

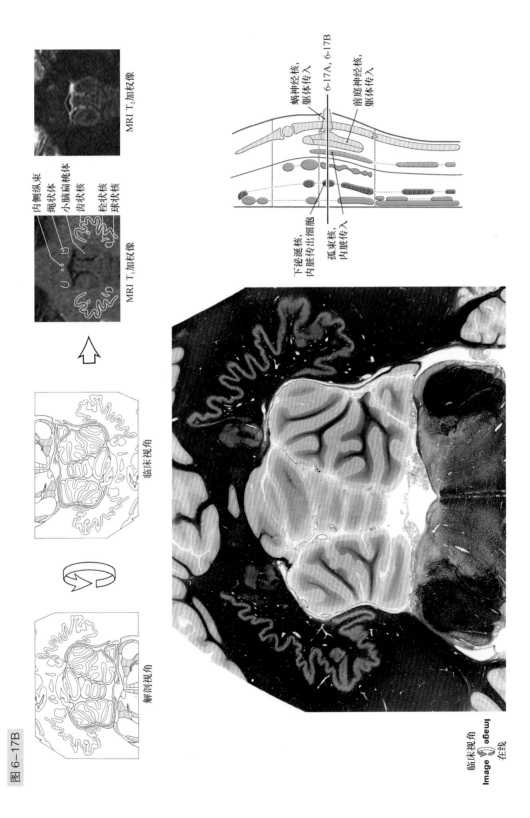

图 6-17B

MRI T$_2$加权像

MRI T$_1$加权像

内侧纵束
绳状体
小脑扁桃体
齿状核
栓状核
球状核

临床视角

解剖视角

蜗神经核，
躯体传入

6-17A，6-17B

前庭神经核，
躯体传入

下泌涎核，
内脏传出细胞

孤束核，
内脏传入

临床视角

Image 在线

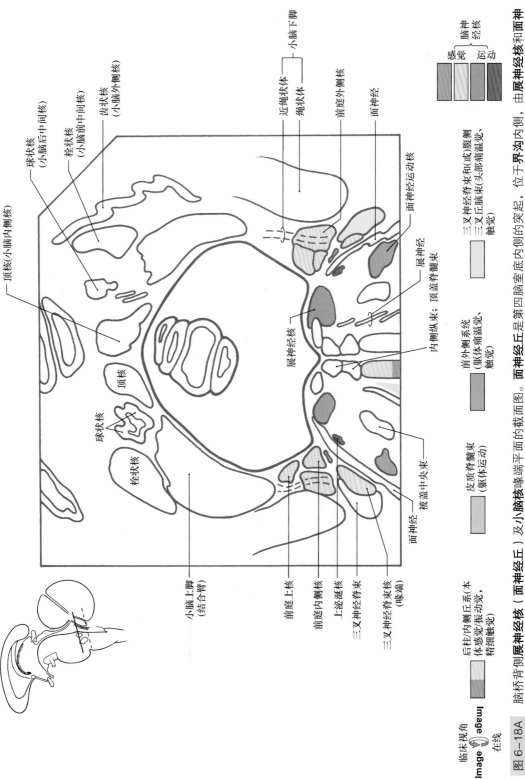

临床视角
Image 在线
在线

图 6-18A 脑桥背侧展神经核（面神经丘）及小脑喙端平面的截面图。**面神经丘**是第四脑室底内侧的突起，位于界沟内侧，由展神经核和面神

经膝形成。**前庭区**位于界沟外侧，由前庭核组成。欲了解这一层面的更多解剖细节，请参见图 6-19。

图例：
- 后柱/内侧丘系（本体感觉/振动觉，精细触觉）
- 皮质脊髓束（躯体运动）
- 前外侧系统（躯体痛温觉，触觉）
- 三叉神经脊束和/或腹侧三叉丘脑束（头部痛温觉，触觉）

脑神经核：
- 感觉
- 运动

由展神经核和面神

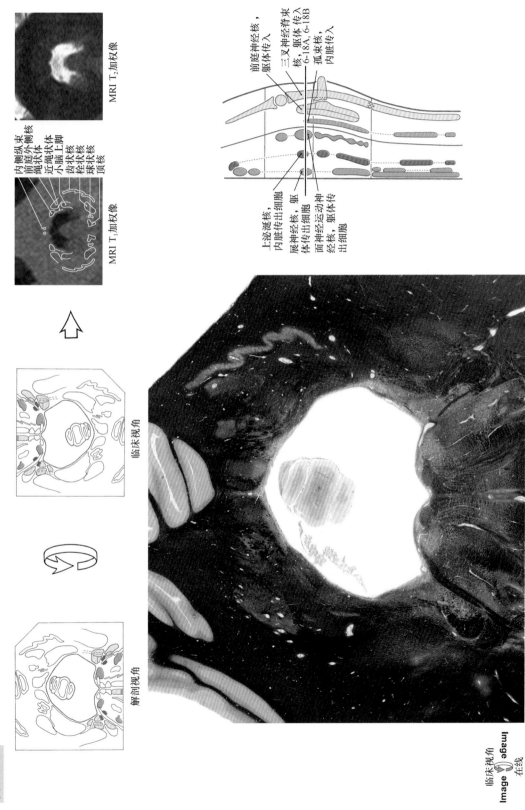

MRI T₂加权像

MRI T₁加权像

内侧纵束
前庭外侧核
绳状体
小脑上脚
齿状核
栓状核
球状核
顶核

前庭神经核，躯体传入

三叉神经脊束核，躯体传入，6-18A、6-18B

孤束核，内脏传入

上泌涎核，内脏传出细胞
展神经核，躯体传出细胞
面神经运动神经核，躯体传出细胞

临床视角

解剖视角

图6-18B

临床视角

Image 在线

第八节　脑桥结构及 CT、MRI 表现

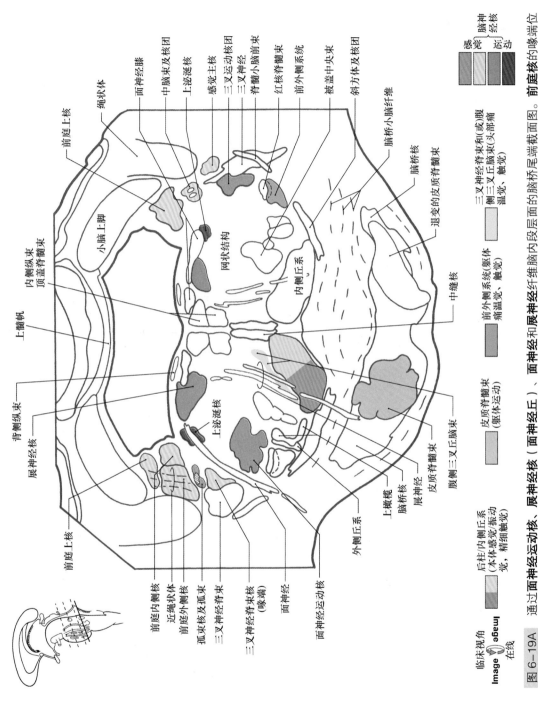

图 6-19A　通过**面神经运动核、展神经运动核**、**展神经核（面神经丘）**，**面神经和展神经）**，面神经和展神经纤维脑内段及腹侧**感觉主核和三叉神经脊束核**脑桥尾端层面的脑桥尾端横截面图。**前庭核**的喙端位于第四脑室界沟外侧的底部，三叉神经脊束核和束在脑桥被盖外侧区移行为**感觉主核和三叉神经运动核**。需要注意意外侧丘系的形状及位置变化。

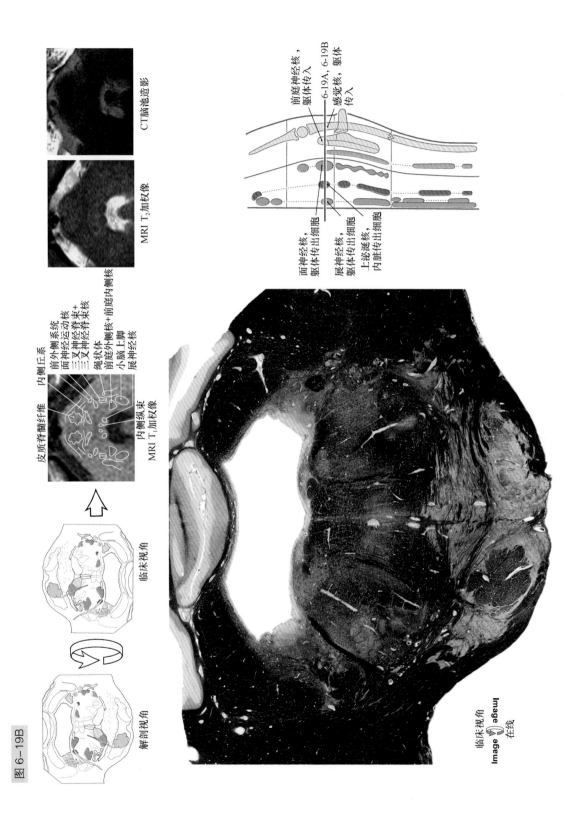

图 6-19B

CT脑池造影

MRI T₂加权像

皮质脊髓纤维　内侧丘系
　　前外侧系统
　　面神经运动核
　　三叉神经束+
　　三叉神经束核
绳状体
前庭外侧核+前庭内侧核
小脑上脚
展神经核

内侧纵束
MRI T₁加权像

临床视角

解剖视角

前庭神经核，
躯体传入
　　6-19A, 6-19B
感觉核，
躯体传入

面神经核，
躯体传出细胞
展神经核，
躯体传出细胞
上泌涎核，
内脏传出细胞

临床视角
Image 在线

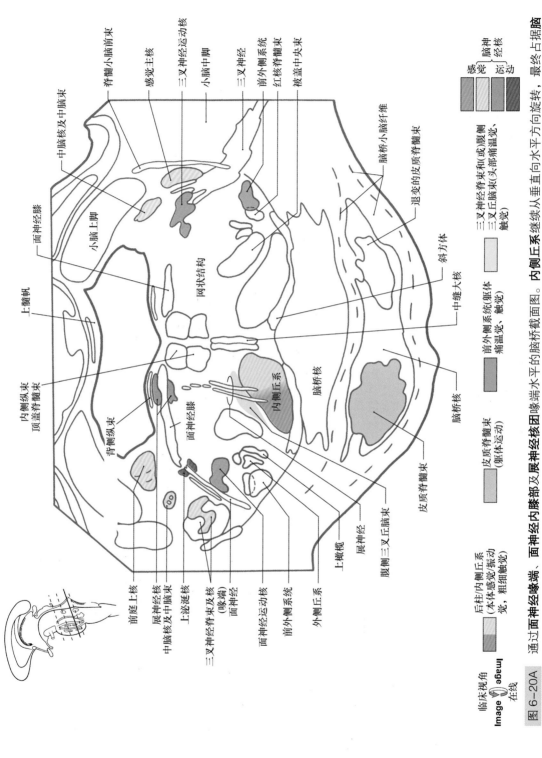

脊髓小脑前束
感觉主核
三叉神经运动核
小脑中脚
三叉神经
前外侧系统
红核脊髓束
被盖中央束

中脑核及中脑束
脑桥小脑纤维
退变的皮质脊髓束
三叉神经脊束和或腹侧
三叉丘脑束头部痛温觉、
触觉

面神经膝
小脑上脚
斜方体
中缝大核
脑桥核

上髓帆
网状结构

内侧纵束
顶盖脊髓束
背侧纵束
面神经膝
内侧丘系
脑桥核

前庭上核
展神经核
中脑核及中脑束
上泌涎核
三叉神经脊束核及
面神经
面神经运动核
前外侧系统
外侧丘系

面神经膝
皮质脊髓束
腹侧三叉丘脑束
展神经
上橄榄

后柱/内侧丘系
前外侧系统（躯体
皮质脊髓束
三叉神经脊束核、
脑神经运动

感觉　脑神经核

临床视角
Image Age 在线

图 6-20A　通过面神经腘端、面神经内膝部及展神经核团喙端水平的脑桥截面图。内侧丘系继续从垂直向水平方向旋转，最终占据脑桥基底部与脑桥被盖交界处的位置。脑桥基底部迅速扩大；位于其中的主要结构是脑桥核、横向脑桥纤维（脑桥小脑纤维）和纵向脑桥纤维（皮质脊髓束）。

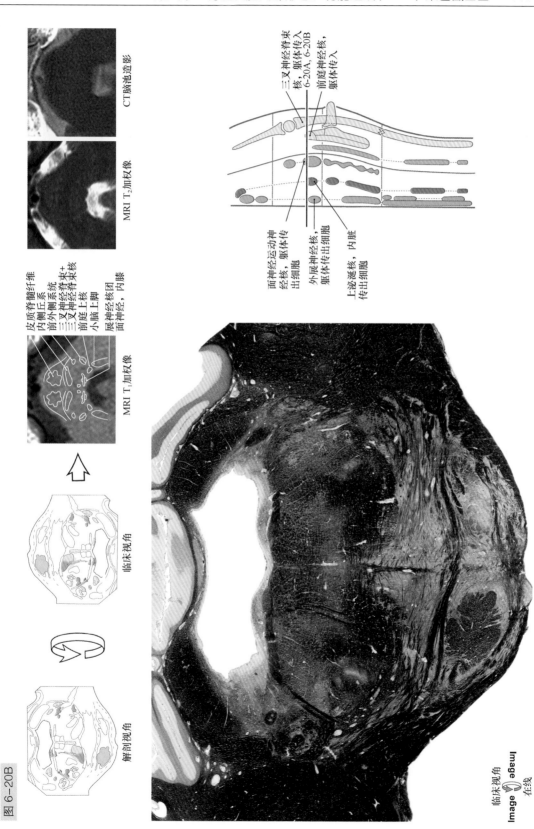

CT脑池造影

MRI T₂加权像

MRI T₁加权像

皮质脊髓纤维
内侧丘系系统
前外侧系统
三叉神经束＋
三叉神经脊束核
前庭上核
小脑上脚
展神经核团
面神经，面神经膝

临床视角

解剖视角

三叉神经脊束
核，躯体传入
6-20A，6-20B
前庭神经核，
躯体传入

面神经运动神
经核，躯体传
出细胞

外展神经核，
躯体传出细胞

上泌涎核，内脏
传出细胞

临床视角
Image
在线

图 6-20B

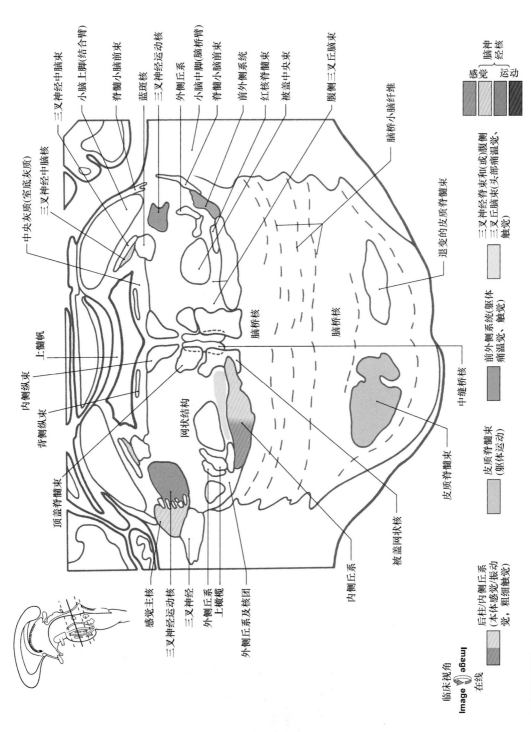

图 6-21A　通过三叉神经感觉主核及运动核层面的脑桥载面图。**内侧丘系在脑桥被盖和脑桥基底部的交界处呈水平方向。注意内侧丘系的外侧部分如何与前外侧系统系统邻接**；这些结构在延髓中相距较远，但在脑桥中却很接近。**中脑束和中脑核定位于导水管周围灰质的外侧并向嘴端延伸至中脑。**

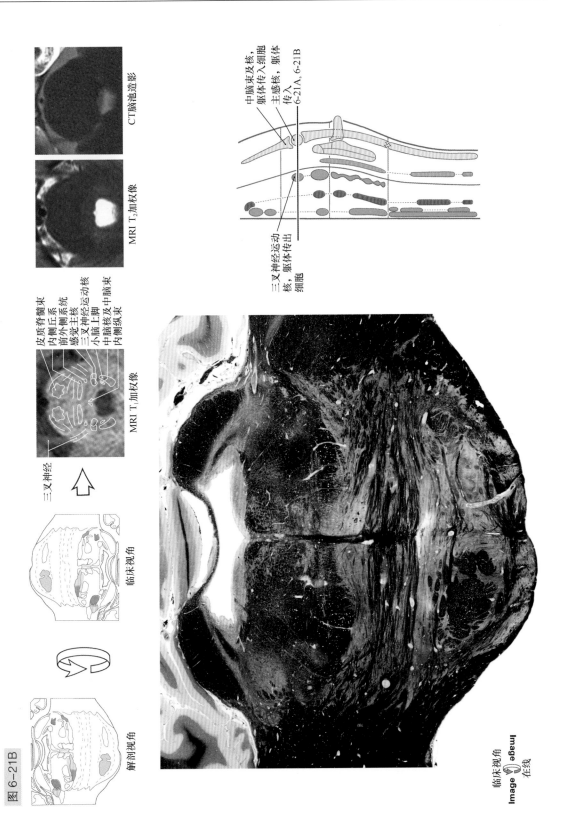

CT脑池造影

MRI T$_2$加权像

中脑束及核，躯体传入细胞
主感核，躯体传入 6-21A，6-21B

三叉神经运动核，躯体传出细胞

皮质脊髓束
内侧丘系系统
前外侧系统
感觉主核
三叉神经运动核
小脑上脚
中脑核及中脑束
内侧纵束

MRI T$_1$加权像

三叉神经

临床视角

解剖视角

图6-21B

临床视角

Image在线

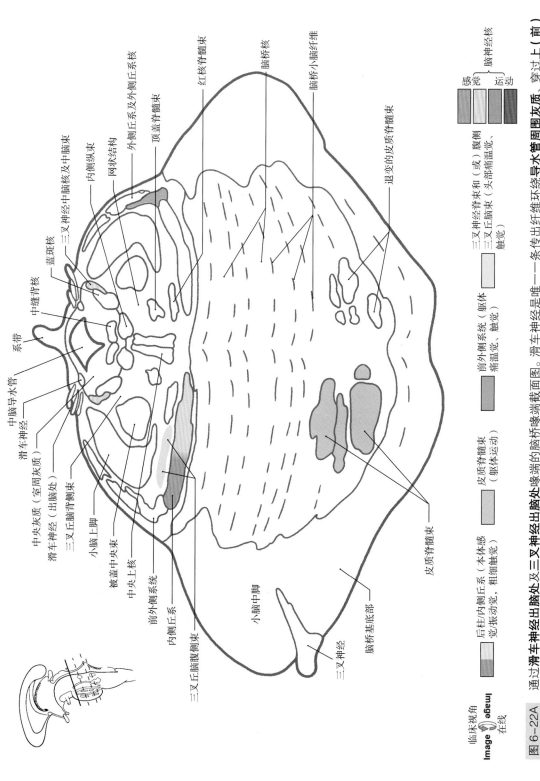

临床视角
Image 在线

图 6-22A 通过滑车神经出脑处及三叉神经出脑处喙端的脑桥喙端截面图。滑车神经是唯一条传出纤维环绕导水管周围灰质、穿过上（前）

髓帆、然后从中脑背侧出脑的脑神经，支配对侧的眼外肌。中脑被盖的显著特征包括内侧纵束、横行的内侧丘系和被盖中央束。

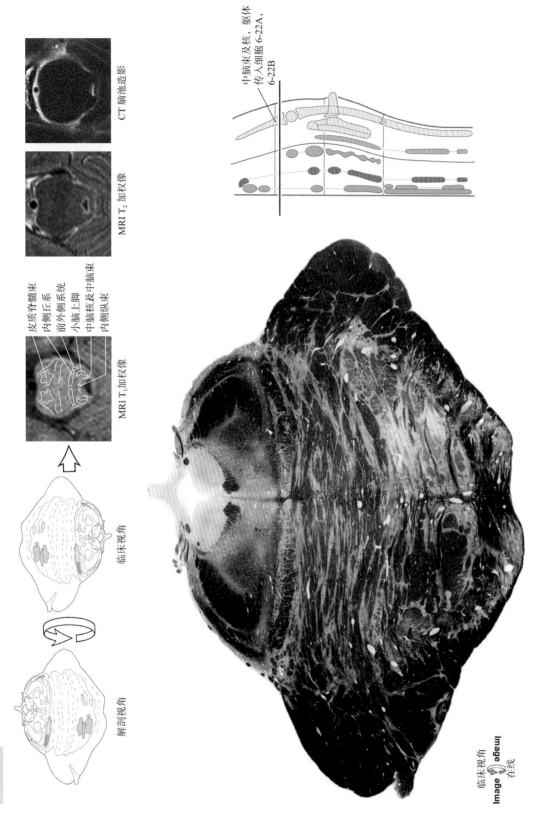

CT 脑池造影

MRI T₂ 加权像

MRI T₁ 加权像

皮质脊髓束
内侧丘系
前外侧系统
小脑上脚
中脑核及中脑束
内侧纵束

临床视角

解剖视角

中脑束及核，躯体
传入细胞 6-22A，
6-22B

临床视角

图 6-22B

第九节　脑桥的动脉供血及血管综合征

脑桥血管综合征或脑桥病变

脑桥内侧综合征

这种综合征主要由基底动脉旁正中分支阻塞所致。表 6-4 为脑桥内侧综合征的表现及受损结构。

表 6-4　脑桥内侧综合征

缺损表现	受损结构
· 病灶对侧肢体及躯干偏瘫	· 脑桥基底部的皮质脊髓纤维
· 病灶对侧肢体及躯干位置觉、振动觉、精细触觉丧失或减退	· 内侧丘系
· 病灶同侧眼外直肌麻痹	· 展神经纤维或核
· 向病灶侧注视不能	· 旁正中脑桥网状结构（水平凝视中枢）

一侧**皮质脊髓束**功能障碍，合并另一侧**脑神经运动障碍**，病变如位于这一层面，则称为**中央交替性（交叉）瘫**。注视病灶侧时，常因累及展神经而造成**复视**。展神经核受累，也可导致**对侧内直肌内收**功能障碍（由于破坏了展神经核间神经元）。

在偏尾端的层面上，病变可向外扩展，累及外侧丘系（**听觉减退**）、部分小脑中脚（**共济失调**）、面神经运动核（**同侧面瘫**）、三叉神经脊束及核（**同侧面部的痛温觉丧失**）和前外侧系统（**对侧躯体的痛温觉减退**）。

在偏喙端的脑桥层面上，病变可扩展至内侧丘系或仅累及内侧丘系的上肢纤维（**病灶对侧位置觉、振动觉及粗细触觉丧失**）、三叉神经运动核（**同侧咀嚼肌萎缩**），也可以破坏前外侧系统和脊髓三叉神经束及核（**对侧躯体痛温觉丧失、同侧面部痛温觉丧失**）。

脑桥内侧区域的病变，尤其更尾端的节段，即为 **Foville 综合征**或 **Raymond 综合征**。尽管这些综合征的特点有时不尽相同，但通常情况下仍可通用。通过表 3-2 可获取更多的信息。

脑桥外侧综合征

这种综合征主要由基底动脉长旋动脉分支阻塞所致。表 6-5 为脑桥外侧综合征的表现及受损结构。

表 6-5　脑桥外侧综合征

缺损表现	受损结构
· 共济失调、步态不稳、向病灶侧偏倒	· 小脑中脚、上脚（尾端和喙端水平）
· 眩晕、恶心、眼球震颤、耳聋、耳鸣、呕吐（在尾端层面）	· 前庭神经、耳蜗神经及核
· 同侧面部肌肉麻痹	· 面神经运动核（尾端水平）
· 同侧咀嚼肌麻痹	· 三叉神经运动核（脑桥中部水平）
· 同侧 Horner 综合征	· 下丘脑脊髓下行纤维

续表

缺损表现	受损结构
· 同侧面部的痛温觉丧失	· 三叉脊髓束及核
· 对侧躯干、四肢的痛温觉丧失	· 前外侧系统
· 联合水平凝视不能	· 脑桥旁正中网状结构（脑桥中尾部水平）

　　根据病变位于脑桥外侧区域的偏喙端还是偏尾端，这些功能缺陷可以有多种不同组合。如上面提到的，脑桥被盖外侧部分的病变在两个层面都可以向内侧扩展，产生如上面提到的内侧脑桥综合征的部分症状及体征。

　　病变破坏更外侧的脑桥区域，通常被称为 Gubler 综合征（或 Millard-Gubler 综合征，Gubler 综合征更多见）。在某些情况下，**中桥基底综合征**用来描述累及三叉神经根的脑桥基底部病变所引起的症状。基底动脉阻塞将会引起**闭锁综合征**，这种情况出现在病灶位于脑桥底部（皮质脊髓束及皮质核束纤维受损，而脑干的大部分上行感觉传导通路正常）。患者**躯体感觉无异常但无法通过除了眨眼或眼球运动以外的躯体活动来表达意识。**

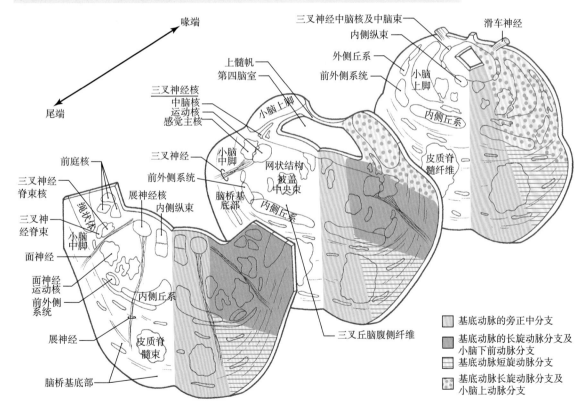

图 6-23　脑桥内动脉血管的分布半示意图。图中左半部分显示部分主要结构，右半部分显示这些主要结构动脉血供的一般分布模式。然而，某些患者脑桥内动脉血供的分布情况与一般分布模式有较大差异。如相邻血管之间的血液供应边界会彼此重合，某一特定动脉血管的供应边界会与常规模式的分布范围有别。

第十节　中脑的形态结构及 CT、MRI 表现

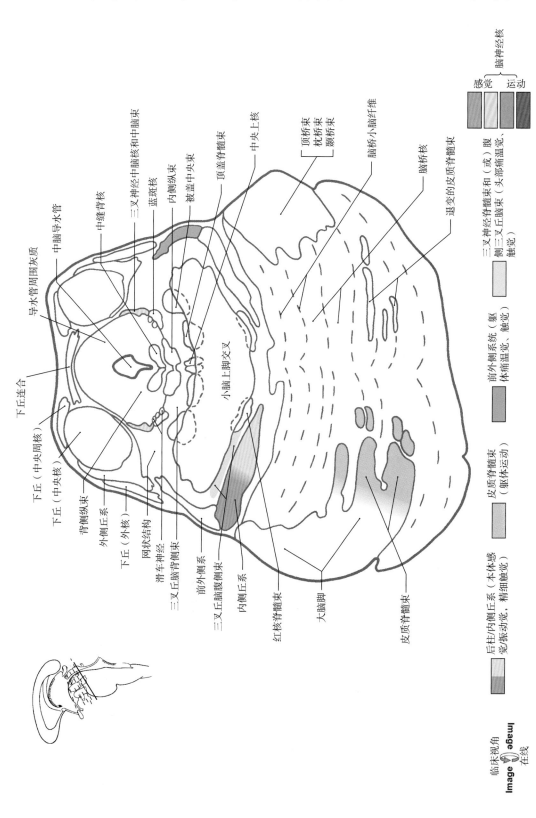

图 6-24A　脑桥中脑交界处的中脑截面图（经下丘、小脑上脚交叉尾端和脑桥基底部喙端）。该切面正好位于滑车神经核尾端和脑桥基底部喙端，并最终出脑。MRI 平面（T₁ 和 T₂ 加权像）与解剖切面略有不同。脑桥中脑交界处小纤维束走行于导水管周围灰质边缘至其交叉处。滑车神经的细小纤维束走行于导水管周围灰质边缘至其交叉处。

临床视角

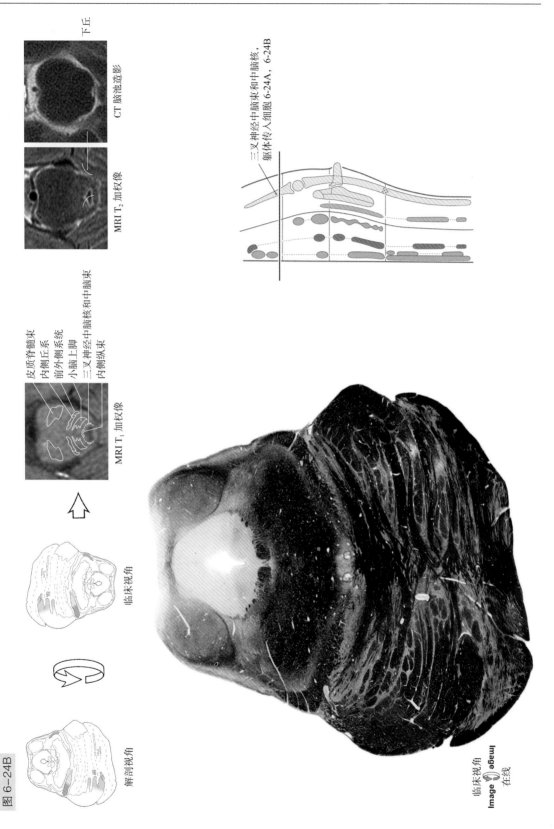

下丘

CT 脑池造影

MRI T$_2$ 加权像

三叉神经中脑束和中脑核，
躯体传入细胞 6-24A，6-24B

皮质脊髓束
内侧丘系
前外侧系统
小脑上脚
三叉神经中脑核和中脑束
内侧纵束

MRI T$_1$ 加权像

临床视角

解剖视角

图 6-24B

临床视角

Image 在线

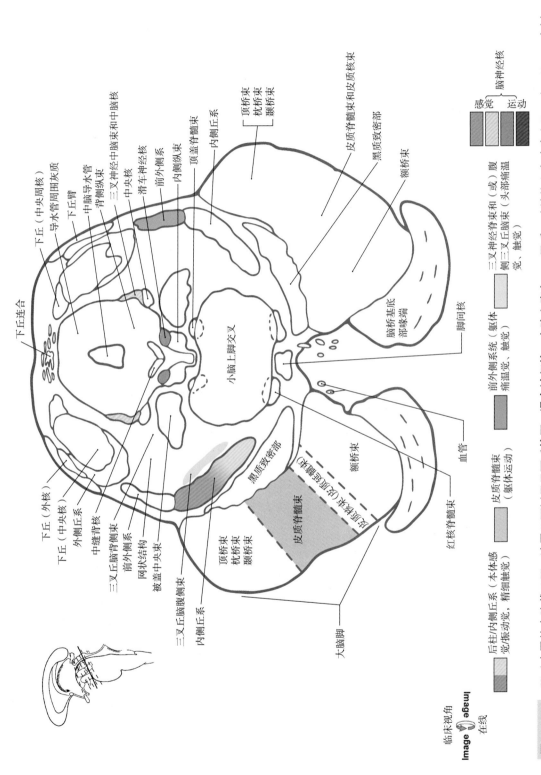

图 6-25A 下丘水平的中脑截面图，该平面可以显示下丘核团。下丘核与滑车神经核紧密相连，有点像小巢中的卵。被盖中央束、顶盖脊髓束和皮质核束也见于这一层面。**内侧**纵束与滑车神经核、滑车神经、小脑上脚交叉。**黑质**尾端结构和大脑脚胸，顾名思义，位于中脑被盖的中央区域，斜行的内侧丘系毗邻前外侧系统。另外，这一层面还包括脑桥基底部喙端的大部分。

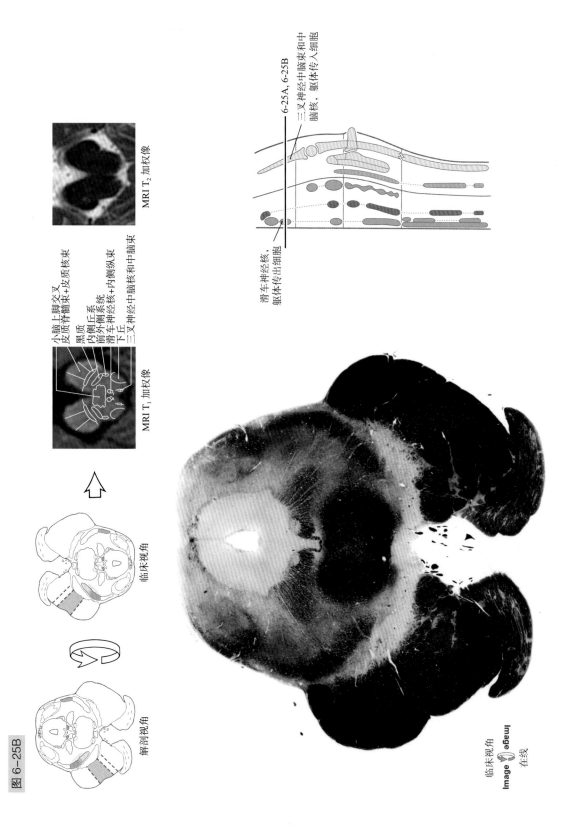

图 6-25B

临床视角

Image 在线

解剖视角 临床视角

MRI T₁ 加权像 MRI T₂ 加权像

小脑上脚交叉
皮质脊髓束+皮质核束
黑质
内侧丘系
前外侧系统
滑车神经核+内侧纵束
下丘
三叉神经中脑核和中脑束

6-25A, 6-25B
三叉神经中脑束和中脑核、躯体传入细胞

滑车神经核、躯体传出细胞

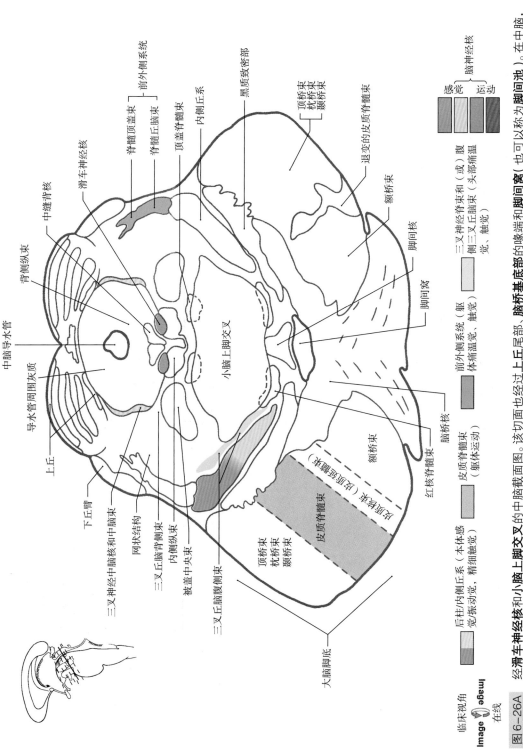

图 6-26A　经滑车神经核和小脑上脚交叉的中脑截面图。该切面也经过上丘尾部。**脑桥基底部**的嘴端和**脚间窝**（也可以称为**脚间池**）。在中脑，**内侧丘系**向背外侧移动，其原位置被小脑上脚交叉取代。与解剖示意平面相比，MRI T_2 加权像平面略向尾端偏向尾端。

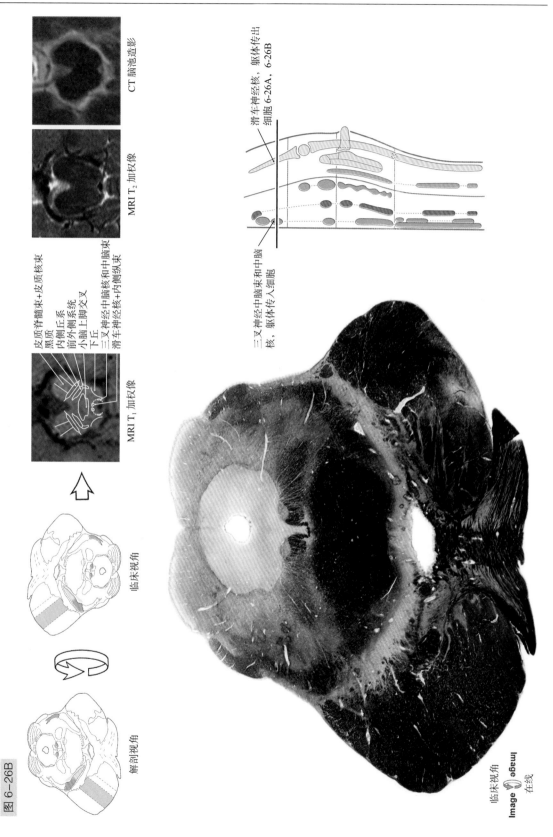

CT 脑池造影

MRI T$_2$ 加权像

皮质脊髓束+皮质核束
黑质
内侧丘系
前外侧系统
小脑上脚交叉
三叉神经中脑核和中脑束
下丘
滑车神经核+内侧纵束

MRI T$_1$ 加权像

临床视角

解剖视角

滑车神经核，躯体传出
细胞 6-26A、6-26B

三叉神经中脑束和中脑
核，躯体传入细胞

临床视角

Image online 在线

图 6-26B

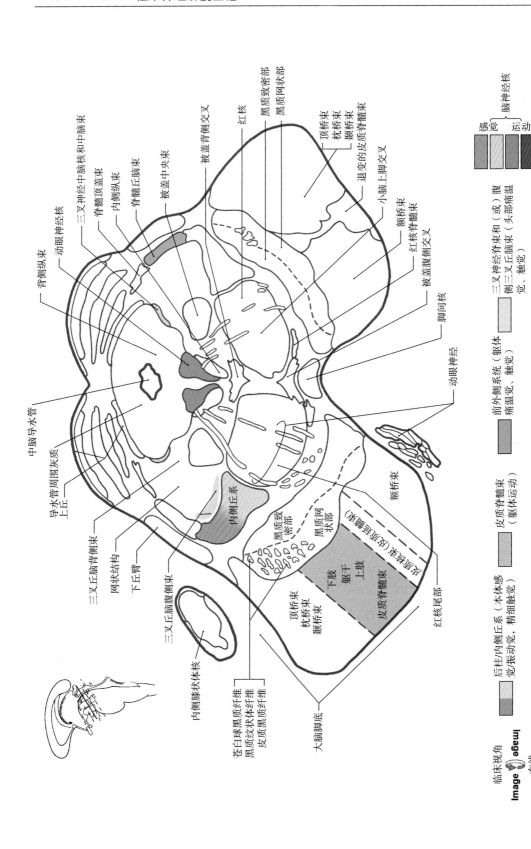

图 6-27A 经上丘核、动眼神经核尾部和红核尾部的中脑截面图。这些结构是中脑在更偏喙端的横截面的特征。该切面位于 E-W 核尾侧，前外侧系在该平面主要由脊髓丘脑束构成。内侧丘系由于小脑上脚交叉而进一步向背外侧移位，它的具体结构如上。包括小脑上脚交叉喙端和红核尾部。

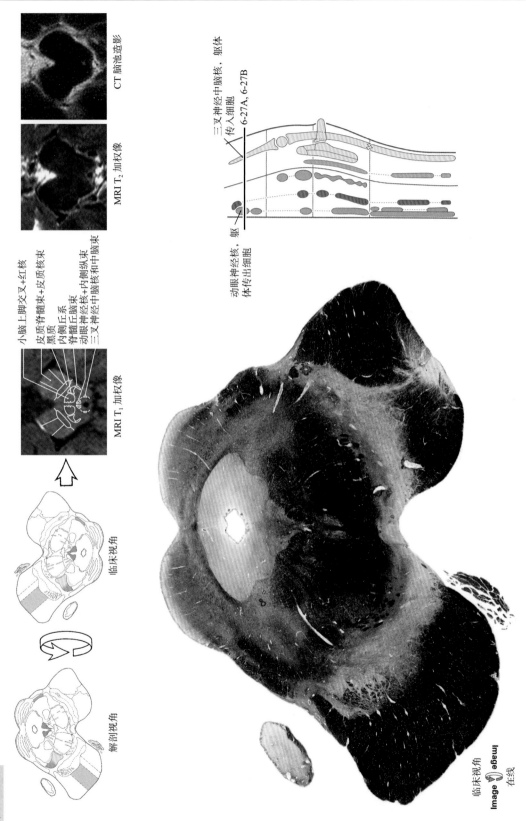

CT 脑池造影

MRI T$_2$ 加权像

三叉神经中脑核，躯体
传入细胞
6-27A、6-27B

小脑上脚交叉＋红核
皮质脊髓束＋皮质核束
黑质
内侧丘系
脊髓丘脑束
动眼神经核＋内侧纵束
三叉神经中脑核和中脑束

MRI T$_1$ 加权像

动眼神经核，
躯体传出细胞

临床视角

解剖视角

图 6-27B

临床视角
Image 在线

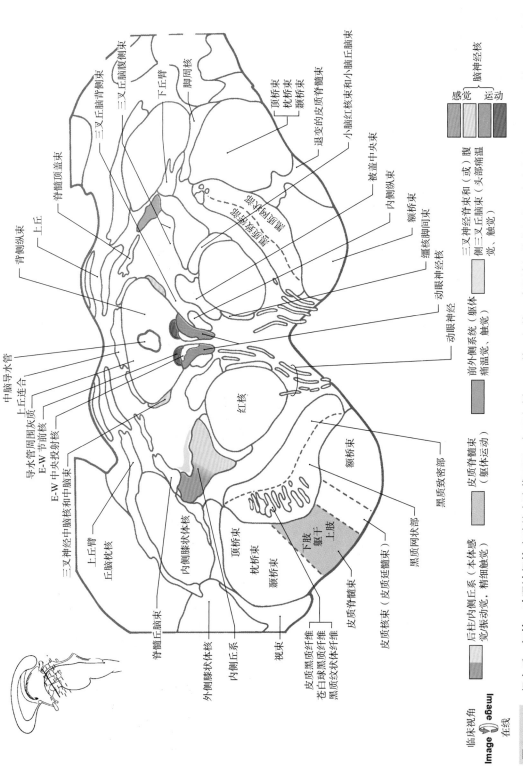

图 6-28A 经上丘、红核、动眼神经核嘴端的中脑截面图。切面包括 E-W 核、红核及动眼神经传出纤维。在这个水平上,E-W 核由一个中央投射核和一个节前核组成,前者投射到许多脑干核,后者只投射到睫状神经节作为眼睛的节前副交感神经。该切面也经过间脑尾部,包括丘脑枕核和内、外侧膝状体核。这个水平面也通常被描述为中脑-间脑交界处。

图 6-28B

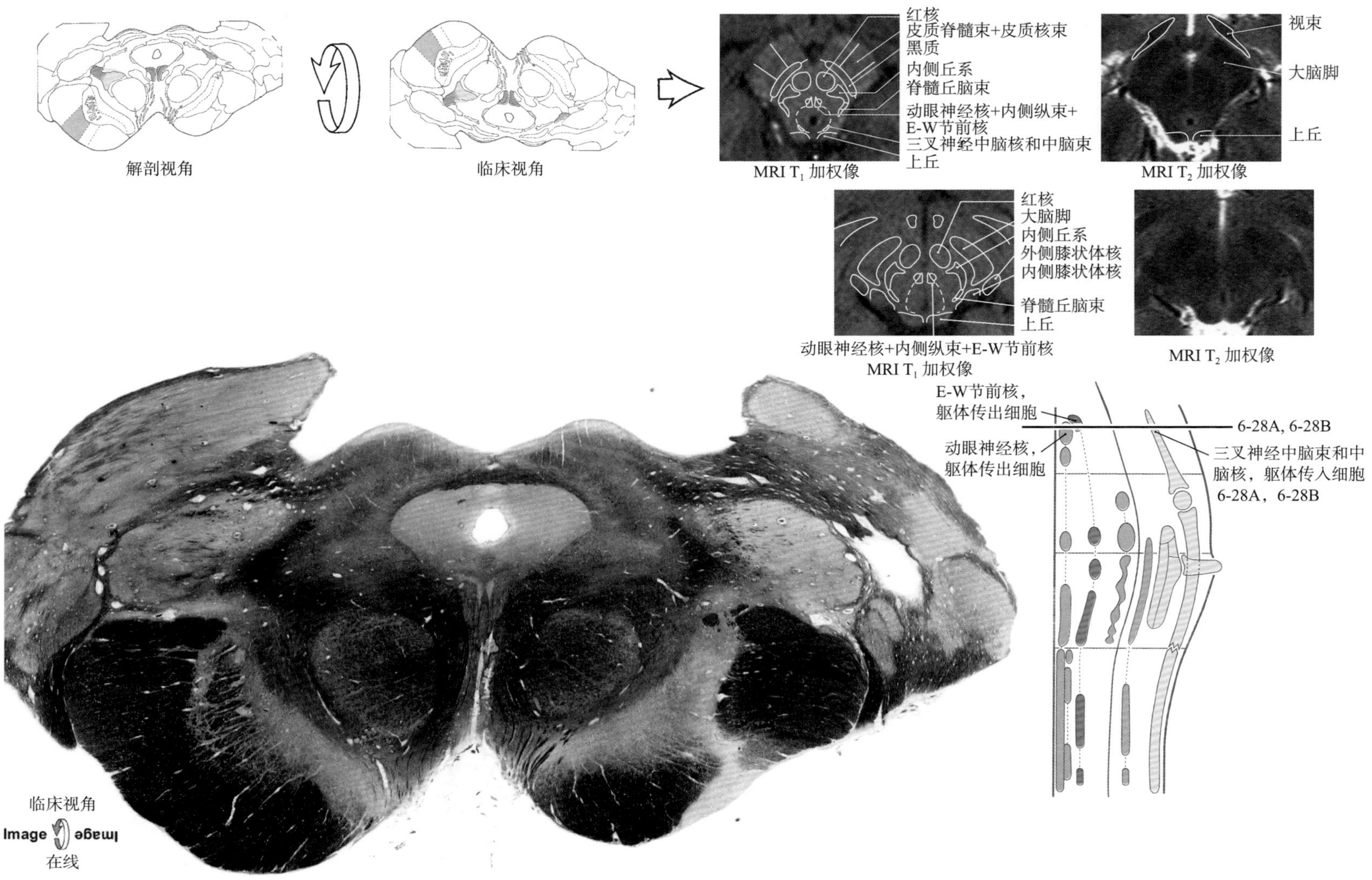
解剖视角
临床视角
红核
皮质脊髓束+皮质核束
黑质
内侧丘系
脊髓丘脑束
动眼神经核+内侧纵束+
E-W节前核
三叉神经中脑核和中脑束
上丘
MRI T1 加权像
视束
大脑脚
上丘
MRI T2 加权像
红核
大脑脚
内侧丘系
外侧膝状体核
内侧膝状体核
脊髓丘脑束
上丘
动眼神经核+内侧纵束+E-W节前核
MRI T1 加权像
MRI T2 加权像
E-W节前核，
躯体传出细胞
6-28A, 6-28B
动眼神经核，
躯体传出细胞
三叉神经中脑束和中
脑核，躯体传入细胞
6-28A，6-28B
临床视角
Image Image
在线

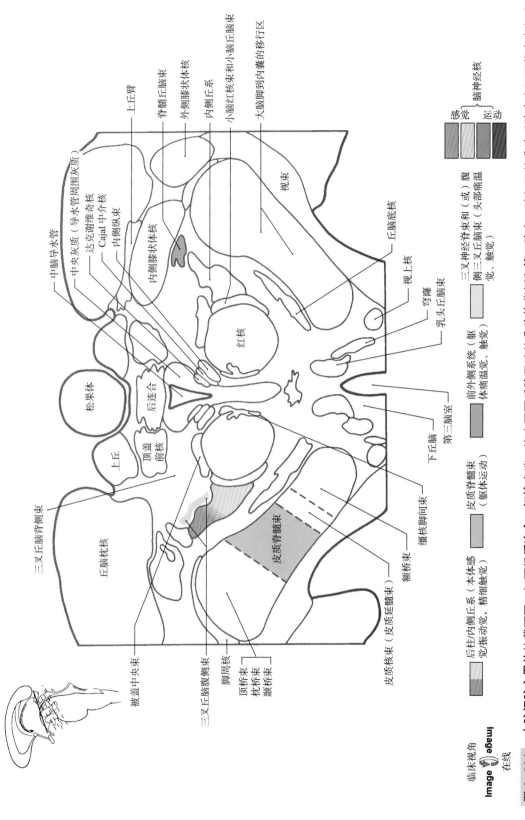

临床视角

Image 在线

在线

图 6-29A **中脑间脑交界处的截面图**，切面经**后连合、红核喙端**，终止于下丘脑尾端的**乳头体**背侧和**第三脑室**。该切面的结构中还可能含有部分**乳头丘脑束**。其他重要的结构包括**丘脑枕核、内侧膝状体核、外侧膝状体核和松果体**。顶盖前核是瞳孔光反射通路中重要的突触中转站。顶盖前核会从线条图到髓鞘染色切面图到 MRI 的转变过程，MRI 平面也相应地倾斜了一定角度，以便中脑丘脑交界处结构得以更好地显示。为了便于理解和更好地切面到 MRI 的转变过程，MRI 中相应的结构也给予了标注。

图6-29B

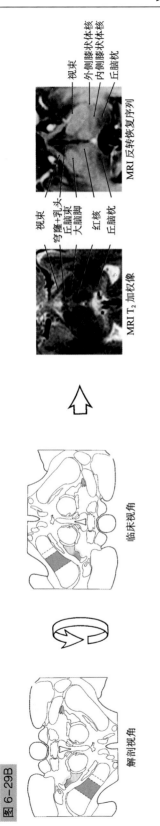

解剖视角

临床视角

MRI T$_2$ 加权像

视束
穹隆+乳头
丘脑束
大脑脚
红核
丘脑枕

MRI 反转恢复序列

视束
外侧膝状体核
内侧膝状体核
丘脑枕

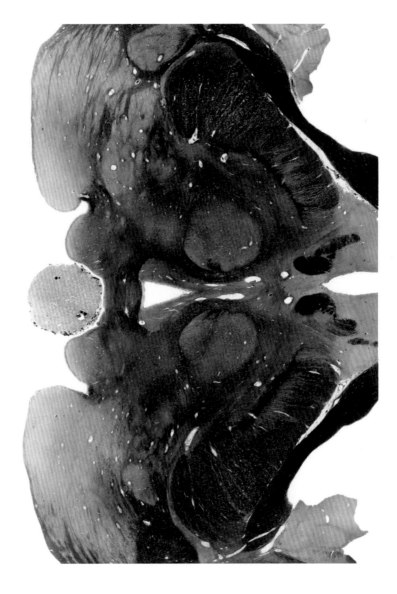

临床视角
在线

第十一节　中脑的动脉供血及血管综合征

中脑血管综合征或中脑病变

中脑内侧综合征（Weber 综合征）

大脑后动脉 P1 段旁中央支阻塞可导致该综合征。表 6-6 为中脑内侧综合征的表现及受损结构。

表 6-6　中脑内侧综合征

缺损表现	受损结构
· 对侧半身偏瘫	· 大脑脚的皮质脊髓束
· 同侧眼球运动障碍：眼球偏向下外方向，瞳孔放大固定，上睑下垂	· 动眼神经

脑干该水平发生的运动障碍症状群被称为**上交替性（或交叉性）偏瘫**，其包括**同侧眼球运动障碍**（伴**瞳孔放大和上睑下垂**），**对侧**上、下肢**偏瘫**。损害累及大脑脚的皮质核束（皮质脑干束），可致对侧舌和面部部分运动发生障碍，如**伸舌偏向病灶对侧**和**对侧下半部面肌麻痹**。尽管也常累及部分黑质，但临床上并不常见相应的**运动不能**或**运动障碍**。

中脑中央部缺血受损（Claude 综合征）

如果受损范围向外侧累及内侧丘系，向背侧累及相邻的腹侧三叉神经丘脑束，将可能出现对侧上肢位置觉、振动觉和精细触觉减退或丧失，对侧面部痛温觉部分丧失。表 6-7 为中脑中央部缺血受损的表现及受损结构。

表 6-7　中脑中央部缺血受损

缺损表现	受损结构
· 同侧眼球运动障碍：眼球偏向下外方向，瞳孔放大固定，上睑下垂	· 动眼神经
· 对侧共济失调，小脑性震颤	· 红核和小脑丘脑束

红核综合征

中脑较大范围受损可致该综合征，其**包括 Weber 综合征和 Claude 综合征的受损范围**。主要缺损症状包括**对侧上、下肢偏瘫**（皮质脊髓束），**同侧眼球运动障碍和瞳孔扩大及上睑下垂**（动眼神经），**小脑性震颤**和**共济失调**（红核和小脑丘脑束），但临床表现的严重程度根据实际受损范围的大小略有不同。

帕里诺（Parinaud）综合征

常由**松果体区肿瘤**所致，如**生殖细胞瘤**、星形细胞瘤、**松果体细胞瘤 / 松果体母细胞瘤**或其他肿瘤，可侵犯上丘而引起该综合征。由于该部位肿瘤容易导致中脑导水管阻塞，因此脑水肿也可为帕里诺综合征的一大表现。患者表现为**双眼上视麻痹**（上丘损害）和**脑水肿**（阻塞中脑导水管），最终因压迫动眼神经核和滑车神经核而表现为**眼球运动障碍**。同时由于累及内侧纵束，患者常出现**眼震**。

颞叶钩回疝

　　幕上大脑半球出现较大和（或）迅速增大的病变可引起**颞叶钩回疝**，导致颞叶钩回通过**小脑幕切迹**而压迫中脑的**动眼神经**和**大脑脚**。最初可表现为一侧或双侧**瞳孔扩大**或对光反射迟缓，随后表现为眼球运动无力。随着疝的进一步发展，可出现**瞳孔完全扩大，动眼神经支配的眼球运动迟缓或消失**，以及**眼球轻度外斜**（展神经支配的外展作用未受影响，而动眼神经支配的内收作用力弱或消失）。另外，常有对侧肢体力弱，这是由于大脑脚处的皮质脊髓束受压。同时可出现**同侧眼球运动障碍和对侧肢体偏瘫**，即上文我们所说的**上交替性（或交叉性）瘫**。

　　当疝压迫中脑的力量足够大时，**可将整个中脑推挤至对侧**，而出现另一种情况：疝同侧的动眼神经根受牵拉甚至被**撕脱**，对侧的大脑脚被推挤而受压于对侧小脑幕致大脑脚内皮质脊髓纤维束受损。患者可表现为**同侧的眼球运动障碍和肢体偏瘫**，而被称为 Kernohan 综合征或 Kernohan 现象。在这种情况下，四肢无力是一个**错误的定位体征**。

　　双侧幕上或特别大的病损可导致去皮质强直状态（表现为上肢内收，前臂、腕和手指屈曲，下肢伸直内旋，足跖屈）。当病变累及**幕下**，可导致去**大脑强直状态**（上、下肢均伸直，脚趾指向内侧，前臂旋前和颈部伸直——**角弓反张**）。

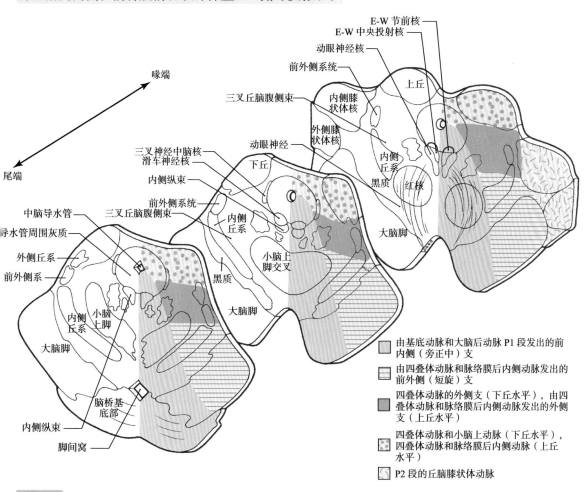

图 6-30　中脑动脉供血范围的半示意图。图中左半部分显示主要结构，右半部分显示这些主要结构动脉血供的典型分布模式。如这里所示，供应中脑的血管的分布模式在不同患者之间可能会有所不同。如相邻血管之间的血液供应边界会彼此重合，某一特定动脉的供应边界会与常规模式的分布范围有别。

第十二节　间脑、基底核结构及 MRI 表现

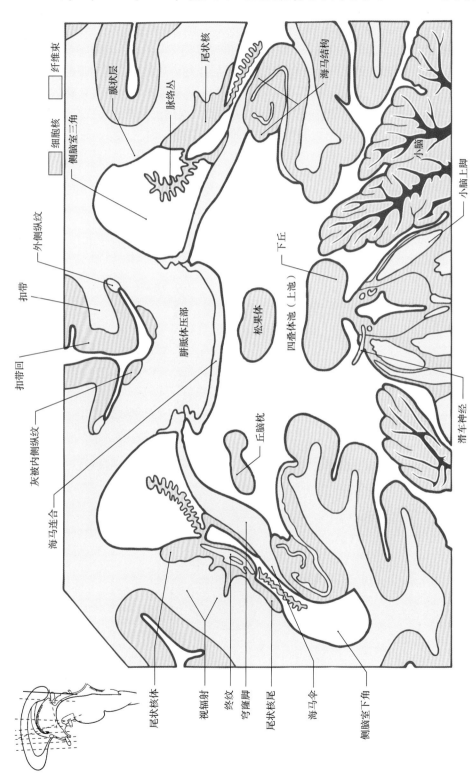

图 6-31A 前脑的冠状切面，该切面经过胼胝体压部、穹窿脚和下丘及滑车神经出脑部。该切面还包括松果体、与侧脑室房部与颞角相连的延续部分，以及海马体的尾部。请注意，在这个平面上，弓窿脚也将将四叠体池（上池）与侧脑室分开。该图中所标的许多结构可以很容易地在 MRI T₁ 加权像上被辨认。

松果体

纤维束

细胞核

膜状层

脉络丛

尾状核

海马结构

侧脑室三角

小脑

小脑上脚

下丘

四叠体池（上池）

滑车神经

丘脑枕

扣带回

扣带

外侧纵纹

胼胝体压部

灰被内侧纵纹

海马连合

尾状核体

视辐射

终纹

弓窿脚

尾状核尾

海马伞

侧脑室下角

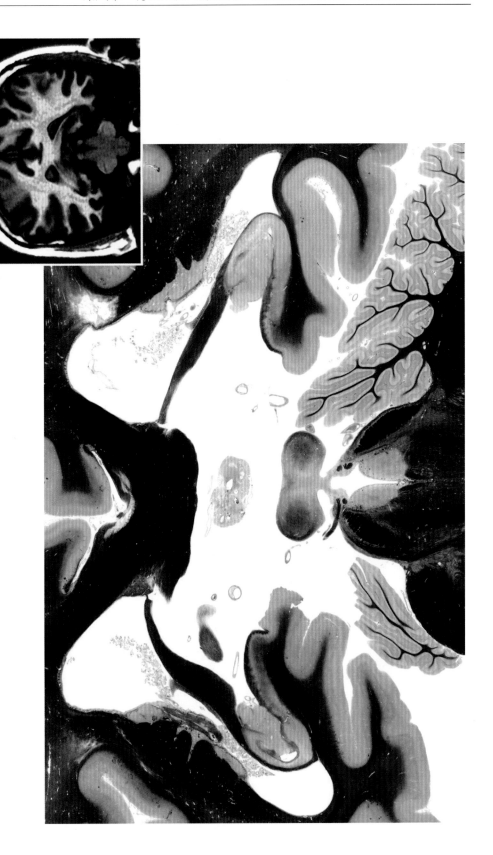

图6-31B

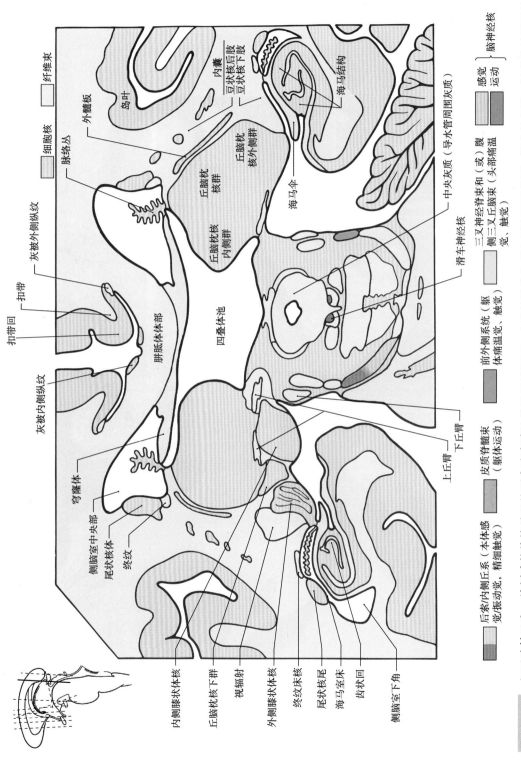

图 6-32A 经丘脑枕及内、外侧膝状体核并延伸到中脑嘴端的前脑冠状切面。中脑的结构包括上丘和下丘的臂、滑车神经核、被盖中的重要结构和中脑导水管。该图中所标的许多结构可以很容易地在 MRI T₁ 加权像上被辨认。

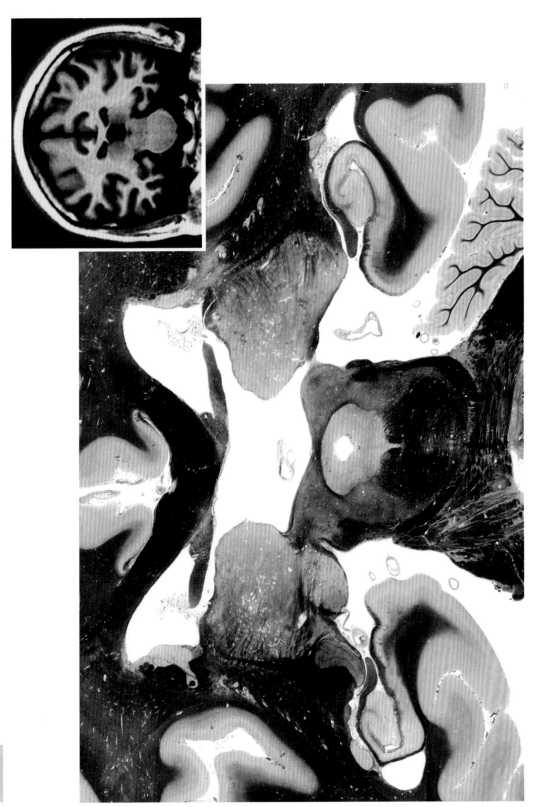

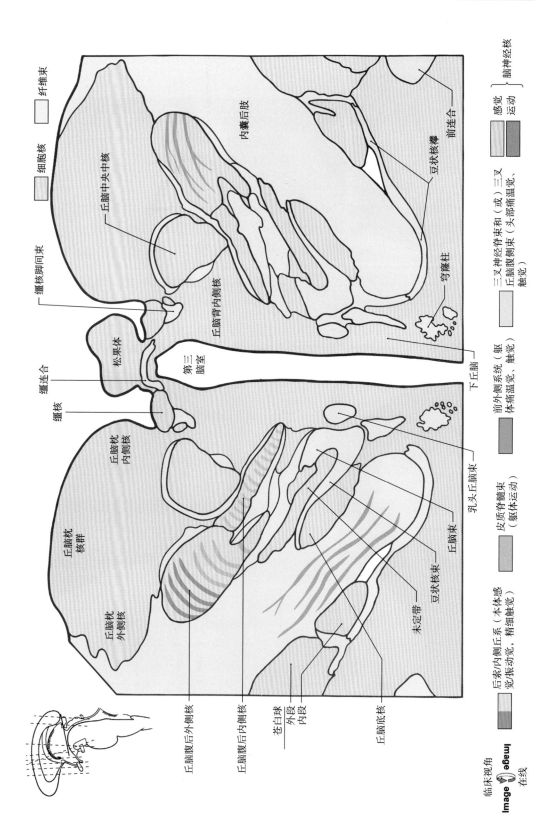

图 6-33A　经丘脑枕、腹后内侧及腹后外侧核、中央中核、松果体和乳头丘脑束、止于下丘脑尾端、乳头体背侧，即穹隆柱（后连合）和乳头丘脑束的位置旁边。经切面经丘脑底核的前脑冠状切面。该切面经邻近的缰核的前脑冠状切面。止于下丘脑尾端，乳头体背侧，即穹隆柱（后连合）和乳头丘脑束的位置旁边。

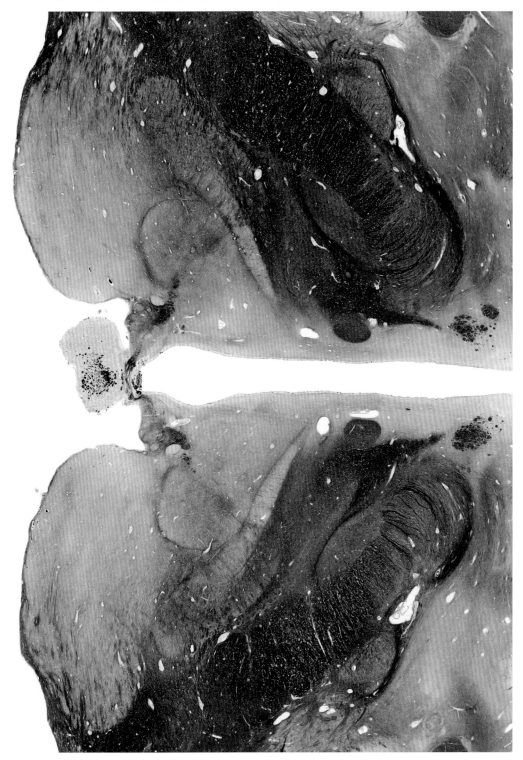

图6-33B

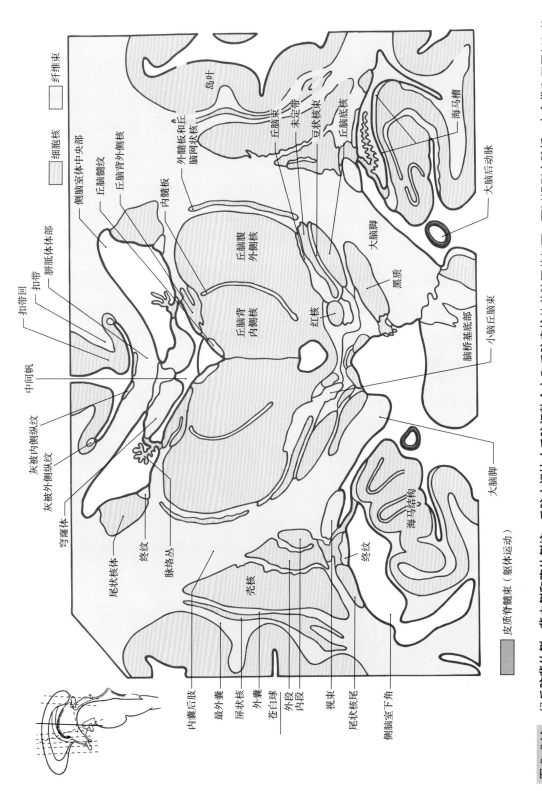

岛叶

外髓板和丘脑网状核

丘脑束

未定带

豆状核袢

丘脑底核

海马槽

大脑后动脉

侧脑室体中央部

丘脑髓纹

丘脑背外侧核

内髓板

丘脑腹外侧核

大脑脚

黑质

红核

丘脑背内侧核

脑桥基底部

小脑丘脑束

大脑脚

海马结构

竖纹

胼胝体体部

扣带回

扣带

灰被内侧纵纹

灰被外侧纵纹

中间帆

穹窿体

尾状核体

竖纹

脉络丛

壳核

纤维束

细胞核

侧脑室体中央部

内囊后肢

最外囊

屏状核

外囊

苍白球

外段

内段

视束

尾状核尾

侧脑室下角

皮质脊髓束（躯体运动）

图 6-34A　经丘脑背外侧、背内侧和腹外侧核，丘脑中间块（丘脑间粘合）和丘脑底核的前脑冠状切面。可以识别内髓板、未定带和周围纤细的纤维束（豆状核袢、丘脑束）的位置。图中所标的许多结构可以很容易地在 MRI T₁ 加权像上被辨认。

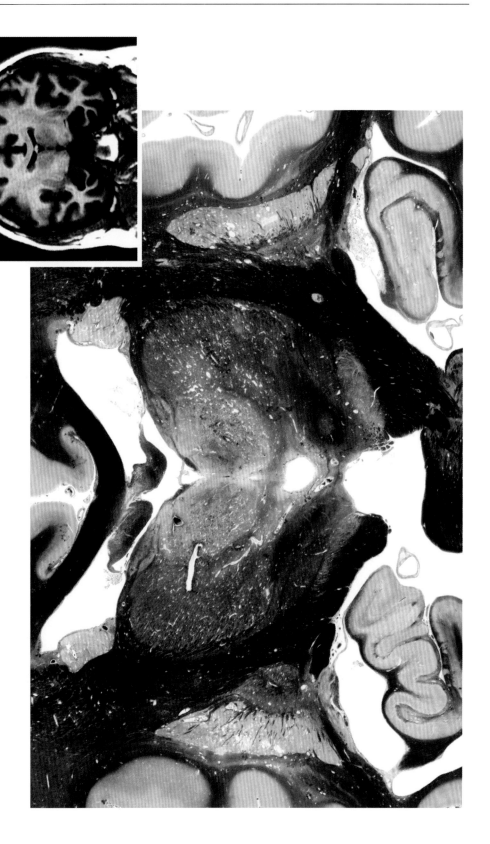

图 6-34B

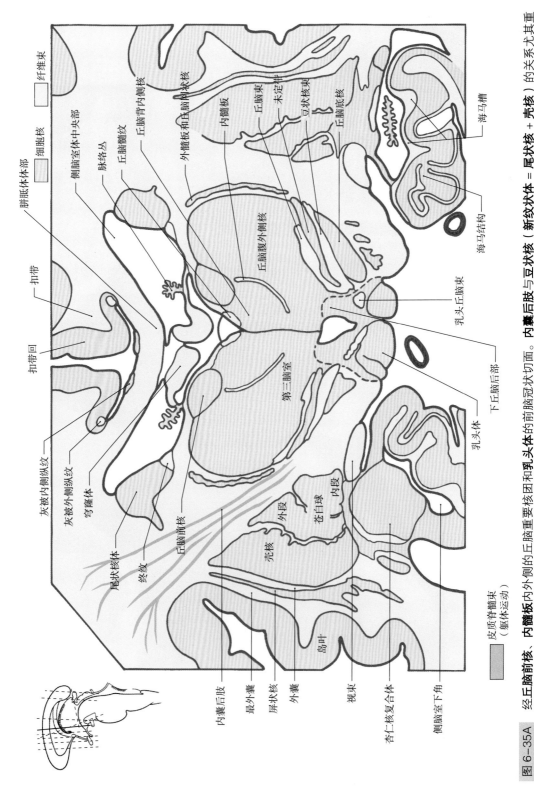

图 6-35A　经丘脑前核、内髓板内外侧的丘脑重要核团和乳头体的前脑冠状切面。内囊后肢与豆状核（新纹状体 = 尾状核 + 壳核）的关系尤其重要。图中所标的许多结构可以很容易地在 MRI T₁ 加权像上被辨认。

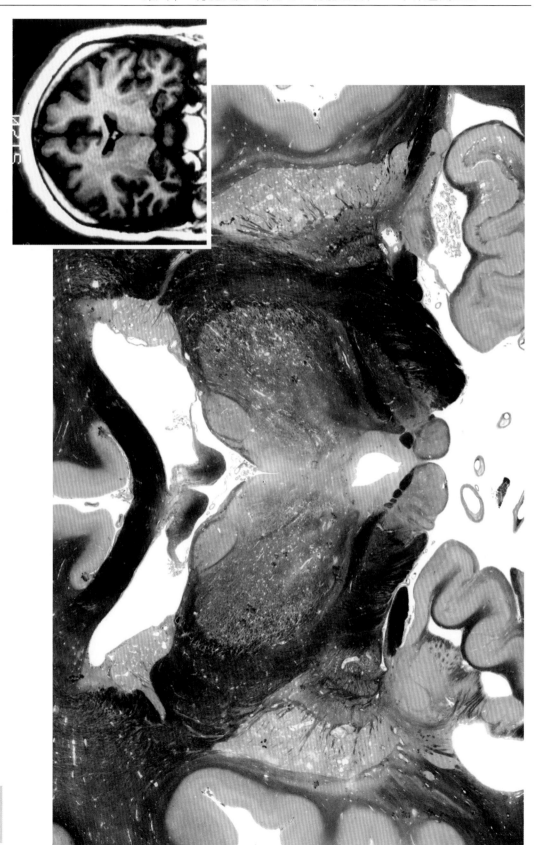

图 6-35B

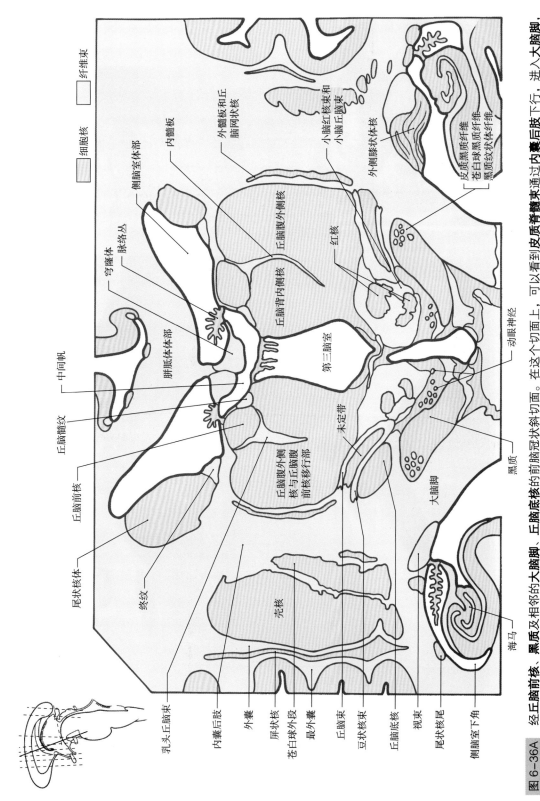

图 6-36A　经丘脑前核、黑质及相邻的大脑脚、丘脑底核的前脑冠状斜切面。在这个切面上，可以看到皮质脊髓束通过内囊后肢下行，进入大脑脚，并进入脑桥基底部。切面也包括中脑被盖嘴端。图中所标的许多结构可以很容易地在 MRI T₁ 加权像上被辨认。

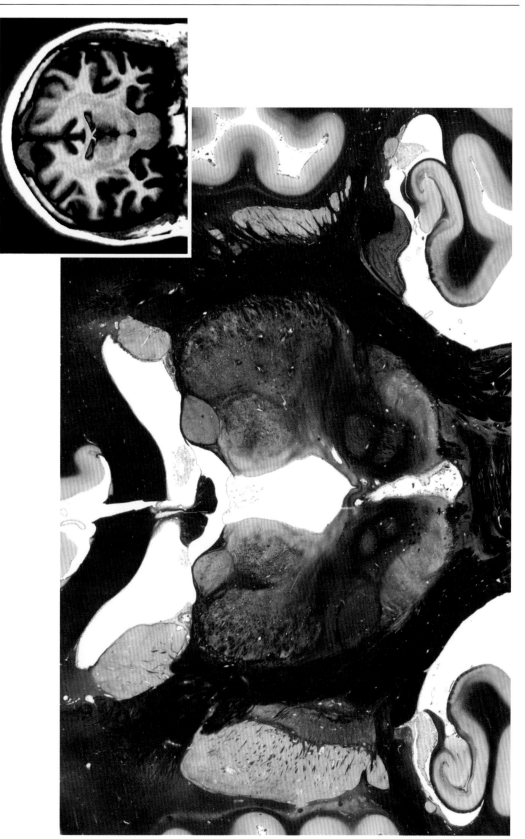

图 6-36B

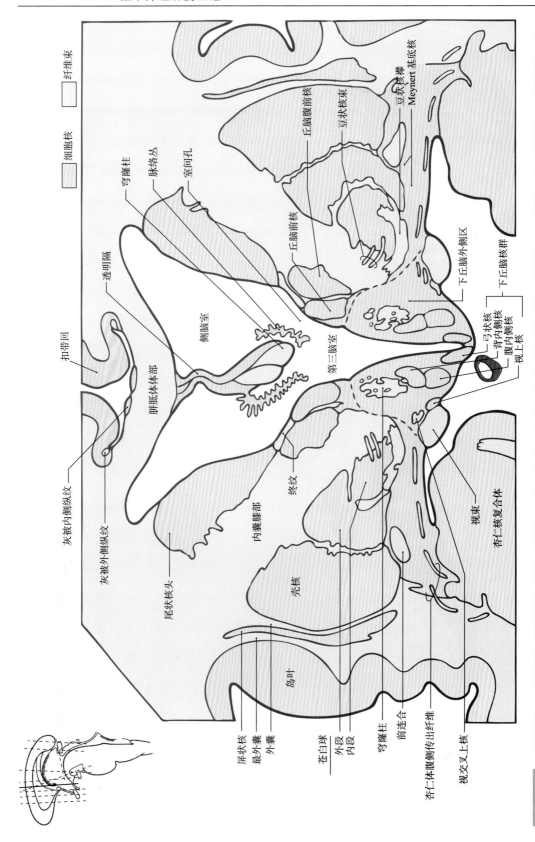

扣带回

灰被内侧纵纹

穹隆柱

纤维束

细胞核

透明隔

脉络丛

室间孔

灰被外侧纵纹

丘脑腹前核

豆状核束

豆状袢

Meynert 基底核

尾状核头

脉络体部

侧脑室

丘脑前核

下丘脑外侧区

下丘脑核群

内囊膝部

第三脑室

弓状核

背内侧核

腹内侧核

视上核

壳核

终纹

视束

岛叶

杏仁核复合体

屏状核

最外囊

外囊

苍白球 外段 内段

穹隆柱

前连合

杏仁体腹侧传出纤维

视交叉上核

图 6–37A 经室间孔、内囊膝部、背侧丘脑核和下丘脑中 1/3 的前脑冠状切面。该切面清楚地显示，室间孔内有脉络丛，位于穹隆柱与丘脑前核之间，在内囊膝部水平。注意杏仁核和下丘脑。图中所标的许多结构可以很容易地在 MRI T₁ 加权像上被辨认。

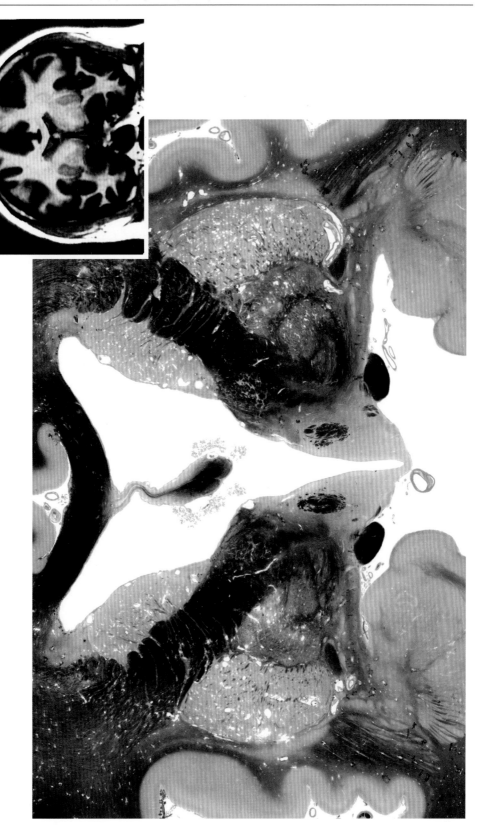

图 6-37B

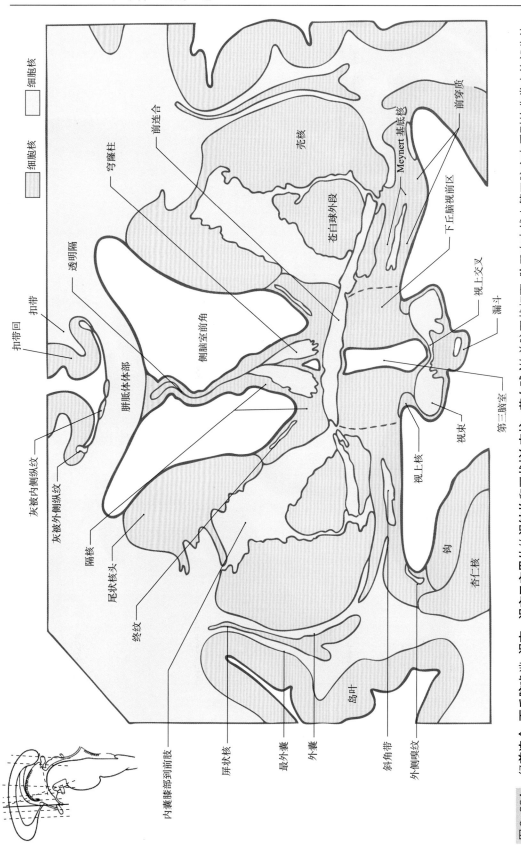

细胞核 **细胞核**

扣带
扣带回
透明隔
脉络丛体部
侧脑室前角
弓隆柱
前连合
壳核
苍白球外段

Meynet 基底核
下丘脑视前区
前穿质
视上交叉
漏斗
视束
第三脑室
视上核
斜角带
外侧嗅纹
杏仁核
钩
岛叶
外囊
最外囊
屏状核
内囊膝部到前肢
终纹
尾状核头
隔核
灰被外侧纵纹
灰被内侧纵纹

图6-38A 经前连合、下丘脑喙端、视束-视交叉交界处的视结构和豆状核(壳核+苍白球)的前额冠状切面。除了在中线上第三脑室中看到的非常小的部分外，前连合部所有部分都完全被脑组织包围。这个位置与始终位于大脑表面的视交叉和视束形成鲜明对比。这些重要的差异在 MRI 中清楚地区分了两者（参见对页的 MRI）。图中所标的许多结构可以很容易地在加权像 MRI T₁ 加权像上被辨认。

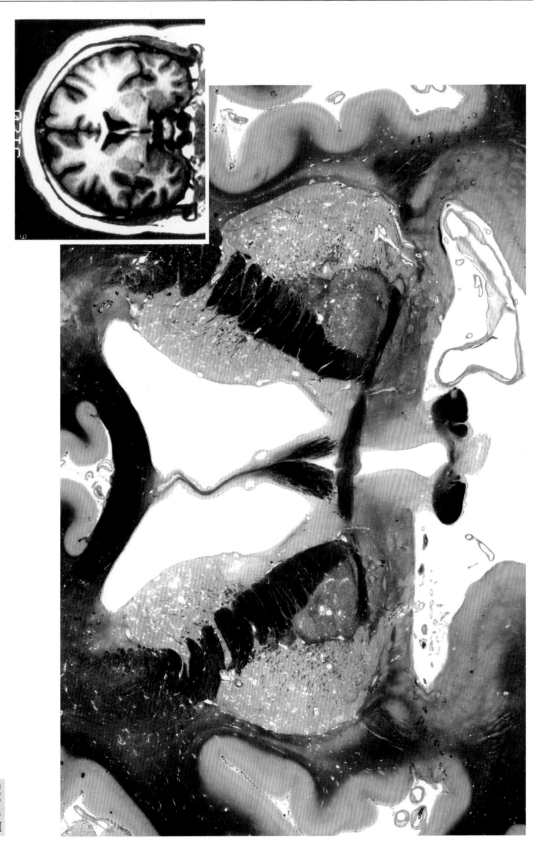

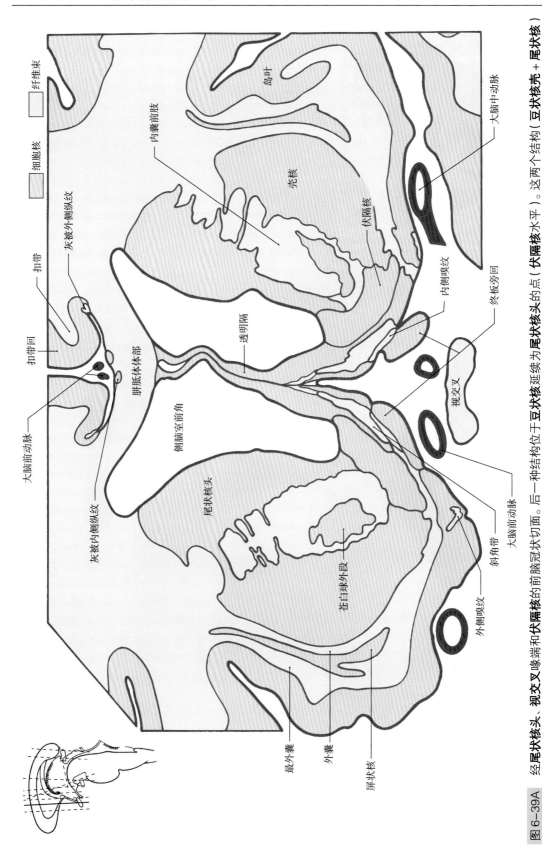

图 6-39A 经尾状核头、视交叉嘴端和伏隔核的前脑冠状状切面。后一种结构于豆状核头的点（伏隔核水平）。这两个结构（豆状核壳 + 尾状核）共同构成了 **新纹状体**。内囊前肢弯曲于尾状核头和豆状核头及苍白球端的一小部分之间。图中所标的许多结构可以很容易地在 MRI T$_1$ 加权图像上被辨认。

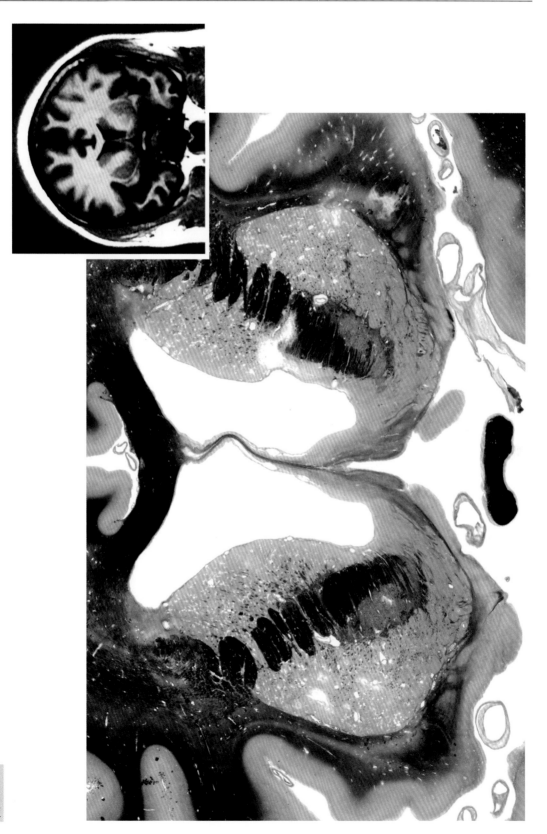

图 6-39B

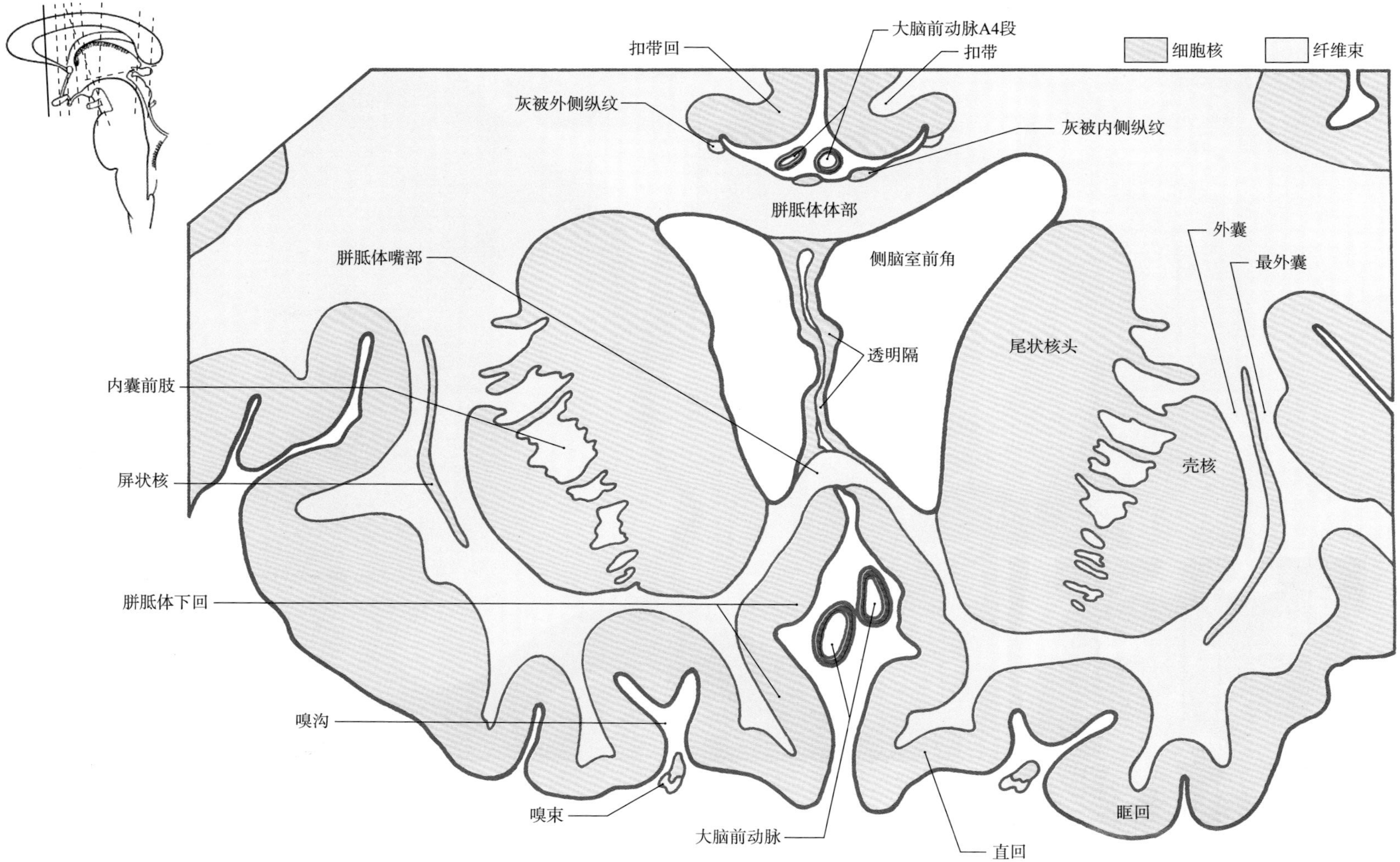

纤维束

细胞核

最外囊

外囊

壳核

尾状核头

侧脑室前角

透明隔

灰被内侧纵纹

扣带

胼胝体部

大脑前动脉A4段

扣带回

灰被外侧纵纹

胼胝体嘴部

内囊前肢

屏状核

胼胝体下回

眶回

直回

大脑前动脉

嗅束

嗅沟

图 6-40A　**经尾状核头、侧脑室前角及内囊前肢**的前脑冠状切面。尾状核和豆状核头部的面积和形状决定了半球嘴侧部分内的横截面。位于额叶下方的最嘴端的脑神经（嗅束）的出现，进一步说明了该切片的位置。图中所标的许多结构可以很容易地在 MRI T$_1$ 加权像上被辨认。

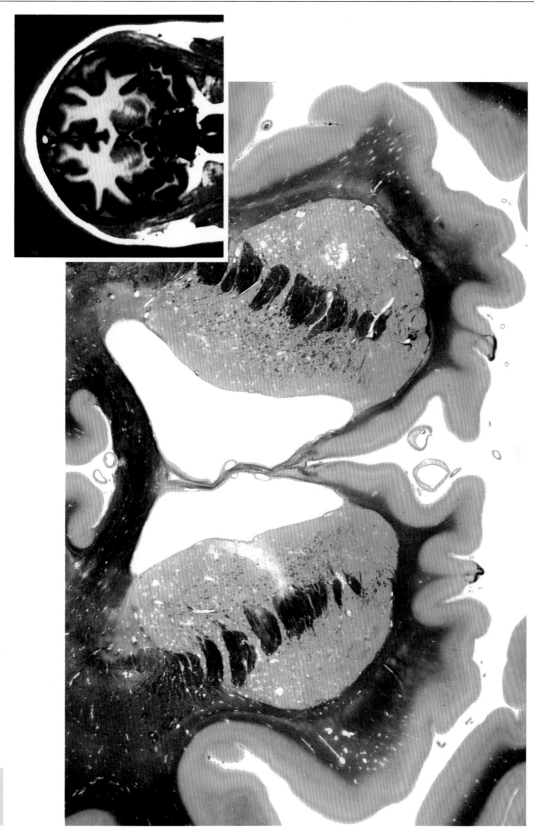

图 6-40B

第十三节　前脑的动脉供血及血管综合征

前脑血管综合征或前脑病变

前脑部位的血管疾病可导致多种临床表现，如**运动障碍**、**感觉缺失**及各种**认知障碍**。前脑的血管可能会被血栓阻塞，**血栓**是由血液成分形成的结构（通常是凝块），一般附着在血管壁上。由于血栓形成而致血流受阻的程度逐渐加重，因此出现的神经功能障碍缓慢进展，可时有反复。

前脑血管也可因**栓塞**而致血流受阻，导致栓塞的**栓子**（如脂肪、空气、脱落的部分血栓、部分硬化斑块或细菌团块等）从远隔部位随血流进入脑循环，阻塞某一血管。由于该过程发生较快，因此**神经功能障碍在短时间内出现**且迅速进展。阻塞前脑某血管，将会导致该血管供血范围的脑组织**梗死**。

丘脑底核的血管性病变

供应丘脑底核的小血管发生病变，可导致对侧肢体出现快速、无规律的扑动样动作（**偏身投掷运动**）。**上肢动作比下肢明显**。**该种运动通过皮质脊髓束传导**，因此临床症状出现于病灶对侧。

供应内囊的豆纹动脉栓塞

内囊的损害可导致**对侧偏瘫**（皮质脊髓束受损），**部分或全部感觉功能丧失**（如痛温觉、本体觉）（经过内囊后肢到大脑皮质的丘脑皮质纤维受损）。如果损害内囊膝部（损害皮质核束），将会出现*对侧部分面肌和舌肌瘫痪*。

丘脑后部核群梗死

供应丘脑后部的血管梗阻可导致对侧身体**完全性感觉障碍**（痛温觉、触觉、振动觉和位置觉）或**分离性感觉障碍**。后者表现为存在痛温觉障碍或位置觉 / 振动觉障碍。患者可表现为剧烈而持续性的疼痛，即为**丘脑痛**或**痛性感觉缺失**。

大脑前、中动脉远端分支阻塞

大脑前动脉远端分支阻塞可使**中央旁小叶损害**（控制对侧下肢**运动**、**感觉的大脑皮质**），导致**对侧足、小腿和大腿感觉和运动障碍**。大脑中动脉远端分支阻塞可致**对侧上肢、躯干和面部感觉和运动障碍**，**而较少累及对侧下肢**，同时也可出现双眼向病灶侧斜视；这是由于损害累及中央前、后回和额叶侧视中枢所致。

分水岭梗死

突然**低血压**、**大脑低灌注**和**较多血管微栓塞**可导致大脑前、中、后动脉供血区之间的边缘带发生脑梗死。**前分水岭梗死**(大脑前、中动脉的供血区之间)出现对侧轻偏瘫(主要是小腿)和言语、行为改变。**后分水岭梗死**(大脑中、后动脉的供血区之间)可导致视觉、语言障碍。

脉络膜前动脉综合征

该动脉的阻塞**源于小栓塞**或**该血管本身的病变**，也可并发于颞叶切除(切除颞叶以治疗顽固性癫痫)。脉络膜前动脉供血区域包括视束、基底核下部和内囊下部。

患者可以表现为**对侧偏瘫**(损伤经内囊中继传向中脑大脑脚的皮质脊髓纤维)和**同向性偏盲**(损伤视束)，如果梗死累及内囊后肢使得由丘脑腹后外侧核传向躯体感觉皮质的丘脑皮质纤维受损，患者会出现与**偏瘫**同侧的**偏身麻木**(或者**偏身感觉减退**)。

帕金森病

帕金森病(**震颤麻痹**)是由于黑质多巴胺神经元丢失所致。尽管这些细胞位于中脑，但是其通过黑质纹状体纤维止于壳核和尾状核。帕金森病的典型表现为：**屈曲体态、静止性震颤、慌张步态**，起始运动和保持运动困难(**运动不能、运动减少或运动迟缓**)。在发病起始时，震颤和行走困难等表现可只出现在身体一侧，但随着病情进展，这些表现一般会逐渐累及双侧。该病为神经退行性疾病，在疾病晚期可出现**痴呆**症状，可以被治疗(减慢/减弱其进展)但不能治愈。

短暂性脑缺血发作

短暂性脑缺血发作，通常被称为 **TIA**，是一种短暂性的(一般为局灶性)神经功能缺损，发作后 10～30 分钟症状可完全恢复。病因为供血血管一过性阻塞或特定区域一过性的灌流失调。若 TIA 发作超过 60 分钟，可能会遗留永久性的神经功能损害。TIA 可发生在中枢神经系统任何部位，但主要发生在大脑半球。

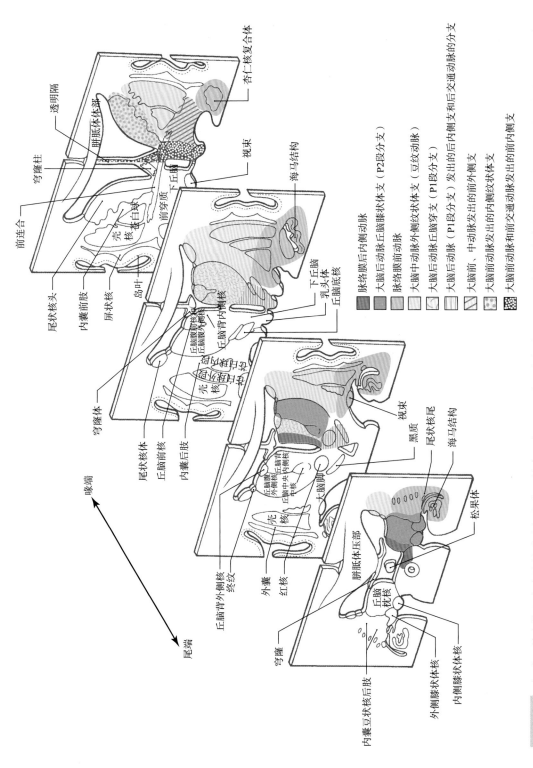

图 6-41 间脑、基底核和内囊处内囊处的动脉供血范围的半球示意图。图中左半部分显示主要结构，右半部分显示这些主要结构血液供血的一般分布模式。如这里所示，供应血管的分布模式在不同患者之间可能会有所不同。如相邻血管之间的供应边界会彼此重合，某一特定动脉的供应边界会与常规模式的分布范围有别。

第七章 染色切面脑组织的内部形态

尽管在第一章中已经描述了第七章的总体组织结构，在此重申其布局特征。每套切面图包括一张轴位染色切面（左侧页面）和一张矢状位染色切面（右侧页面），每页上均有与之对应的 MRI。除了单独标记的结构外，每幅图中均画有一条粗红线。在同一套切面图上，轴位切面上的粗红线代表矢状位切面图所处的位置，而矢状切面上的粗红线代表对页上对应轴位切面所处的位置。读者识别每幅图的特征后，可以应用此线作为参考点，识别此切面上方和下方（轴位 - 矢状位对应）或者内侧和外侧（矢状位 - 轴位对应）的结构。这种呈现方式有助于读者在三维立体空间上理解中枢神经系统的结构和联系。

本章节每页中的磁共振影像（**MRI**）与同一染色切面的脑组织内部结构相对应，这种对应使读者在邻近的 **MRI** 上易于辨识染色切面上所能见到的诸多特征结构。

本章节的布局也使读者能够仅从轴位或者矢状位识别结构。左侧页面为轴位切面图片，按照由背侧到腹侧的顺序排列（对应图 7-1 ～图 7-9 中的奇数编号），右侧页面为对应的矢状位切面图片，按照由内到外的顺序排列（对应图 7-2 ～图 7-10 中的偶数编号）。因此，读者能够通过翻阅左侧页面识别和追踪轴位结构，或者通过翻阅右侧页面识别和追踪矢状位结构。该章节特有的灵活性适用于不同形式的讲授和学习。下面的图示说明了本章切片与 MRI 的轴面和矢状面。

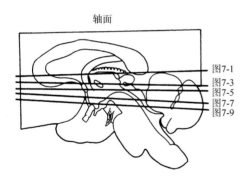

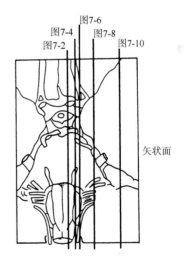

与 MRI 对应的轴位 – 矢状位切面形态

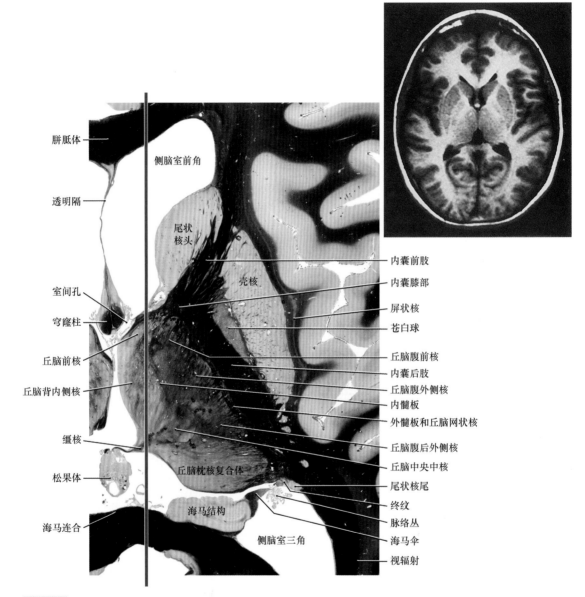

图 7-1 的标注：

左侧标注（自上而下）：胼胝体、透明隔、室间孔、穹窿柱、丘脑前核、丘脑背内侧核、缰核、松果体、海马连合

中间标注：侧脑室前角、尾状核头、壳核、丘脑枕核复合体、海马结构、侧脑室三角

右侧标注（自上而下）：内囊前肢、内囊膝部、屏状核、苍白球、丘脑腹前核、内囊后肢、丘脑腹外侧核、内髓板、外髓板和丘脑网状核、丘脑腹后外侧核、丘脑中央中核、尾状核尾、终纹、脉络丛、海马伞、视辐射

图 7-1 　经**尾状核头**和多个重要**丘脑核团**（**前核、中央中核、丘脑枕核**和**缰核**）的轴位切面。在此切面，**内髓板**将**背侧丘脑**分为前部（**丘脑前核**）、后部（**丘脑枕核**）、内侧区（**背内侧核**）和外侧区（包括**腹前核、腹外侧核**和**腹后外侧核**）。**丘脑前核**位于内髓板前方，丘脑枕核位于中央中核和腹后外侧核后方，在轴位切面上分别形成背侧丘脑前后方的延伸（间脑的该部分通常称为**背侧丘脑**，以和下丘脑、底丘脑相区分）。**中央中核**位于**内髓板**内，是**内髓板**内最大的核团。该轴面上可看到内囊的四（或五）肢（**前肢、膝部、后肢、豆状核后肢**）与附近重要结构相联系。粗红线代表该图 7-2 所示的矢状位切面对应的位置。此图上的很多结构能够在相应的 MRI T$_1$ 加权像上清晰显示。

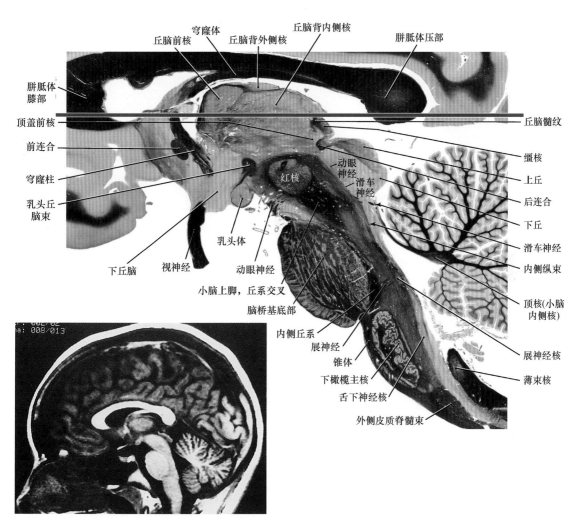

图7-2 经**穹窿柱**、**丘脑前核**、**红核**、**脑桥被盖**内侧部分（**展神经核**）、**小脑**（**顶核**）、**脑桥基底部**和**延髓**（**薄束核**）的矢状切面。注意脑桥基底部纤维（皮质脊髓束）在桥延髓交界处集中形成延髓**锥体**。由于**穹窿**（从穹窿体到穹窿柱）弓形围绕丘脑前核，穹窿柱和丘脑前核之间的间隙形成**室间孔**（图7-1）。穹窿柱进而行向**前连合**尾部，止于**乳头体**，成为**连合后穹窿**。少部分纤维向喙端发散到前连合形成**连合前穹窿**；此部分纤维是散在分布的纤维，未形成可识别的纤维束。注意**红核**与**小脑上脚**的丘系交叉在**中脑被盖**内的相对位置。在该矢状面上能够看到**上丘和下丘**水平的所有结构。在上丘水平经过中脑的横切面上可见**动眼神经核**和**神经根**、**红核**、**黑质**和**大脑脚**。在下丘水平经过中脑的横切面上可见**滑车神经核**、小脑上脚的丘系交叉、**黑质**和**大脑脚**。粗红线代表图7-1所示的轴位切面对应的位置。此图中的很多结构能够在相应的 MRI T_1 加权像上清晰显示。

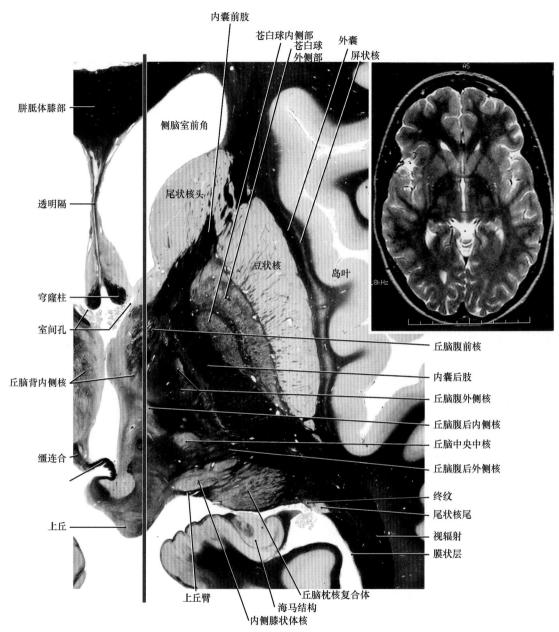

图 7-3 经**尾状核头、中央中核、内侧膝状体和上丘**的轴位切面。这个更低的切面可清晰显示出丘脑**腹前核、腹外侧核和腹后外侧核**的前后位置关系，以及丘脑**中央中核与丘脑腹后外侧核、内侧膝状体**和丘脑枕核的相对位置。正如此图和图 7-1、图 7-5 所示，内囊的四个主要部分在轴位切面上清晰显示，包括**内囊前肢、内囊膝部、内囊后肢和豆状核后肢。豆状核下肢**（未标记）包含听辐射和从**内侧膝状体到听觉皮质和颞叶散在排列的枕颞束纤维**。内囊其他肢包含的主要纤维束有：**前肢**（丘脑前辐射、额桥束），**内囊膝部**（皮质核束），**内囊后肢**（丘脑上辐射、皮质脊髓束、苍白球丘脑束、顶桥束）和**豆状核后肢**（视辐射、枕桥束）。另外，还有其他小的纤维通路横穿其中。红色粗线代表图 7-4 所示的矢状位切面所对应的位置。此图上的很多结构能够在相应的 MRI T$_2$ 加权像上清晰显示。

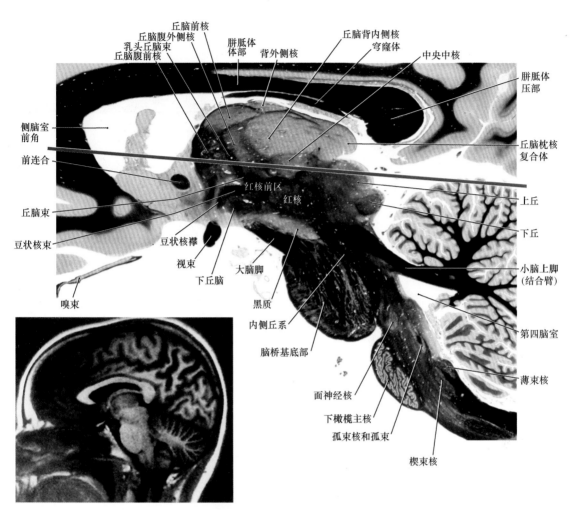

图 7-4　经**丘脑前核**和**丘脑腹前核**、**丘脑腹外侧核**、**红核**、**大脑脚**、**黑质**、**脑桥**中央区、**小脑**（和**小脑上脚**）和**延髓**（**孤束核和孤束**、**下橄榄主核**）的矢状切面。注意脑桥 - 延髓交界处**面神经运动核团**的位置。矢状切面显示出多个边界清晰的丘脑核团，以及**红核**、**黑质**、**大脑脚**之间的重要关系。请注意大脑脚的纤维横向穿过脑桥基底部（**皮质脊髓束**），**内侧丘系**位于**脑桥基底部**和**脑桥被盖**之间的界面上，包含**后索 - 内侧丘系**的纤维。此图显示出的**丘脑前核**的泪滴样形态阐明了丘脑前核与丘脑腹外侧核如何同时出现在一些冠状切面上（图 6-35A、B）。该图同时显示出其他多个有重要临床意义的脑干结构。红色粗线代表图 7-3 所示的轴位切面所对应的位置。此图中的很多结构能够在相应的 MRI T$_1$ 加权像上清晰显示。

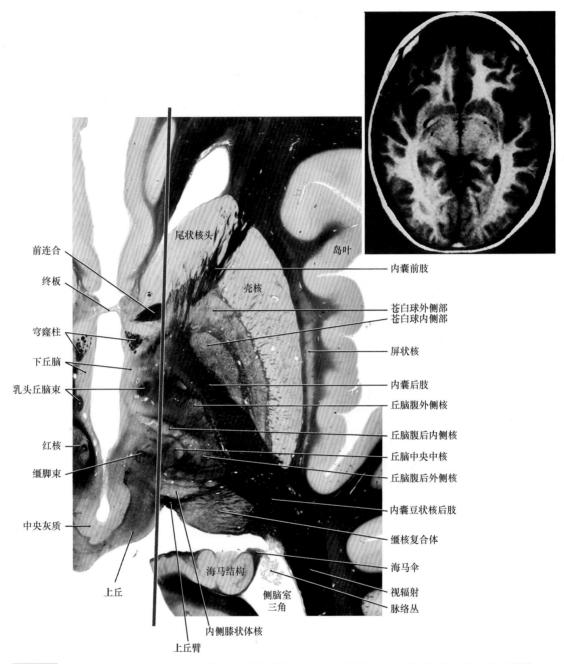

前连合
终板
穹窿柱
下丘脑
乳头丘脑束
红核
缰脚束
中央灰质
上丘

尾状核头
岛叶
壳核

内囊前肢
苍白球外侧部
苍白球内侧部
屏状核
内囊后肢
丘脑腹外侧核
丘脑腹后内侧核
丘脑中央中核
丘脑腹后外侧核
内囊豆状核后肢
缰核复合体
海马伞
视辐射
脉络丛

海马结构
侧脑室三角
内侧膝状体核
上丘臂

图 7-5　经**尾状核头**、**丘脑腹后内侧核**、**内侧膝状体**、**丘脑枕**腹侧部和清晰可见的内囊四肢（**前肢**、**内囊膝部**、**后肢和豆状核后肢**）的轴位切面。此切面经**下丘脑**上部和**豆状核**的下方最宽部分。**内囊前肢**开始消失（**尾状核头和壳核**即将连接），丘脑**腹外侧核**的下部、**腹后外侧核**和**丘脑枕核**依旧存在。**穹窿柱**紧贴**前连合**后方，弓形向后进入乳头体核，而**乳头丘脑束**起自乳头体核向上止于**丘脑核团**。这些特异性核团是 **Papez情感环路**的一部分，该环路起自海马，经下丘脑、丘脑前核、扣带回皮质再回到海马。请注意这些纤维束在染色切面和 MRI 上的前后相对位置。红色粗线代表图 7-6 所示的矢状位切面对应的位置。此图上的很多结构能够在相应的 MRI T$_1$ 加权像上清晰显示。

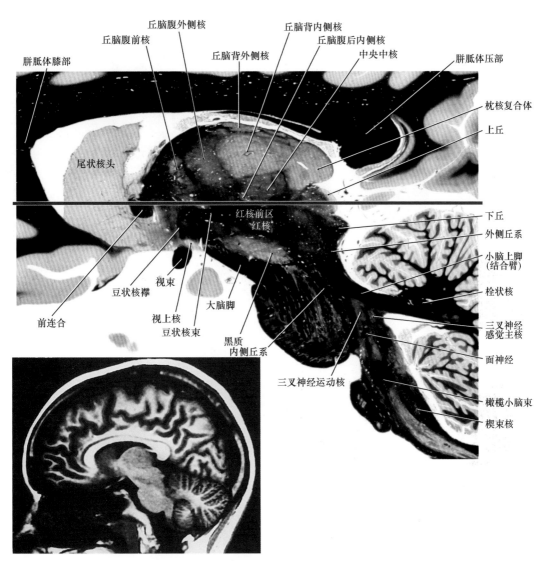

图 7-6　经**间脑**中央区（**中央中核**）、**中脑**（**红核**）、**脑桥**外侧区（**三叉神经运动核**）和**延髓**（**楔束核**）的矢状位切面。此切面显示出清晰分离的丘脑核团及中脑结构与间脑的交界面特征。**黑质**位于内侧，紧邻**大脑脚**。注意**大脑脚**纤维展开进入脑桥基底部（也可见图 7-4），**内侧丘系**的特征性位置，以及 MRI 上**大脑脚**和**黑质**的清晰程度。起自大脑脚的纤维进入脑桥基底部，部分止于脑桥（**皮质脑桥束**），部分止于脑干的脑神经运动核团（**皮质核束**），部分交叉形成延髓锥体（**皮质脊髓束**）。小脑上脚（**结合臂**）显著，是小脑传出纤维至脑干和丘脑的主要通路。红色粗线代表图 7-5 所示的轴位切面所对应的位置。此图上的很多结构能够在相应的 MRI T₁加权像上清晰显示。

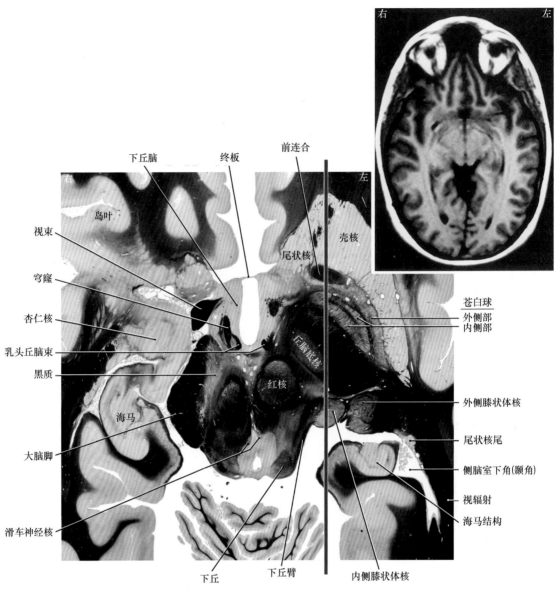

图 7-7　经下丘脑、第三脑室、终板、红核、下丘和**内外侧膝状体核**的轴位切面。此切面轻微倾斜，*染色切面的侧别与对应磁共振的侧别一致*。右侧偏腹侧一些，显示出紧邻大脑脚的**视束**、**穹窿**和**乳头丘脑束**在乳头体背侧的连接，以及颞角内侧的**杏仁核**和**海马**。左侧偏背侧一些，内有在下丘脑内分开的**穹窿**和**乳头丘脑束**（亦可见图 7-5）、大脑脚附近的**丘脑底核**、**红核**及尾状核和豆状核的连接。该患者左侧可见**膝状体核**，双侧可见**滑车神经核**。不论哪个切面，**视束**总是位于大脑脚表面（亦可见图 7-8）。而穹窿总是被脑组织包绕。请注意**终板**的膜状结构将前方的**终板池**和后方的第三脑室腔分开（亦可见图 7-5 和图 7-9）。该结构将终板前池的血供和第三脑室内的乏血供区分隔开来（图 4-7），或者将第三脑室的血供与终板前池的乏血供区分隔开来（图 4-13）。红色粗线代表图 7-8 所示的矢状位切面对应的位置。此切面经大脑半球和中脑，代表经中脑长轴轻度倾斜的轴位切面。可将此轴位图像所示的中脑形态与图 6-24 至图 6-29 所示的中脑形态相对比。此图上的很多结构能够在相应的 MRI T_1 加权像上清晰显示。

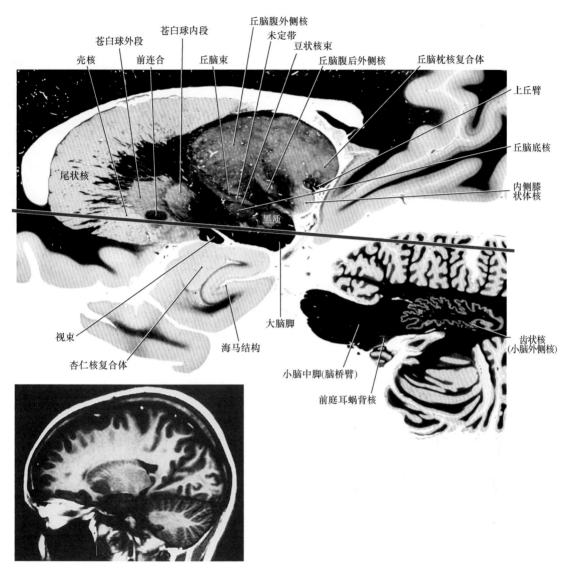

图7-8 经**尾状核**、**间脑**中央内侧部（**腹后内侧核**）、**脑桥**外侧部、**小脑中脚**外侧部、**耳蜗核**和**小脑**（**齿状核**）的矢状位切面。此切面显示出多个重要的联系。第一，**尾状核头和壳核**在半球前下方相连接。第二，**丘脑未定带**和**丘脑底核**相邻区域的重要结构清晰显示。第三，**内侧膝状体核**特征性地位于**丘脑枕核**下方，并且与其之间隔以**上丘臂**。此纤维束在瞳孔光反射通路中具有重要的连接作用。正如本章节其他图所示，不论哪个切面，**视神经**与**大脑脚**的位置相对恒定。注意颞叶头侧**杏仁核复合体与海马**的联系。红色粗线代表图7-7所示的轴位切面所对应的位置。此图上的很多结构能够在相应的 MRI T_1 加权像上清晰显示。

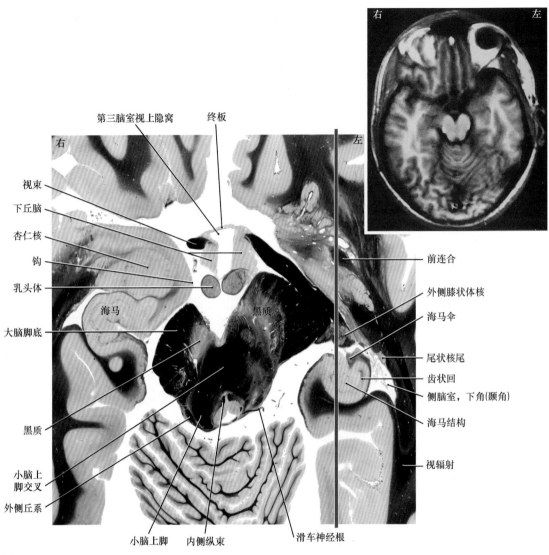

第三脑室视上隐窝　终板

右　　左

视束
下丘脑
杏仁核
钩
乳头体
海马
大脑脚底

黑质

小脑上
脚交叉
外侧丘系

黑质

前连合
外侧膝状体核
海马伞
尾状核尾
齿状回
侧脑室，下角(颞角)
海马结构

视辐射

小脑上脚　内侧纵束　滑车神经根

图 7-9 　经下丘脑（**视上隐窝和乳头体**）和前脑（**杏仁核、海马结构**）腹侧部、中脑内**小脑上脚丘系交叉**的轴位切面。视上隐窝、小部分**下丘脑组织**（特别是右侧）、**乳头体**下端和部分**视上核**的出现证明此切面经过**下丘脑**的最下部。注意**钩**和**大脑脚**（亦见于 MRI）的紧密关系（尤其是右侧），以及**杏仁核**位于钩回的内侧，而钩位于侧脑室颞角前方的脑室壁内（右侧）。钩和大脑脚的紧密并排位置关系是钩回疝损伤中脑结构的解剖基础，由于增大的颞叶病变将钩挤入小脑幕缘，压迫或使中脑移位形成钩回疝（见第九章）。注意，在左侧，**视束**直接位于延髓附近，并终止于外侧膝状体核。**尾状核尾**在脑室颞角外侧壁，**海马**位于内侧。尾状核尾位于脑室颞角外侧壁内海马的外侧。红色粗线代表图 7-10 所示的矢状切面对应的位置。此切面经大脑半球至中脑，代表经中脑轻度倾斜的轴位切面。此图上的很多结构能够在相应的 MRI T_1 加权像上清晰显示。

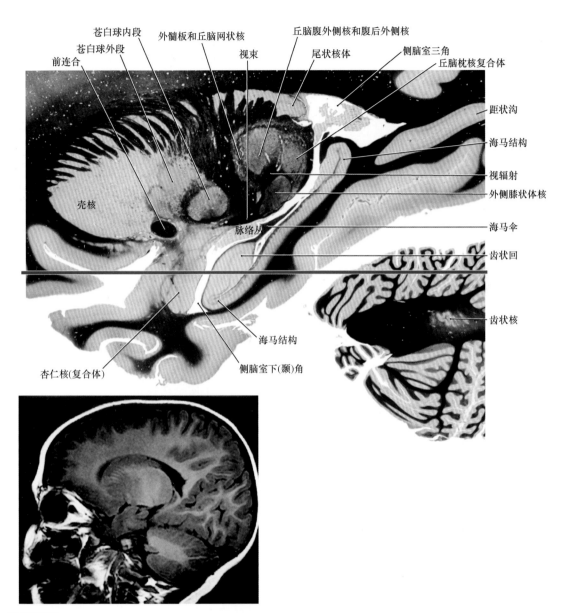

图 7–10　经豆状核、杏仁核、海马和间脑最外侧部分（外髓板、丘脑枕、外侧膝状体**和丘脑腹后外侧核**）的矢状位切面。此图清楚显示脑室颞角前方的**杏仁核**在颞叶前内侧的关系。此切面上需要重点关注位于颞角内侧壁的**海马**与位于头侧脑室壁的杏仁核被**脑室腔**隔开。由于颞叶内侧的海马、海马旁回、杏仁核和钩存在密切比邻关系，**颞叶钩回疝**不仅累及**钩**，还会累及**海马旁**回甚至海马的部分结构。在此矢状位切面上，可见视束进入**丘脑枕核**下方的**外侧膝状体核**，视束内侧对应部分同样如此（图 7–8）。该矢状面也经过**海马结构**的长轴。红色粗线代表图 7–9 所示的轴位切面对应的位置。此图上的很多结构能够在相应的 MRI T_1 加权像上清晰显示。

第八章 传导束、传导通路、传导系概要：解剖与临床定位

局部神经生物学研究（大体标本脑结构、脑切片、染色切面、MRI 和 CT）是**系统神经生物学研究**（传导束、传导通路、脑神经和它们的功能、临床应用）的基础，后者又是掌握和诊断神经系统疾病的基础。基于前面章节的概念，本章将深入研究**系统神经生物学**，尤其强调与临床应用、**相关性**的联系。

认识到本书的许多读者将要开启广义上的医学生涯，因此对本章做了一些改动。通常进行中枢神经系统解剖教学以**解剖定位**（如在延髓中，图像里的锥体在"下方"，第四脑室在"上方"），经过多年临床**应用**，应以**临床定位**的方式掌握（即图像里的锥体在"上方"，第四脑室在"下方"）。因此，更合理地陈述系统信息非常必要，尤其在对系统和功能不良的**临床定位**方面。最终，所选择的系统由磁共振上的临床定位来解释。

解剖定位

对于诊断神经系统疾病比较重要的主要通路，用线条图表示为**解剖定位**。这种格式概括、精确、简化所给出的传导束和通路间的关联，包含：①所给传导束和通路细胞的起始处及位置；②通过神经轴索及大脑的全过程；③这些纤维交叉的位置；④神经递质与神经元的相互作用构成了传导束及传导通路；⑤对其血液供应的回顾；⑥传导束或传导通路上不同部位的损害造成一系列缺陷的总结。

临床定位

这部分着重强调了对理解神经系统疾病至关重要的 12 条系统通路。新的传导通路图示并不能取代它们的**解剖定位**，只是对现有图进行补充。新的章节阐述了中枢神经系统在 MRI 上重叠的通路，提炼了中枢神经系统不同层面损害所包含的通路。新图示显示了：① MRI 的特定层面上传导束、传导纤维的位置；②在 MRI 或临床定位中对传导束进行体感定位（如果可能的话）；③传导束、传导纤维通过中枢神经系统的投射；④不同位置和层面损害造成的神经系统缺陷；⑤ MRI 上损害的位置造成神经系统缺陷的侧别（右或左）。

脑干脑内病变常导致**感觉及运动障碍**。基于这种认识，两种类型的障碍都在 MRI 通路上标注出来。然而，对于感觉传导通路而言，先标出感觉障碍，后标出运动障碍。对于运动传导通路而言，先标出运动障碍，后标出感觉障碍。这种做法是为了强调所讨论的特定传导通路，同时也承认中枢神经系统病变造成神经功能障碍的多样性。

补充要点

图谱的结构不能通过所编写的章节很详细地对每一个临床概念进行说明。然而，如同其他章节一样，需要用到的每一个临床概念或短语都可以通过检索最新版的《斯特德曼医学辞

典》（*Stedman's Medical Dictionary*）获取；同时，每一个临床概念或短语也可以在标准的医学辞典或神经学书籍中所查到。研究一个临床概念或短语的详细解释和完整定义也是一种有力且有效的学习方式。

本章图示显示了传导束和传导通路的侧别。也就是说，细胞起始位置与形成传导束或传导通路的纤维末端之间的关系，抑或脑神经核团的投射关系。这些在解剖图谱上十分清楚，在MRI 显示出来的通路与临床更加相关。*这些信息对于理解损害部位对患者造成的神经功能障碍非常有用。*例如，功能障碍是同侧的，对侧的，还是双侧的？在书写病历时侧边的概念被表述为"右""左"或者"双侧"是对于损害而言的。

本章的设计，旨在将结构和功能之间的联系得以最大化表现，对于每一个传导束和传导通路都提供较多的临床实例，帮助读者更容易理解临床情况。

第一节 定 位 图

传导通路解剖定位

图 8-1 为传导通路的定位图。本章所述的大部分**传导通路**均标示于此神经系统模式定位图中。虽然为了更清晰地显示某些特殊传导通路而在图解中稍加变化，但其基本结构与本图相同。这样的安排能使读者能在不同通路之间切换，无需掌握每条通路的不同图示，而且用于诊断的要素也在每张图示上明显标出。此外，对于**临床**比较重要的很多通路在 MRI 中及后面的"临床相关病症"环节中均予以标出。

前脑（端脑和间脑）采用冠状位图解，中脑、脑桥、延髓和脊髓则按其长轴方向图示。内囊采用水平位图示，以便显示其头足纤维的分布。

读者应逐步熟悉本图示的结构和区域，其部位和相互关系也融入到了本章后续图解中。在阅读本章后续图解时，参考本图也会有所帮助。

神经递质

有关神经递质的三种情况被同时以文字标记在了传导通路上。例如，谷氨酸标记可在皮质脊髓束中找到（图 8-11）。**第一**，标记含有特殊递质的**神经元细胞的位置**（含有谷氨酸的细胞位于皮质支配脊髓的区域）；**第二**，标记含有某种特殊神经递质的传导**纤维走行**（谷氨酸能皮质脊髓束可在内囊、大脑脚、脑桥基底部、锥体和皮质脊髓侧束）；**第三**，标记各神经束中含有某种特殊神经递质的**终末位置**，以各神经束的终末结构表示（谷氨酸能皮质脊髓束的终末结构是脊髓灰质）。另外，神经活性物质的功效则以（＋）或者（－）表示**兴奋**或**抑制**。这些有关神经递质的情况，如列述的谷氨酸能皮质脊髓束，将反复出现在每张传导通路图解上。

临床相关病症

临床相关病症是为了便于读者全面理解发生于每条传导通路上的病变所造成的特殊功能障碍（如**偏瘫**、**手足徐动**等），同时列举出一些含有上述功能障碍的综合征或疾病的例子（如**脊髓半切综合征**、**帕金森病**等）。虽然所述较粗略，但这些相关病症着重突出了每条通路的典型功能障碍，并提供了一条内在的扩展学习的途径。例如，每段说明具体临床情况相关病症中的**加黑字**均可从最新版的《斯特德曼医学辞典》中找到，也可以在医学字典和神经病学手册中找到。

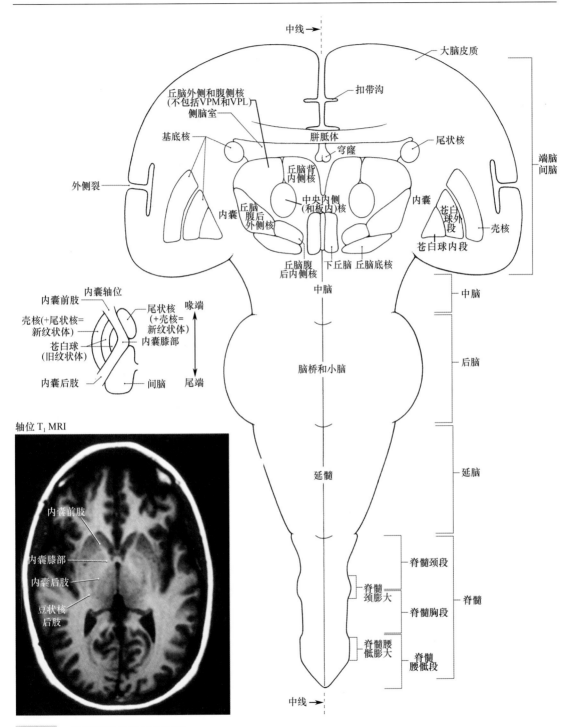

图 8-1 传导通路的解剖定位图

第二节 感觉通路

后索 - 内侧丘系系统解剖定位

图 8-2 为**后索 - 内侧丘系**纤维的起始、走行和分布图解。本图显示**后索 - 内侧丘系**在各个层面的长轴纵行延伸，在脑干和脊髓中的代表性交叉及其纤维排列。内侧丘系从延髓上行至中脑间脑交界时，其位置发生了变化。在延髓，**内侧丘系和脊髓丘脑束**纤维相距较远，并接受不同来源的血液供应。而在中脑，则由同一条血管供血。当内侧丘系的位置发生变化时，其纤维排列也随之改变（表 8-1）。后索的突触后纤维将在图 8-6 中以绿色标记，并详细解释。

表 8-1 后索 - 内侧丘系系统血液供应

结构	动脉
脊髓后索	动脉冠穿支动脉（图 6-8）
延髓内侧丘系	脊髓前动脉（图 6-16）
脑桥内侧丘系	基底动脉旁正中分支和长旋动脉支重叠（图 6-23）
中脑内侧丘系	大脑后动脉的短旋动脉分支，四叠体动脉和脉络膜动脉（图 6-30）
腹后外侧核	大脑后动脉腹后膝状体支（图 6-41）
丘脑腹后外侧核内囊后肢	大脑中动脉的外纹动脉分支（图 6-41）

神经递质

乙酰胆碱和兴奋性单氨酸如**谷氨酸**和**门冬酰胺**存在于一些粗大且高度髓鞘化的后角和后索纤维中。

临床相关病症

脊髓一侧后索损伤（如**脊髓半切综合征**）可造成同侧病变水平以下的振动觉、位置觉和精细触觉的丧失（**立体感觉缺失，图形感觉和触觉定位**损伤）。虽然**立体感觉缺失**或**触觉失认**有时用于描述后索损伤，但它们更常用于说明顶叶病变。**立体感觉缺失**这个术语也经常被用来描述周围神经的病变，这种病变导致无法感知本体感觉和触觉。双侧后索损伤（如**脊髓痨或脊髓亚急性联合变性**）可导致双侧深感觉丧失。虽然在**脊髓痨**患者中**共济失调**是最常见的表现，但也可有**腱反射**消失、全身**刺痛**（一般多在脚和腿）和膀胱功能障碍。后索病变患者的**共济失调（感觉性共济失调）**是由于本体感觉输入和位置感觉的缺乏。这些人倾向于强行将脚放在地板上，试图刺激缺失的感官输入。由于后索疾病引起的轻度共济失调患者可以通过使用视觉提示来补偿运动缺陷。脊髓亚急性联合变性患者首先出现脊髓后索受累表现，随后是**皮质脊髓束受损**症状（**下肢强直性无力**、腱反射亢进和**巴宾斯基征**）。丘系交叉上方内侧丘系病变可造成对侧偏身感觉丧失，累及内侧丘系的脑干病变通常也可波及邻近结构，导致运动和感觉障碍，并或多或少地反映出局部血管的分布情况（如**延髓中央或脑桥中央综合征**）。前脑大面积病变也可造成对侧经后索和前外侧系统传导的**感觉完全丧失**或出现**疼痛**（如**丘脑综合征**）。

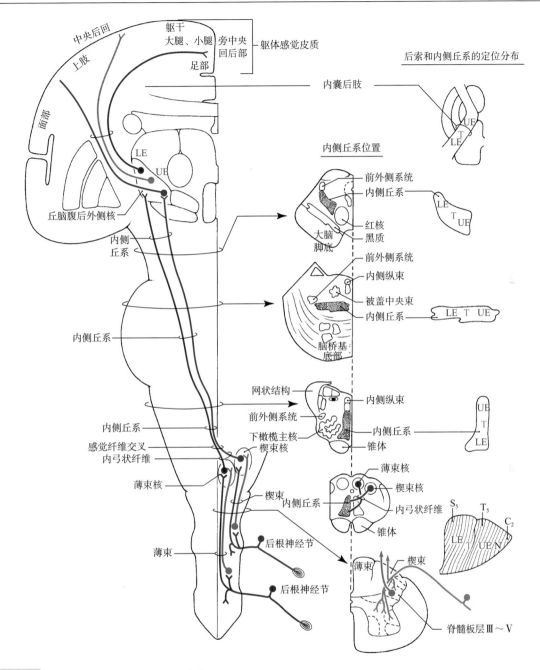

图 8-2 后索 – 内侧丘系系统解剖定位

表 8-2 为后索 - 内侧丘系系统解剖定位中的躯体区域纤维。

表 8-2 躯体区域纤维排列

LE	下肢传入纤维	C_2	第 2 颈椎水平传入纤维
N	颈部传入纤维	S_5	第 5 骶椎水平传入纤维
T	躯体传入纤维	T_5	第 5 胸椎水平传入纤维
UE	上肢传入纤维		

后索 - 内侧丘系系统临床定位

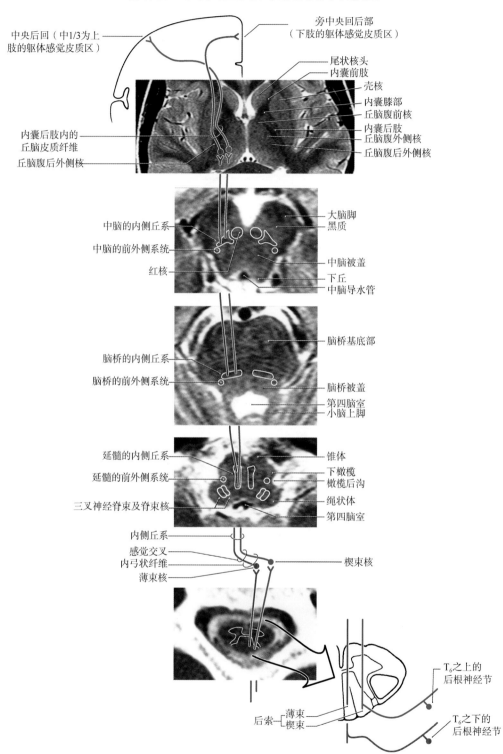

中央后回（中1/3为上肢的躯体感觉皮质区）

旁中央回后部（下肢的躯体感觉皮质区）

尾状核头
内囊前肢
壳核
内囊膝部
丘脑腹前核
内囊后肢
丘脑腹外侧核
丘脑腹后外侧核

内囊后肢内的丘脑皮质纤维
丘脑腹后外侧核

中脑的内侧丘系
中脑的前外侧系统
红核

大脑脚
黑质
中脑被盖
下丘
中脑导水管

脑桥的内侧丘系
脑桥的前外侧系统

脑桥基底部
脑桥被盖
第四脑室
小脑上脚

延髓的内侧丘系
延髓的前外侧系统
三叉神经脊束及脊束核

锥体
下橄榄
橄榄后沟
绳状体
第四脑室

内侧丘系
感觉交叉
内弓状纤维
薄束核

楔束核

后索 薄束
楔束

T₆之上的后根神经节

T₆之下的后根神经节

图 8-3A　**后索 - 内侧丘系系统**的 CT（脊髓，脊髓造影）和 MRI（脑干和前脑，T₂加权像）断层图像显示传导通路在临床定位上的位置、形态和走行轨迹。神经纤维会在感觉交叉处从左侧转向右侧。红、蓝色的纤维与图 8-2 上相同颜色相对应。

后索 - 内侧丘系系统临床定位：典型损害及功能缺陷

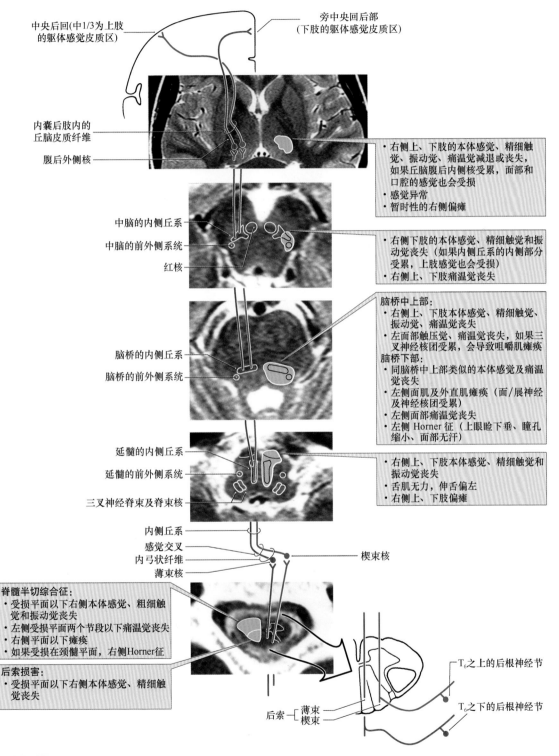

中央后回(中1/3为上肢
的躯体感觉皮质区)

旁中央回后部
(下肢的躯体感觉皮质区)

内囊后肢内的
丘脑皮质纤维

腹后外侧核

- 右侧上、下肢的本体感觉、精细触
  觉、振动觉、痛温觉减退或丧失，
  如果丘脑腹后内侧核受累，面部和
  口腔的感觉也会受损
- 感觉异常
- 暂时性的右侧偏瘫

中脑的内侧丘系

中脑的前外侧系统

红核

- 右侧下肢的本体感觉、精细触觉和振
  动觉丧失（如果内侧丘系的内侧部分
  受累，上肢感觉也会受损）
- 右侧上、下肢痛温觉丧失

脑桥中上部：
- 右侧上、下肢本体感觉、精细触觉、
  振动觉、痛温觉丧失
- 左面部触压觉、痛温觉丧失，如果三
  叉神经核团受累，会导致咀嚼肌瘫痪
脑桥下部：
- 同脑桥中上部类似的本体感觉及痛温
  觉丧失
- 左侧面肌及外直肌瘫痪（面/展神经
  及神经核团受累）
- 左侧面部痛温觉丧失
- 左侧 Horner 征（上眼睑下垂、瞳孔
  缩小、面部无汗）

脑桥的内侧丘系

脑桥的前外侧系统

延髓的内侧丘系

延髓的前外侧系统

三叉神经脊束及脊束核

- 右侧上、下肢本体感觉、精细触觉和
  振动觉丧失
- 舌肌无力，伸舌偏左
- 右侧上、下肢偏瘫

内侧丘系

感觉交叉

内弓状纤维

薄束核

楔束核

脊髓半切综合征：
- 受损平面以下右侧本体感觉、粗细触
  觉和振动觉丧失
- 左侧受损平面两个节段以下痛温觉丧失
- 右侧平面以下瘫痪
- 如果受损在颈髓平面，右侧Horner征

后索损害：
- 受损平面以下右侧本体感觉、精细触
  觉丧失

T$_6$之上的后根神经节

T$_6$之下的后根神经节

后索 — 薄束
　　　 楔束

图 8-3B 典型的累及**后索 – 内侧丘系**的中枢神经系统损害症状、功能受损表现（粉色框内）与每个损害的平面和侧别相关。注意侧别（右或左）指的是MRI或CT上损害位于右侧或左侧，此处着重强调临床概念。

前外侧系统解剖定位

图 8-4 为**前外侧系统**纤维的纵向延伸及其定位图解。前外侧系统是一个复合的神经束，包括上行终止于网状结构（**脊髓网状纤维**）、中脑（**脊髓顶盖纤维**至上丘深层，脊髓中脑**导水管周围纤维**至导水管周围灰质）、下丘脑（**脊髓下丘脑纤维**）和丘脑的背侧感觉中继核（**脊髓丘脑束**）的纤维。其他的前外侧系统纤维还有终止于副橄榄核的脊髓橄榄纤维。脊髓丘脑纤维主要终止于丘脑腹后外侧核，而网状丘脑纤维则终止于部分板内核和丘脑后部复合核团的内侧区。来自导水管周围灰质和中缝背核的纤维进入中缝大核和相邻的网状区域。由后者发出纤维经**网状脊髓束**和**中缝核脊髓束**投射至脊髓的Ⅰ、Ⅱ、Ⅴ板层，参与**脊髓痛觉传导的调控**。表 8-3 总结了前外侧系统的血液供应。

表 8-3　前外侧系统血液供应

结构	动脉
脊髓前外侧系统	动脉冠穿支和脊髓前动脉分支（图 6-8 和图 6-16）
延髓前外侧系统	尾侧 1/3，椎动脉；喙侧 2/3，小脑下后动脉（图 6-16）
脑桥前外侧系统	基底动脉长旋支（图 6-23）
中脑前外侧系统	大脑后动脉短旋支，小脑上动脉（图 6-30）
丘脑腹后外侧核	大脑后动脉丘脑膝状体支（图 6-41）
内囊后肢	大脑中动脉外侧纹状体支（图 6-41）

神经递质

含有**谷氨酸**（＋）、**降钙素基因相关肽**和 **P 物质**（＋）的后根神经节细胞发出纤维投射到Ⅰ、Ⅱ（密）、Ⅴ（中）和Ⅲ、Ⅳ（稀）板层。有些脊髓网状和脊髓丘脑纤维含有**脑啡肽**（－）、**生长抑素**（－）和**胆囊收缩素**（＋）。除脑啡肽和生长抑素外，有些脊髓中脑束纤维还含有**血管活性肠多肽**（＋）。导水管灰质和中缝背核的神经元含有 **5- 羟色胺**和**神经紧张素**，它们发出纤维投射到中缝大核和相邻的网状结构。后者的细胞含有 5- 羟色胺和脑啡肽，并发纤维至脊髓Ⅰ、Ⅱ、Ⅴ板层。**5- 羟色胺**能中缝核脊髓纤维或**脑啡肽能**网状脊髓纤维可抑制传导伤害（疼痛）信息的初级感觉纤维或其投射神经元。

临床相关病症

脊髓病变累及**前外侧系统**（如**脊髓半切综合征**），可导致病变髓节以下两个节段起始的对侧痛温觉丧失。由于损伤了白质前连合，**脊髓空洞症**可引起双侧局限于相邻几个皮肤感觉区的感觉丧失。室管膜细胞排列的中央脊髓空化是**脊髓水肿**。由于前外侧系统具有双重血供，脊髓血管性病变（如**急性颈髓中央综合征**）仅造成病变以下双侧点片状痛温觉丧失。延髓外侧（**小脑下后动脉综合征**）或脑桥外侧（**小脑下前动脉闭塞**）的血管病变可造成同侧面部（**三叉神经脊束和核**）和对侧整个半身的痛温觉丧失（前外侧系统），根据血管所供应结构的损伤情况，可同时伴有其他运动和感觉障碍。注意前外侧系统和内侧丘系在延髓分开（不同的血管支配），而在中脑彼此靠近（基本血供一致）。因此，延髓病变不涉及两个传导通路的功能缺失，而中脑病变可能引起除头颅之外的病损对侧痛温觉、振动觉和辨距觉功能受损。

丘脑后外侧血管病变可造成严重的经后索和前外侧系统传导的感觉丧失，或**顽固性疼痛**或**偏身感觉减退**（如**丘脑综合征**），所谓的丘脑痛也可见于脑干病变的患者。

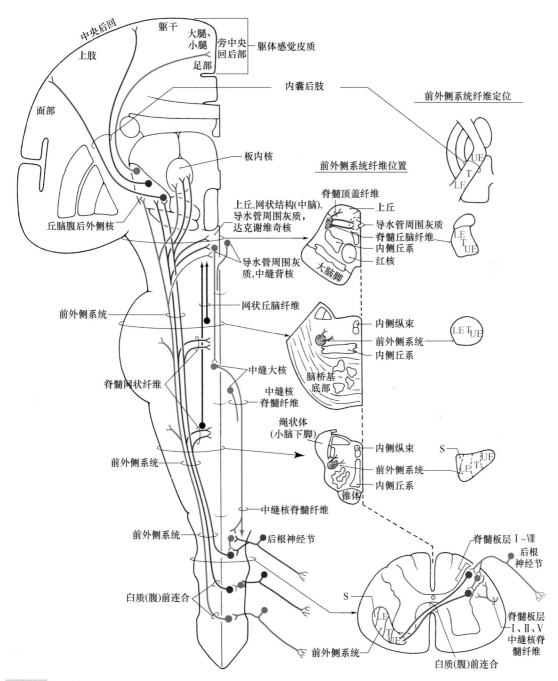

图 8-4 前外侧系统解剖定位

前外侧系统临床定位

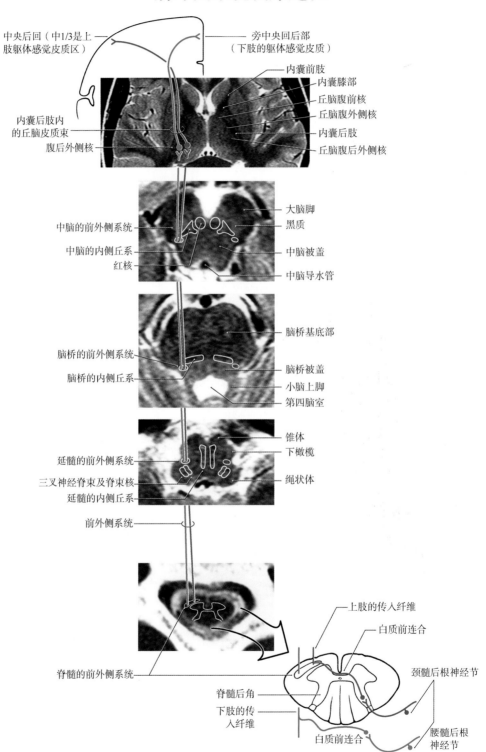

中央后回（中1/3是上肢躯体感觉皮质区）

旁中央回后部（下肢的躯体感觉皮质）

内囊前肢
内囊膝部
丘脑腹前核
丘脑腹外侧核
内囊后肢
丘脑腹后外侧核

内囊后肢内的丘脑皮质束
腹后外侧核

中脑的前外侧系统

大脑脚
黑质

中脑的内侧丘系
红核

中脑被盖

中脑导水管

脑桥基底部

脑桥的前外侧系统
脑桥的内侧丘系

脑桥被盖
小脑上脚
第四脑室

锥体
下橄榄

延髓的前外侧系统
三叉神经脊束及脊束核
延髓的内侧丘系

绳状体

前外侧系统

上肢的传入纤维
白质前连合

脊髓的前外侧系统

颈髓后根神经节

脊髓后角
下肢的传入纤维
白质前连合

腰髓后根神经节

图 8-5A　前外侧系统（ALS）的 CT（脊髓，脊髓造影）和 MRI（脑干和前脑，T_2 加权像）断层图像显示传导通路在临床定位上的位置、形态和走行轨迹。前外侧系统的二级神经元的轴突从脊髓后角上行，在白质前连合交叉，并且在传导束中按躯体定位组合分布。红、蓝色的纤维与图 8-4 上相同颜色相对应。

前外侧系统临床定位：典型损害及功能缺陷

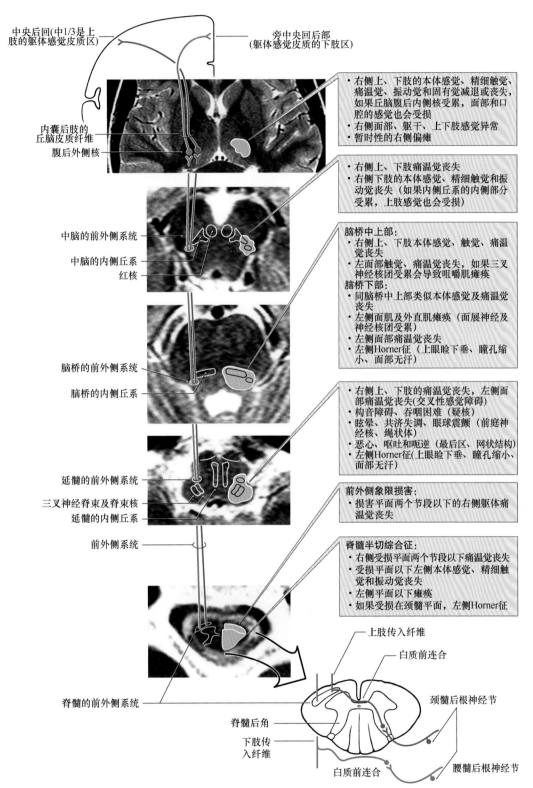

中央后回(中1/3是上肢的躯体感觉皮质区)

旁中央回后部
(躯体感觉皮质的下肢区)

内囊后肢的丘脑皮质纤维

腹后外侧核

- 右侧上、下肢的本体感觉、精细触觉、痛温觉、振动觉和固有觉减退或丧失，如果丘脑腹后内侧核受累，面部和口腔的感觉也会受损
- 右侧面部、躯干、上下肢感觉异常
- 暂时性的右侧偏瘫

- 右侧上、下肢痛温觉丧失
- 右侧下肢的本体感觉、精细触觉和振动觉丧失（如果内侧丘系的内侧部分受累，上肢感觉也会受损）

中脑的前外侧系统

中脑的内侧丘系

红核

脑桥中上部：
- 右侧上、下肢本体感觉、触觉、痛温觉丧失
- 左面部触觉、痛温觉丧失，如果三叉神经核团受累会导致咀嚼肌瘫痪

脑桥下部：
- 同脑桥中上部类似本体感觉及痛温觉丧失
- 左侧面肌及外直肌瘫痪（面展神经及神经核团受累）
- 左侧面部痛温觉丧失
- 左侧Horner征（上眼睑下垂、瞳孔缩小、面部无汗）

脑桥的前外侧系统

脑桥的内侧丘系

- 右侧上、下肢的痛温觉丧失，左侧面部痛温觉丧失(交叉性感觉障碍)
- 构音障碍、吞咽困难（疑核）
- 眩晕、共济失调、眼球震颤（前庭神经核、绳状体）
- 恶心、呕吐和呃逆（最后区、网状结构）
- 左侧Horner征(上眼睑下垂、瞳孔缩小、面部无汗)

延髓的前外侧系统

三叉神经脊束及脊束核

延髓的内侧丘系

前外侧象限损害：
- 损害平面两个节段以下的右侧躯体痛温觉丧失

前外侧系统

脊髓半切综合征：
- 右侧受损平面两个节段以下痛温觉丧失
- 受损平面以下左侧本体感觉、精细触觉和振动觉丧失
- 左侧平面以下瘫痪
- 如果受损在颈髓平面，左侧Horner征

上肢传入纤维

白质前连合

脊髓的前外侧系统

颈髓后根神经节

脊髓后角

下肢传入纤维

白质前连合

腰髓后根神经节

图8-5B 典型的累及**前外侧系统**的中枢神经系统损害症状，功能受损表现（粉色框内）与每个损害的平面和侧别相关。注意侧别（右或左）指的是 MRI 或 CT 上损害位于右侧或左侧，此处强调临床概念。

突触后（背）索系统和脊颈丘脑通路解剖定位

图 8-6 为构成**突触后索系统**（上）和**脊颈丘脑通路**（下）的纤维起源、走行和分布图解。突触后索纤维主要起源于脊髓的Ⅳ板层细胞（也有部分来自脊髓板层Ⅲ和Ⅴ～Ⅶ），沿同侧后索上行，终止于延髓下方的相应核团。其部分纤维的侧突投射至另外的延髓靶结构。**脊颈丘脑通路**中的**脊颈部分**纤维也起自脊髓板层Ⅳ的细胞（很少来自脊髓板层Ⅲ和Ⅴ）。这些细胞的轴突沿侧索（有时称之为背外侧索）后方上行，并按躯体定位方式终止于外侧颈核：来自腰骶的纤维投射至背外侧，颈部的投射至腹内侧。发自外侧颈核的轴突在白质前连合交叉，并上行至中脑和丘脑。后索核细胞也经内侧丘系将信息传导至对侧丘脑。表 8-4 总结了后角、薄束、楔束和颈髓外侧颈核的血液供应。

神经递质

一些脊颈纤维中含有**谷氨酸**（+）和 **P 物质**（+）。由于脊髓板层Ⅲ～Ⅴ的部分细胞的轴突分支既与外侧颈核相连，也与后索核相接，所以在一些突触后后索纤维中也有**谷氨酸**（和 **P 物质**）。

临床相关病症

突触后（背）索和**脊颈丘脑通路**尚未被认为是人类神经系统中的主要传导通路。然而，这些纤维的存在也许可以用来解释一个众所周知的临床现象。因顽固性疼痛而行**脊髓前外侧束切断术**的患者（手术切断部位恰恰位于齿状韧带腹侧）**顽固性疼痛**可获得完全或部分缓解，也可在几日或几周内出现复发。虽然脊髓前外侧束切断术切断了**前外侧系统**的纤维（主要痛觉传导通路），但却保留了后角、后索和脊颈纤维。因此，复发患者的疼痛感觉（或是部分缓解）也许可以用突触后背索和脊颈丘脑通路来解释。尽管如此，有些伤害性信息（疼痛）也可经脊髓前外侧束切断术后残余的绕过前外侧系统的环路，传导至丘脑腹后外侧核和感觉皮质。

表 8-4 后角、薄束、楔束和颈髓外侧颈核的血液供应

结构	动脉
脊髓薄、楔束	动脉冠穿支和部分中央（沟动脉）分支（图 6-8）
颈髓外侧颈核	动脉冠穿支和部分中央（沟动脉）分支（图 6-8）
薄、楔束核	脊髓后动脉（图 6-16）

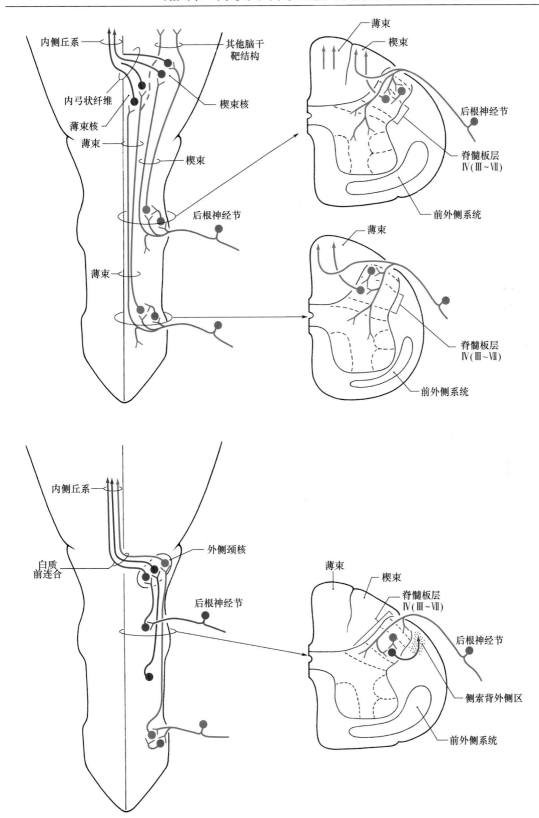

图 8-6　突触后（背）索系统和脊颈丘脑通路解剖定位

三叉传导通路解剖定位

图 8-7 为第 Ⅴ（三叉）、第 Ⅶ（面）、第 Ⅸ（舌咽）和第 Ⅹ（迷走）对脑神经的一般躯体感觉或躯体感觉传入纤维的分布图解。它们都是混合神经。

部分上述初级感觉纤维终止于**感觉主核**三叉神经脑桥核，但大部分的纤维构成**三叉神经脊束**并终止于**三叉神经脊束核**。

三叉神经脊束核和脑桥核腹侧部的神经元发出交叉的腹侧**三叉神经丘脑束**。其上行纤维的侧支纤维影响舌下神经、面神经（**角膜反射、眶上反射或三叉神经面神经反射**）和三叉神经运动核，中脑侧支纤维参与**下颌反射或颌跳反射**。侧支纤维还进入迷走运动背核（**呕吐反射**）、上橄榄核（**流泪、哭反射**），以及疑核和其邻近的网状结构（**凝视反射**）。不交叉的背侧三叉神经丘脑束起自脑桥核的背侧部。表 8-5 总结了三叉神经脊束、三叉神经脊束核和三叉神经丘脑束的血液供应。

表 8-5　三叉神经脊束、三叉神经脊束核和三叉神经丘脑束的血液供应

结构	动脉
延髓三叉神经脊束和脊束核	尾侧 1/3，椎动脉；喙侧 2/3，小脑下后动脉（图 6-16）
脑桥三叉神经脊束和脊束核	基底动脉长旋支（图 6-23）
中脑三叉神经丘脑束	大脑后动脉和小脑上动脉短旋支（图 6-30）
丘脑腹后内侧核	大脑后动脉丘脑膝状体支（图 6-41）
内囊后肢	大脑中动脉外侧纹状体支（图 6-41）

神经递质

含 **P 物质**（+）和**胆囊收缩素**（+）的三叉神经节细胞发出纤维投射到三叉神经脊束核，尤其是其**尾部**。来自脑桥核和脊束核中间部的三叉神经丘脑纤维很多是**谷氨酸**（+），来自脊束核尾部的则很少，而来自该核喙部的则几乎不含谷氨酸。蓝斑（**去甲肾上腺素能纤维**）和中缝核（**5- 羟色胺能纤维**）也有纤维投射至脊束核。含**脑啡肽**（−）的细胞可见于脊束核的尾部，在疑核、舌下、面和三叉神经运动核内均含有脑啡肽能纤维。

临床相关病症

三叉神经节及其近端的病变可导致：①同侧面部、口腔和牙齿的**痛温触觉**缺失；②同侧**咀嚼肌瘫痪**；③同侧**角膜反射消失**。周围性三叉神经损伤可能是外伤（如颅底骨折，尤其是累及眶上和眶下分支时）、炎症（如**带状疱疹**）或肿瘤（大的**前庭神经鞘瘤或脑膜瘤**）所致。这种功能缺损反映了三叉神经外周部分受损。

三叉神经痛（**痛性痉挛**）是一种局限于三叉神经外周分布区的严重烧灼性疼痛，尤其是第二（上颌）支分布区。疼痛可因面部接触诱发（如刮脸、化妆、咀嚼甚至笑），发作前常无先兆，可每月数次，也可每日多次，常见于 40 岁以上人群，是一种常见的三叉神经痛。三叉神经痛的病因可能是三叉神经根被相邻血管（常见小脑上动脉的襻支）压迫，也可能是肿瘤、**多发性硬化**和三叉神经节的**假突触**传递。约 2% 的多发性硬化患者可能会合并三叉神经痛，而双侧三叉神经痛患者出现多发性硬化的可能性为 18% ～ 20%。在延髓，三叉神经脊束和前外侧系统由**小脑下后动脉（PICA）**供血，因而**交叉性半身麻木**是小脑下后动脉综合征的一个特征性表现——同侧躯体及其对侧面部的痛温觉丧失。**脑桥胶质瘤**可能造成咀嚼肌麻痹（**三叉神经运动核**损伤）和部分触觉传入丧失（**脑桥核损伤**）。

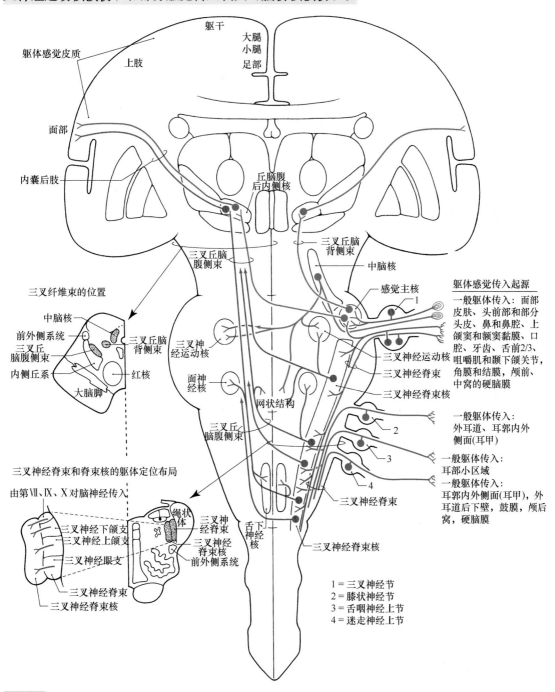

图 8-7　三叉传导通路解剖定位

三叉传导通路临床定位

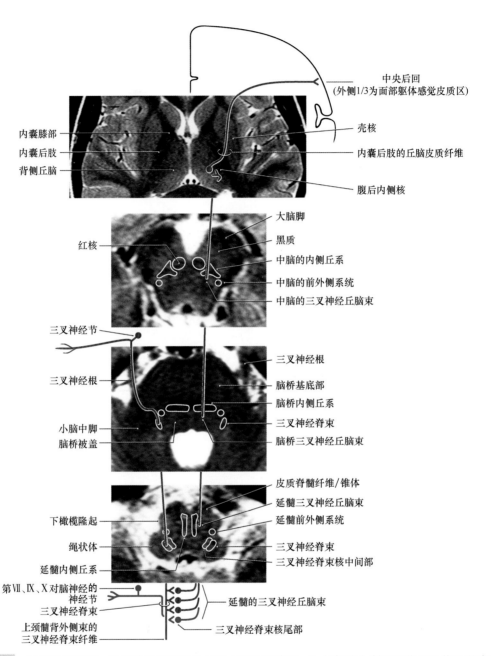

中央后回
(外侧1/3为面部躯体感觉皮质区)

内囊膝部
内囊后肢
背侧丘脑

壳核
内囊后肢的丘脑皮质纤维
腹后内侧核

红核

大脑脚
黑质
中脑的内侧丘系
中脑的前外侧系统
中脑的三叉神经丘脑束

三叉神经节

三叉神经根

三叉神经根
脑桥基底部
脑桥内侧丘系
三叉神经脊束
脑桥三叉神经丘脑束

小脑中脚
脑桥被盖

皮质脊髓纤维/锥体
延髓三叉神经丘脑束
延髓前外侧系统

下橄榄隆起
绳状体
延髓内侧丘系

三叉神经脊束
三叉神经脊束核中间部

第Ⅶ、Ⅸ、Ⅹ对脑神经的
神经节
三叉神经脊束
上颈髓背外侧束的
三叉神经脊束纤维

延髓的三叉神经丘脑束
三叉神经脊束核尾部

图 8-8A **三叉神经脊束、三叉神经丘脑束**的 MRI（脑干和前脑，T_2 加权像）断层图像显示传导通路在临床定位上的位置、形态和走行。三叉神经感觉传导通路的一级神经元细胞起源于**三叉神经节**，二级神经元细胞位于**三叉神经脊束核尾部**。这些二级神经元投射到**丘脑腹后内侧核**，然后再投射到躯体感觉皮质的面部区域。红、蓝色的纤维与图 8-7 上相同颜色对应。

三叉传导通路临床定位：典型损害及功能缺陷

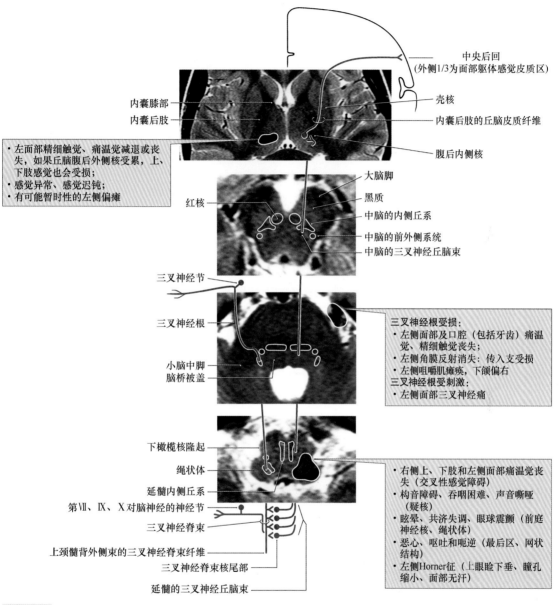

中央后回
（外侧1/3为面部躯体感觉皮质区）

壳核

内囊膝部

内囊后肢

内囊后肢的丘脑皮质纤维

腹后内侧核

- 左面部精细触觉、痛温觉减退或丧失，如果丘脑腹后外侧核受累，上、下肢感觉也会受损；
- 感觉异常、感觉迟钝；
- 有可能暂时性的左侧偏瘫

红核

大脑脚

黑质

中脑的内侧丘系

中脑的前外侧系统

中脑的三叉神经丘脑束

三叉神经节

三叉神经根

三叉神经根受损：
- 左侧面部及口腔（包括牙齿）痛温觉、精细触觉丧失；
- 左侧角膜反射消失：传入支受损
- 左侧咀嚼肌瘫痪，下颌偏右

三叉神经根受刺激：
- 左侧面部三叉神经痛

小脑中脚
脑桥被盖

下橄榄核隆起

绳状体

延髓内侧丘系

第Ⅶ、Ⅸ、Ⅹ对脑神经的神经节

三叉神经束

上颈髓背外侧束的三叉神经脊束纤维

三叉神经脊束核尾部

延髓的三叉神经丘脑束

- 右侧上、下肢和左侧面部痛温觉丧失（交叉性感觉障碍）
- 构音障碍、吞咽困难、声音嘶哑（疑核）
- 眩晕、共济失调、眼球震颤（前庭神经核、绳状体）
- 恶心、呕吐和呃逆（最后区、网状结构）
- 左侧Horner征（上眼睑下垂、瞳孔缩小、面部无汗）

图8-8B　典型的累及脑干和丘脑的**三叉传导系统**的中枢神经系统损害症状，功能受损表现（粉色框内）与每个损害的平面和侧别相关。三叉神经（混合神经）损伤时通常会引起前额、面部和（或）口腔的疼痛。可能表现为尖锐的刺痛感，由刺激口周**上颌神经或下颌神经**支配的区域而引起。通常（约80%的病例）是由于**小脑上动脉**的异常分支压迫三叉神经根进入脑干的区域。本体感觉是通过**三叉神经感觉主核**传导的，它不会被直接感知为疼痛，而是其他感觉，比如压力或牵拉。注意侧别（右或左）指的是 MRI 或 CT 上损害位于右侧或左侧，此处强调临床概念。

孤束传导通路解剖定位

图 8-9 为**第Ⅶ**（面）、**Ⅸ**（舌咽）和**Ⅹ**（迷走）对脑神经中的**内脏传入**（特殊内脏传入，味觉，一般内脏传入，一般内脏感觉）经**孤束**传导至**孤束核**并终止于环绕核团周围的细胞的图解。这些都是混合神经。特殊和一般内脏传入功能成分一般统称为内脏传入功能成分。通常所说的孤束核实际上是由一系列的小核自喙侧至尾侧纵向聚集组成的细胞柱。表 8-6 总结了孤束和孤束核的血液供应。

孤束核纤维投射到泌涎核、舌下神经核、迷走神经运动背核和疑核。孤束核至疑核的投射以双侧为主，是**咽反射**的中间神经元。**咽反射**的传入由舌咽神经完成，传出纤维则发自疑核，经由舌咽和迷走神经共同传出。虽然**咽反射**不作为常规检查项目，但对于**构音困难、吞咽困难、声音嘶哑**的患者还是应该评估的。孤束脊髓纤维为对侧优势的双侧性投射，其投射到脊髓的膈神经核、中间外侧核细胞柱和前角。丘脑腹后内侧核是内脏传入信息投射至皮质的丘脑中转中心。脑干反射参见图 8-27 ～图 8-31 和表 8-1。

神经递质

膝状神经节（面神经）和舌咽、迷走神经的**下神经节**中存在含有 **P 物质**（＋）和**胆囊收缩素**（＋）的细胞，这些细胞会投射至孤束核。孤束核中的一些投射纤维投射至邻近的迷走神经运动背核的神经元含有**脑啡肽**（－）、**神经紧张素**和 GABA（＋）。孤束神经元、臂旁核细胞和一些丘脑投射到味觉皮质和其他内脏区域的神经元含有胆囊收缩素（＋）、生长抑素（－）和脑啡肽（－）。

临床相关病症

膝状神经节或其近端的面神经病变可导致：舌前 2/3 的（同侧）味觉消失（**失味症**）及同侧**面神经麻痹**（**Bell 麻痹**）。虽然一侧舌咽神经损伤可造成同侧舌后 1/3 **味觉缺失**，但临床很难检查出来。另外，**舌咽神经痛**（也称**舌咽神经痉挛**）是一种**特发性**的局限于舌咽神经咽后部、舌后部和扁桃体区域感觉分支的疼痛。虽然相对少见，但**舌咽神经痛**可因说话或吞咽动作而加重。小脑下后动脉闭塞导致**小脑下后动脉综合征**或**偏侧髓质综合征**（如在延髓外侧综合征中），除可导致**交叉性偏身感觉缺失**外，还可造成同侧舌的**味觉丧失**，因为小脑下后动脉供应延髓的孤束和孤束核。有趣的是，嗅神经或嗅束的病变（**嗅觉丧失、嗅觉障碍**）也可影响患者的味觉感受。重度感冒合并鼻腔充血时，可严重影响味觉就是一个例子。

表 8-6　孤束和孤束核的血液供应

结构	动脉
延髓的孤束和孤束核	脊髓前动脉延髓尾侧分支；小脑下后动脉延髓嘴侧分支（图 6-16）
脑桥上升纤维	基底动脉长旋支和小脑上动脉分支（图 6-23）
丘脑腹后内侧核	大脑后动脉丘脑膝状体支（图 6-41）
内囊后肢	大脑中动脉外侧纹状体支（图 6-41）

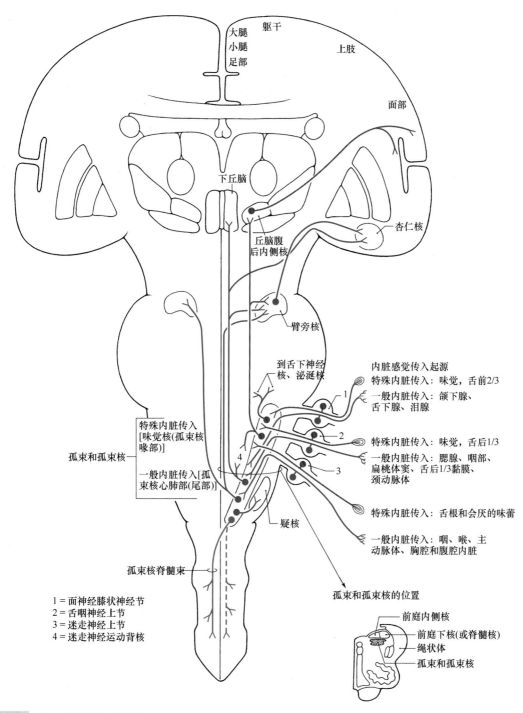

图 8-9　孤束传导通路解剖定位

描画感觉纤维传导通路空白示意图

图 8-10 为描画感觉纤维传导通路的空白示意图。该图便于读者理解感觉纤维走行后进行自我分析，也便于讲授者扩展该章节未涵盖的感觉纤维传导通路。

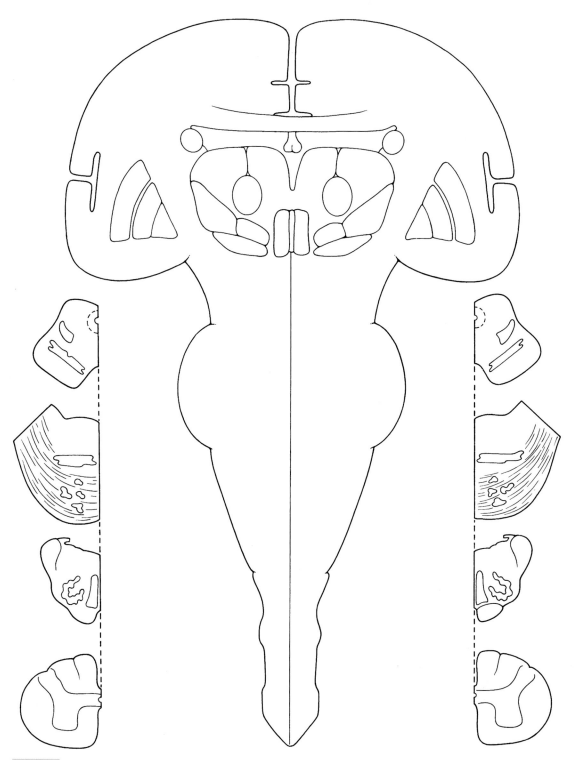

图 8-10 感觉纤维传导通路空白示意图

第三节 运 动 通 路

皮质脊髓束解剖定位

图 8-11 为**皮质脊髓纤维**的纵行结构及其在神经轴相应节段的位置图。皮质脊髓束在**脑桥基底部**处不如**内囊、大脑脚、锥体和脊髓**处走行紧密。在**锥体交叉**层面，来自大脑皮质上肢功能区的纤维比来源于下肢功能区的纤维在较喙侧的位置交叉。除了来源于大脑皮质的**躯体运动功能区**（4 区）的纤维外，还有一部分来源于**中央后回**（3、1、2 区）；前者主要终止于板层 Ⅵ～Ⅸ，而后者主要终止于板层 Ⅳ 和 Ⅴ。来自于额前（尤其 6 区）及顶部 5 区和 7 区的纤维也加入皮质脊髓束。表 8-7 总结了皮质脊髓束的血液供应。

神经递质

在一些作为局部环路细胞或皮质 - 皮质联结的小皮质神经元细胞中存在**乙酰胆碱、γ - 氨基丁酸**（－）、**P 物质**（＋，及其他肽）。**谷氨酸**（＋）存在于投射至脊髓的皮质传出纤维中。谷氨酰胺能皮质脊髓纤维和终末在所有脊髓节段中均存在，尤其集中在颈膨大及腰膨大。这和脊髓的功能相关，皮质脊髓纤维的 55% 终止于颈段脊髓，20% 终止于胸段脊髓，25% 终止于腰骶段脊髓。一些皮质脊髓纤维可能发出分支，终止于多个脊髓节段。皮质脊髓束直接地，或通过中间神经元间接地影响下运动神经元细胞。**乙酰胆碱和降钙素基因相关肽**在这些大运动神经元细胞及其在骨骼肌中的神经末梢中检出。

临床相关病症

重症肌无力是表现为骨骼肌中重度无力的疾病，其病因为循环抗体与**突触后膜乙酰胆碱受体**反应。该疾病的特征为：①进行性肌肉易**疲劳和波动性肌无力**；②约 45% 的患者以**眼外肌受累**首发（**上睑下垂、复视**），所有患者中近 85% 存在眼肌受累；③肌肉对胆碱能药物的反应。在 50% 以上的患者中，**面肌和咽肌受累**也很常见（**面瘫、吞咽困难和构音障碍**）。也可见到患者肢体无力，不过绝大多数均合并面部 / 口腔肌肉无力。

颈段脊髓的单侧皮质脊髓束受损（Brown-Séquard 综合征）导致**同侧上肢和下肢偏瘫**。随病情发展，随后也可表现为上运动神经元病变的特点（**反射亢进、肌强直、腹壁浅反射和巴宾斯基征阳性**）。C_4 ～ C_5 以上的双侧颈髓受损导致**四肢瘫**，C_1 ～ C_2 节段损伤甚至引起**呼吸和心跳骤停**。胸段脊髓单受损，引起同侧下肢瘫痪（**单侧瘫痪**），若双侧受损，引起双下肢瘫痪（**截瘫**）。锥体交叉节段较小的病变根据影响的交叉纤维，可能侧导致**双侧上肢无力**（较靠喙端）或**双下肢无力**（较靠尾端）。在偏瘫中，-plegia 指的是瘫痪，而在**轻偏瘫**中，-paresis 指的是虚弱或不完全瘫痪。锥体交叉喙侧脑内的血管性病变，如在延髓（延髓内侧综合征或 Déjèrine 综合征）、脑桥（**Millard-Gubler 或 Foville 综合征**）或中脑（**Weber 综合征**），均引起**交叉性瘫**，即病变对侧的上、下肢瘫痪，合并同侧舌肌瘫痪（延髓）、面肌或外直肌瘫痪（脑桥）和绝大多数眼部运动受损（中脑）。这些综合征也常表现**感觉障碍**。内囊病变（如**腔隙性脑梗死**）引起对侧肢体瘫，有时合并多种脑神经障碍（皮质核束受累）。**肌萎缩侧索硬化**（ALS）也可以表现为双侧肢体无力，提示皮质脊髓束受累。

表 8-7　皮质脊髓束的血液供应

结构	动脉
内囊后肢	大脑中动脉外侧豆纹支（图 6-41）
中脑大脑脚	基底动脉和后交通动脉的旁正中及短旋分支（图 6-30）
脑桥皮质脊髓束	基底动脉旁正中分支（图 6-23）
延髓锥体	脊髓前动脉（图 6-16）
脊髓的皮质脊髓侧束	动脉冠的穿通支（下肢纤维），中央动脉分支（上肢纤维）（图 6-8）

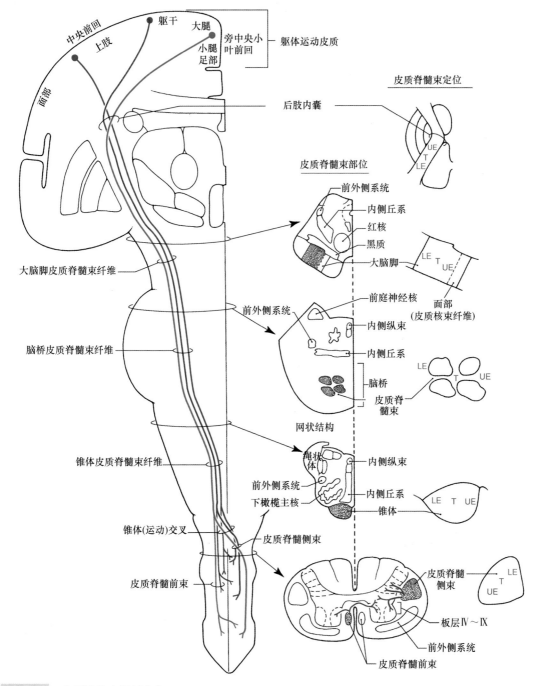

图 8-11　皮质脊髓束解剖定位

皮质脊髓束临床定位

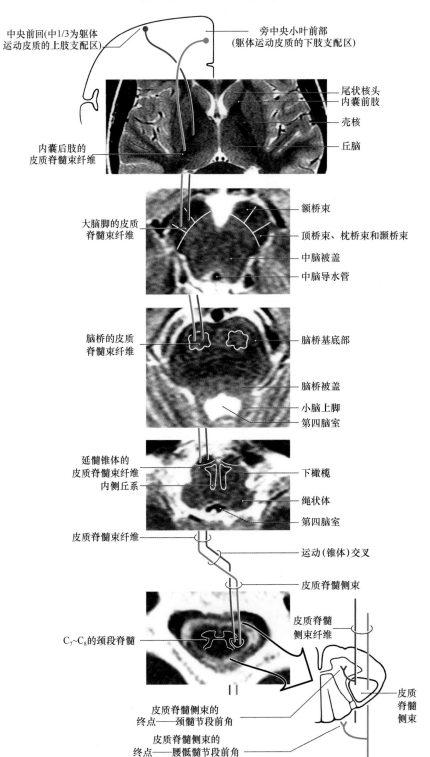

中央前回(中1/3为躯体运动皮质的上肢支配区)

旁中央小叶前部(躯体运动皮质的下肢支配区)

尾状核头
内囊前肢
壳核
丘脑

内囊后肢的皮质脊髓束纤维

大脑脚的皮质脊髓束纤维

额桥束
顶桥束、枕桥束和颞桥束
中脑被盖
中脑导水管

脑桥的皮质脊髓束纤维

脑桥基底部

脑桥被盖
小脑上脚
第四脑室

延髓锥体的皮质脊髓束纤维
内侧丘系

下橄榄
绳状体
第四脑室

皮质脊髓束纤维

运动(锥体)交叉

皮质脊髓侧束

皮质脊髓侧束纤维

C7~C8的颈段脊髓

皮质脊髓侧束

皮质脊髓侧束的终点——颈髓节段前角

皮质脊髓侧束的终点——腰骶髓节段前角

图 8-12A　CT（脊髓，造影）及 MRI（脑干和前脑，T_2 加权 MRI）上的**皮质脊髓束系统**，显示其定位、拓扑结构及临床定位的通路投射。除了在**内囊后肢和脑桥基底部**，皮质脊髓束通常在中枢神经系统的各个层面都是紧密排列的。蓝色和绿色的纤维与图 8-11 中相对应。

皮质脊髓束临床定位：典型损害及功能缺陷

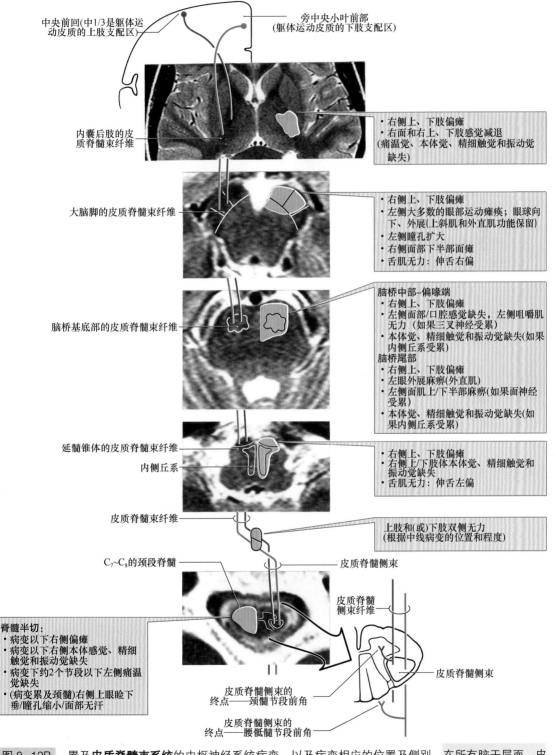

中央前回(中1/3是躯体运动皮质的上肢支配区)

旁中央小叶前部(躯体运动皮质的下肢支配区)

内囊后肢的皮质脊髓束纤维

- 右侧上、下肢偏瘫
- 右面和右上、下肢感觉减退(痛温觉、本体觉、精细触觉和振动觉缺失)

大脑脚的皮质脊髓束纤维

- 右侧上、下肢偏瘫
- 左侧大多数的眼部运动瘫痪；眼球向下、外展(上斜肌和外直肌功能保留)
- 左侧瞳孔扩大
- 右侧面部下半部面瘫
- 舌肌无力：伸舌右偏

脑桥基底部的皮质脊髓束纤维

脑桥中部-偏喙端
- 右侧上、下肢偏瘫
- 左侧面部/口腔感觉缺失，左侧咀嚼肌无力(如果三叉神经受累)
- 本体觉、精细触觉和振动觉缺失(如果内侧丘系受累)

脑桥尾部
- 右侧上、下肢偏瘫
- 左眼外展麻痹(外直肌)
- 左侧面肌上/下半部麻痹(如果面神经受累)
- 本体觉、精细触觉和振动觉缺失(如果内侧丘系受累)

延髓锥体的皮质脊髓束纤维

内侧丘系

- 右侧上、下肢偏瘫
- 右侧上/下肢本体觉、精细触觉和振动觉缺失
- 舌肌无力：伸舌左偏

皮质脊髓束纤维

上肢和(或)下肢双侧无力(根据中线病变的位置和程度)

C_7~C_8的颈段脊髓

皮质脊髓侧束

皮质脊髓侧束纤维

脊髓半切：
- 病变以下右侧偏瘫
- 病变以下右侧本体感觉、精细触觉和振动觉缺失
- 病变下约2个节段以下左侧痛温觉缺失
- (病变累及颈髓)右侧上眼睑下垂/瞳孔缩小/面部无汗

皮质脊髓侧束的终点——颈髓节段前角

皮质脊髓侧束的终点——腰骶髓节段前角

皮质脊髓侧束

图 8-12B 累及**皮质脊髓束系统**的中枢神经系统病变，以及病变相应的位置及侧别。在所有脑干层面，皮质脊髓束的血管分布区域也同样是脑神经核或神经根的支配区域；脑神经功能障碍是最准确的**定位症状**。注意病变侧别（右/左）由 MRI/CT 的左/右来决定，这样的界定将强化临床应用的意识。

皮质核束纤维解剖定位

图 8-13 为皮质核束纤维至脑干运动核团的起源、走行及分布。这些纤维直接或通过相邻网状结构的运动核团，影响**动眼神经、滑车神经、三叉神经、展神经、面神经、舌咽神经、迷走神经**（舌咽、迷走神经均通过**疑核**）、**副神经**（$C_1 \sim C_5/C_6$ 处细胞核）**和舌下神经的运动核**。皮质核束纤维起自额叶眼区（额中回尾部的 6、8 区）、中央前回（躯体运动皮质，4 区），一些起自中央后回（3、1、2 区）。起自 4 区的纤维走行至内囊膝部，但起自额叶眼区（8、6 区）可能穿行于内囊前肢尾部，一些（起自 3、1、2 区）也可能走行至后肢最尾部。起自 8、6 区的纤维终止在**内侧纵束尾部间质核（垂直凝视中枢）和脑桥旁正中网状结构（水平凝视中枢）**；这些区域再进一步分别投射至第 III、IV、VI 核团。起自 4 区的纤维终止于除了 III、IV、VI 核团之外的脑神经运动核团，或终止于与这些核团相邻的部位。虽然在此未标出，上丘也接收来自 8 区和顶叶眼区（7 区）皮质的传入，进一步投射至内侧纵束尾部间质核（垂直凝视中枢）和脑桥旁正中网状结构。此外，必须指出下行皮质纤维（很多起自 3、1、2 区）投射至一些脑神经的感觉中继核团及脑干的其他感觉中继核（如后索系统的核团）。表 8-8 总结了脑神经运动核团的血液供应。

神经递质

谷氨酸（+）可以在直接支配脑神经运动核团的很多**皮质轴突**中找到，也可以在那些终止于多个运动核团的周围（间接）检测到。

临床相关疾病

累及运动皮质（如脑动脉闭塞）或**内囊**（如**腔隙性脑梗死**或 **M1 支豆纹支闭塞**）的病变引起对侧上、下肢体**瘫痪**（皮质脊髓纤维受累）合并相应脑神经功能障碍。严格局限于皮质的病变可引起一过性的**凝视麻痹**，眼球凝视病变侧（肢体瘫痪对侧）。除了**对侧肢体瘫痪**外，**内囊膝部**病变中通常的脑神经功能障碍还包括：①**伸舌偏向肢体偏瘫侧**，即病变对侧；②对侧面部**下部分面瘫（中枢性面瘫）**。该临床表现的机制在于走行至颏舌肌运动神经元和支配下面部运动神经元主要是交叉的。皮质核束走行到疑核的纤维中断，可以导致病变对侧**腭肌无力、腭垂**发音时**偏向病变侧**。此外，病变若累及传导至副核的皮质核束，则影响斜方肌，导致病变侧肩下垂（或肩部对抗阻力不能上提），影响胸锁乳突肌，导致头（对抗阻力）转向病变对侧困难。一些脑干病变引起的是**交叉瘫**，而大脑半球病变导致脑损伤对侧的脊髓和脑神经功能障碍。

脑干病变，尤其在中脑或脑桥，可能导致以下表现：①**垂直凝视麻痹**（中脑）②**帕里诺综合征**——向上凝视麻痹（松果体区肿瘤）；③**核间性眼肌麻痹**（第 III 和 VI 对脑神经运动核团之间的内侧纵束病变）；④**水平凝视麻痹**（展神经核脑桥旁正中网状结构病变）；⑤**一对半综合征**（图 3-8、表 3-1 和表 3-2）。所谓"一对半综合征"，即为病变邻近中线，累及展神经核与其相邻的脑桥旁正中网状结构、同侧展神经核越过中线加入对侧内侧纵束的核间性纤维、对侧展神经核越过中线加入病变侧的内侧纵束的核间性纤维，结果表现为同侧外展和内收不能（外直肌和内直肌，即"一对"）、对侧内收不能（内直肌，即"一半"）；仅存的水平运动是通过完整的外展运动神经元支配的对侧外展。

表 8-8　脑神经运动核团的血液供应

结构	动脉
动眼神经核和 E-W 核	基底动脉分叉处的旁正中分支、大脑后内侧支及后交通动脉（图 6-30）
三叉神经运动核	基底动脉的长旋支（图 6-23）
展神经核和面神经核	基底动脉的长旋支（图 6-23）
疑核	小脑下后动脉（图 6-16）
舌下神经核	脊髓前动脉（图 6-16）

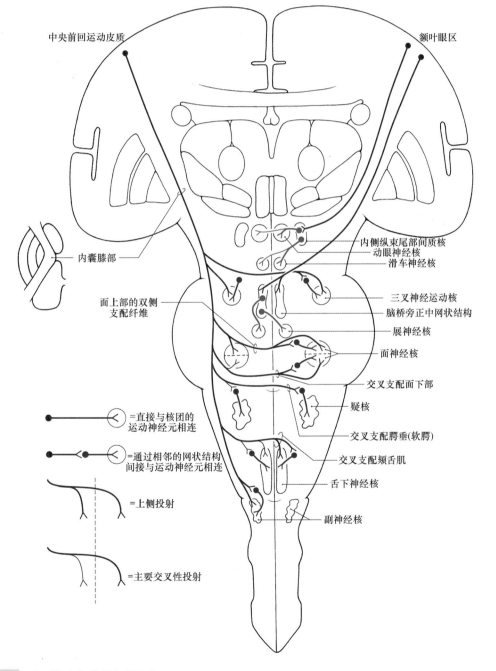

图 8-13　皮质核束纤维的解剖定位

皮质核束纤维临床定位

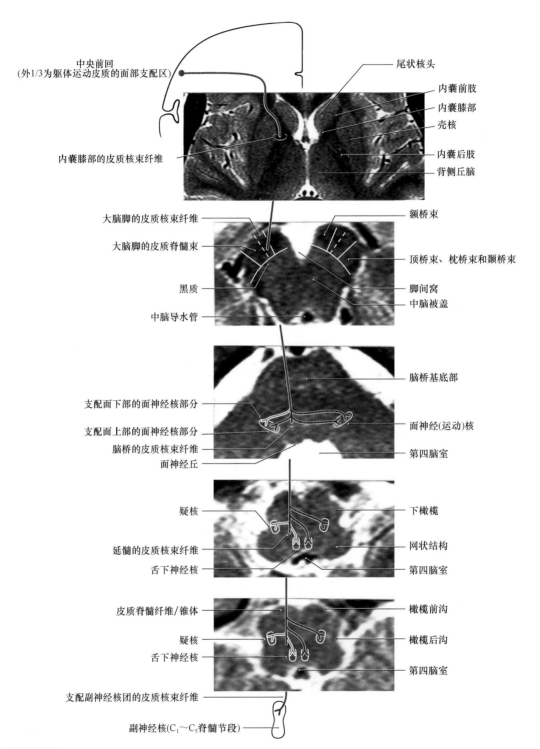

中央前回
(外1/3为躯体运动皮质的面部支配区)

尾状核头

内囊前肢

内囊膝部

壳核

内囊膝部的皮质核束纤维

内囊后肢

背侧丘脑

大脑脚的皮质核束纤维

额桥束

大脑脚的皮质脊髓束

顶桥束、枕桥束和颞桥束

黑质

脚间窝

中脑导水管

中脑被盖

脑桥基底部

支配面下部的面神经核部分

支配面上部的面神经核部分

面神经(运动)核

脑桥的皮质核束纤维

第四脑室

面神经丘

疑核

下橄榄

延髓的皮质核束纤维

网状结构

舌下神经核

第四脑室

皮质脊髓纤维/锥体

橄榄前沟

疑核

橄榄后沟

舌下神经核

第四脑室

支配副神经核团的皮质核束纤维

副神经核(C₁~C₅脊髓节段)

图 8-14A 通过在 MRI（脑干和前脑，T_2 加权像）上标出**皮质核束系统**的位置、拓扑结构及临床定位的投射。主要的投射用较粗的分支标出。红色纤维与图 8-13 中红色标出的相对应。

皮质核束纤维临床定位：典型损害及功能缺陷

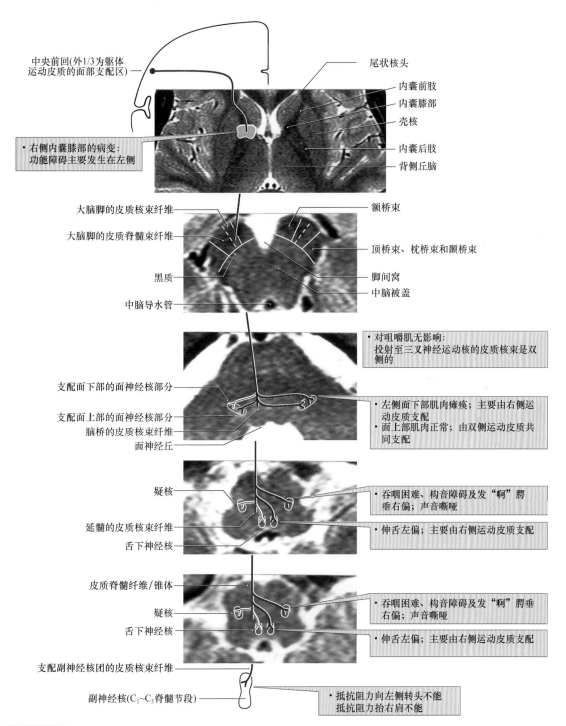

中央前回(外1/3为躯体运动皮质的面部支配区)

尾状核头

内囊前肢
内囊膝部
壳核

内囊后肢
背侧丘脑

• 右侧内囊膝部的病变：功能障碍主要发生在左侧

大脑脚的皮质核束纤维
大脑脚的皮质脊髓束纤维

额桥束

顶桥束、枕桥束和颞桥束

黑质
中脑导水管

脚间窝
中脑被盖

• 对咀嚼肌无影响：投射至三叉神经运动核的皮质核束是双侧的

支配面下部的面神经核部分
支配面上部的面神经核部分
脑桥的皮质核束纤维
面神经丘

• 左侧面下部肌肉瘫痪；主要由右侧运动皮质支配
• 面上部肌肉正常；由双侧运动皮质共同支配

疑核
延髓的皮质核束纤维
舌下神经核

• 吞咽困难、构音障碍及发"啊"腭垂右偏；声音嘶哑
• 伸舌左偏；主要由右侧运动皮质支配

皮质脊髓纤维/锥体
疑核
舌下神经核

• 吞咽困难、构音障碍及发"啊"腭垂右偏；声音嘶哑
• 伸舌左偏；主要由右侧运动皮质支配

支配副神经核团的皮质核束纤维
副神经核(C₁~C₅脊髓节段)

• 抵抗阻力向左侧转头不能
抵抗阻力抬右肩不能

图 8-14B 内囊膝部的皮质核束纤维病变导致相应脑神经运动功能障碍（粉色框内）。内囊**膝部**的损伤可能导致特定的脑神经运动障碍组合而没有躯体运动障碍。**内囊后肢无皮质核束，内囊膝部无皮质脊髓束**。注意病变侧别（右/左）由图上显示的内囊膝部病变位置决定，这更强调临床概念的重要性。

顶盖脊髓束和网状脊髓束解剖定位

图 8-15 所示脑干和脊髓切面示意图显示了**顶盖脊髓束**和**网状脊髓束**的起源、走行和位置及大致分布。**顶盖脊髓束**自上丘深层发出，在**被盖（背）后交叉**水平交叉至对侧，下行并分布于颈髓水平。大脑皮质的多个区域（如额叶、顶叶、颞叶）均投射于顶盖区，但最精细的投射则是来自视皮质发出的**皮质顶盖纤维**。**脑桥网状脊髓纤维（网状脊髓内侧束）**一般不交叉至对侧，而发自延髓的部分（**延髓网状脊髓束或网状脊髓外侧束**）是双侧走行的，不过仍以一侧为主。皮质网状纤维发自几个皮质区，为双侧走行，且对侧略占优势。表 8-9 总结了上丘、脑桥延髓网状结构及脊髓中顶盖脊髓束和网状脊髓束的血液供应。

神经递质

皮质顶盖投射纤维，尤其是那些发自视皮质的投射纤维，以**谷氨酸**（＋）为神经递质。此类物质也存在于多数皮质网状纤维中。一些巨细胞网状核神经元发出纤维作为网状脊髓投射可以到达含有 **P 物质**（＋）和**脑啡肽**（－）的脊髓神经元。**脑啡肽能网状脊髓束**可能是调节脊髓水平疼痛传导过程的下行系统的一部分。许多网状脊髓纤维能够调节下运动神经元的兴奋性。

临床相关病症

临床中基本没有发生在**顶盖脊髓束和网状脊髓束**的孤立病变。**顶盖脊髓束**投射在颈髓上段，影响头部和颈部的反射运动。该神经纤维受损的患者可出现上述运动的减弱或延迟。**脑桥网状脊髓纤维（网状脊髓内侧束）**可兴奋伸肌运动神经元和支配中轴肌运动的神经元；其中部分纤维还可以抑制屈肌运动神经元。相反，某些**延髓网状脊髓纤维（网状脊髓外侧束）**对支配伸肌和颈背肌的运动神经元主要起抑制作用；上述神经纤维还可通过中间神经元兴奋屈肌运动神经元。

某些皮质脊髓束受损患者所出现的**痉挛**现象与**网状脊髓**（以及**前庭脊髓**）纤维有关。当脊髓运动神经元失去皮质下行控制时，患者将出现**去大脑强直状态**，即上下肢**强直性伸展**，与上述纤维特别是网状脊髓纤维相关。**去大脑强直患者**受到例如脚趾间皮肤的有害刺激时，伸肌强直突然发作；这是通过**脊髓网状纤维**（进入前外侧系统）传导的；反过来，这些纤维的分支进入并兴奋网状核，并沿轴突下行以提高伸肌运动神经元的兴奋水平。当有害刺激被去除时，暂时增加的肌肉强直状态水平降低到施加刺激前。疼痛的上行传导通路包含脊髓网状纤维，它们传导前外侧系统来源的神经冲动至延髓网状结构，在那里激活下行的网状脊髓纤维，在运动神经元驱动力增加期间增加脊髓运动神经元的兴奋性。

表 8-9　上丘、脑桥延髓网状结构及脊髓中顶盖脊髓束和网状脊髓束的血液供应

结构	动脉
上丘	大脑后动脉长旋支（四叠体支），以及小脑上动脉和脉络膜后动脉的部分分支（图 6-30）
脑桥网状结构	基底动脉长旋支，以及脑桥头侧的小脑上动脉分支（图 6-23）
延髓网状结构	椎动脉分支，以及延髓脑桥连接部基底动脉旁正中分支（图 6-16）
顶盖脊髓束和网状脊髓束	中央动脉分支（顶盖脊髓束和延髓的网状脊髓束）；动脉冠的神经束穿通支（脑桥的网状脊髓束）（图 6-16 和图 6-8）

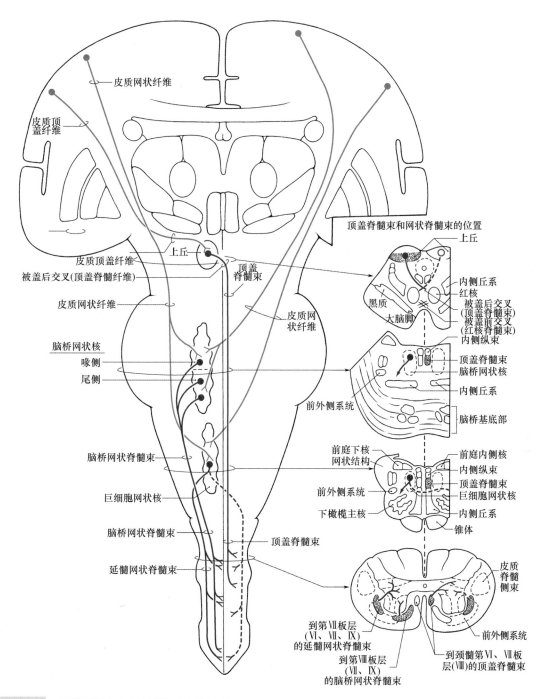

图 8-15　顶盖脊髓束和网状脊髓束解剖定位

红核脊髓束和前庭脊髓束解剖定位

图 8-16 所示脑干和脊髓切面示意图显示了**红核脊髓束和前庭脊髓束**的起源、走行和位置及大致分布。**红核脊髓纤维**经**被盖前（腹）**交叉至对侧下行，虽然主要投射至颈髓，但仍有纤维分布于脊髓的各个节段。参见**皮质 - 红核脊髓**通路示意图。红核背内侧区细胞接受来自大脑皮质上肢运动区发出的纤维，并发纤维投射至颈髓，而红核腹外侧区的细胞则接受来自大脑皮质下肢运动区发出的纤维，并向下投射至腰骶髓水平，但数量较少。此外，红核还通过**被盖中央束**投射至同侧**下橄榄复合体**（红核 - 橄榄神经纤维）。

前庭内侧和外侧核分别发出**内侧和外侧前庭脊髓束**。前者主要投射至同侧脊髓上段，被认为是脊髓内侧纵束的组成部分。后者亦投射至同侧脊髓，并按躯体定位方式分布；投射至腰骶髓的纤维发自外侧核的背部和尾部，而投射至颈髓的纤维则发自其喙侧和腹侧。表 8-10 总结了红核、前庭核、内侧纵束和红核脊髓束，以及脊髓中前庭脊髓束的血液供应。

神经递质

皮质红核纤维中存在**谷氨酸**（＋）。某些前庭脊髓外侧纤维含有**天门冬氨酸**（＋），而部分前庭脊髓内侧投射纤维中含有**甘氨酸**（－）。前庭核群中有含有大量 **γ- 氨基丁酸**（－）的神经纤维，提示该核群存在小脑皮质前庭纤维的终末。

临床相关病症

目前尚没有发现过仅有**红核脊髓束**和**前庭脊髓束**孤立损伤的患者，但是这些传导束的损伤是多种运动系统损害的重要因素。猴红核脊髓束的实验性损伤会出现四肢远端精细运动的功能障碍，人类可能也会出现类似的表现。不过由于邻近的皮质脊髓纤维损伤会导致**偏瘫**，上述表现往往会被掩盖。**Claude 综合征**（中脑内侧病变）患者所出现的**红核震颤**（**Holmes 震颤**）和**小脑共济失调 / 震颤**主要发生在对侧，在一定程度上与**红核**及其邻近的**小脑丘脑束**损伤有关。由于同时存在动眼神经根损伤，患者还可能出现同侧**眼球运动障碍**和**瞳孔扩张**（**眼肌麻痹**和**瞳孔散大**）。突然发作的伸肌强直多见于去**大脑强直**患者受到有害刺激时，例如脚趾间皮肤受刺激后，刺激沿脊髓网状纤维（进入前外侧系统）传导至网状脊髓神经元，并沿轴突下行兴奋伸肌运动神经元。

前庭脊髓内侧束主要抑制支配伸肌的运动神经元和参与颈背部肌肉运动调节的神经元。**前庭脊髓外侧束**可抑制某些屈肌运动神经元，但其主要功能仍然是通过调节支配伸肌运动的神经元参与脊髓反射。对于皮质脊髓纤维受损患者所出现的肌肉痉挛，以及**去大脑强直**患者所表现出的四肢强直性伸展，前庭脊髓和网状脊髓纤维（图 8-17）在其发生机制中起着重要作用。以去大脑强直为例，脊髓屈肌运动神经元所受的下行调节作用（皮质脊髓束、红核脊髓束）丧失；脑干对脊髓伸肌运动神经元的下行调节作用成为主导；脊髓网状纤维（沿前外侧系统）向中枢传入兴奋冲动并通过网状脊髓纤维（图 8-15）下行，进一步强化了这一调节作用。有关红核脊髓纤维和网状脊髓纤维损伤的病变特点参见图 8-17。

表 8-10　红核、前庭核、内侧纵束和红核脊髓束，以及脊髓中前庭脊髓束的血液供应

结构	动脉
红核	大脑后动脉内侧支和后交通动脉，以及部分大脑后动脉短旋支（图 6-30）
前庭核	延髓段为小脑下后动脉（图 6-16），脑桥段为长旋支（图 6-23）
内侧纵束	脑桥段为基底动脉长旋支（图 6-23），延髓段为脊髓前动脉（图 6-16）
前庭脊髓内侧束	中央动脉分支（图 6-8 和图 6-16）
前庭脊髓外侧束和红核脊髓束	动脉冠穿通支，以及中央动脉终末支（图 6-8）

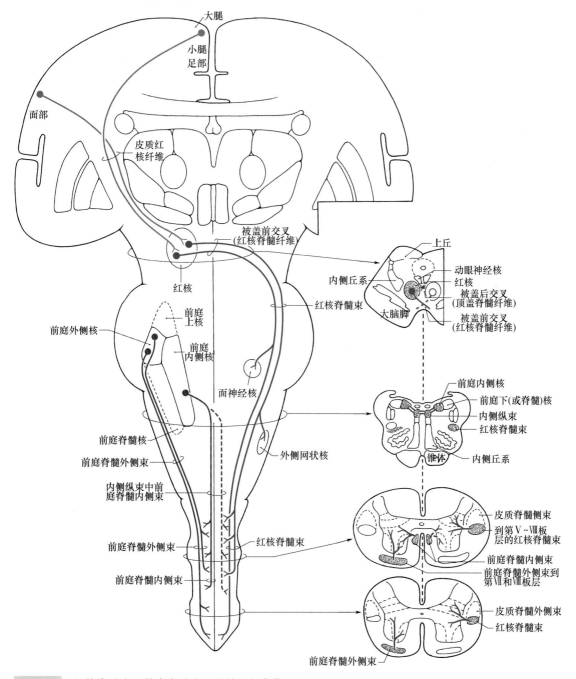

图 8-16　红核脊髓束和前庭脊髓束纤维的解剖定位

红核脊髓纤维、网状脊髓纤维和前庭脊髓纤维：临床定位

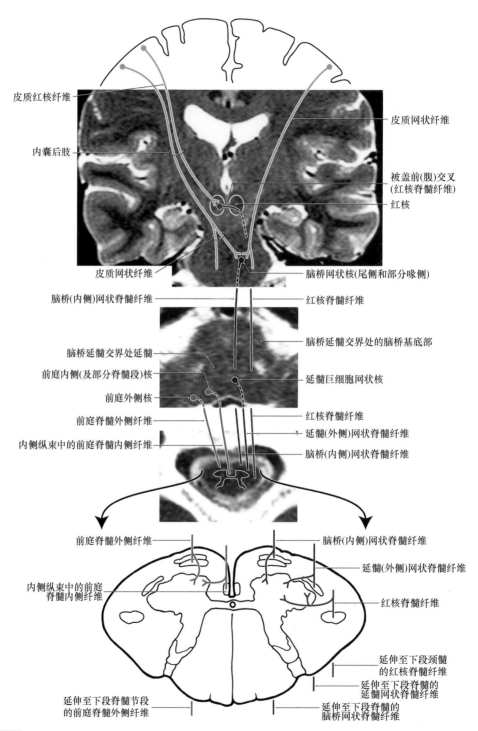

皮质红核纤维

内囊后肢

皮质网状纤维

脑桥(内侧)网状脊髓纤维

脑桥延髓交界处延髓

前庭内侧(及部分脊髓段)核

前庭外侧核

前庭脊髓外侧纤维

内侧纵束中的前庭脊髓内侧纤维

皮质网状纤维

被盖前(腹)交叉
(红核脊髓纤维)

红核

脑桥网状核(尾侧和部分喙侧)

红核脊髓纤维

脑桥延髓交界处的脑桥基底部

延髓巨细胞网状核

红核脊髓纤维

延髓(外侧)网状脊髓纤维

脑桥(内侧)网状脊髓纤维

前庭脊髓外侧纤维

内侧纵束中的前庭脊髓内侧纤维

脑桥(内侧)网状脊髓纤维

延髓(外侧)网状脊髓纤维

红核脊髓纤维

延伸至下段颈髓的红核脊髓纤维

延伸至下段脊髓的延髓网状脊髓纤维

延伸至下段脊髓节段的前庭脊髓外侧纤维

延伸至下段脊髓的脑桥网状脊髓纤维

图 8-17A　所示 CT（脊髓，脊髓造影）和 MRI（脑干和前脑，T$_2$ 加权像）显示了**红核脊髓纤维、网状脊髓纤维和前庭脊髓纤维**的起源、位置及走行方向与临床相关的定位。

红核脊髓纤维、网状脊髓纤维和前庭脊髓纤维：临床定位
——病变对其调节脊髓运动神经元作用的影响

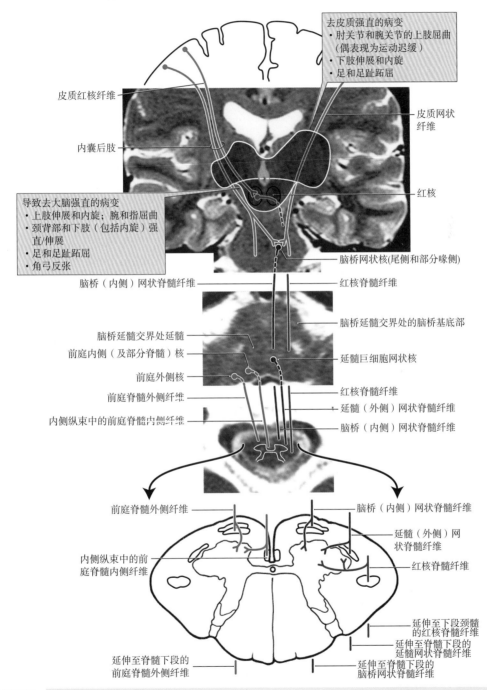

去皮质强直的病变
- 肘关节和腕关节的上肢屈曲（偶表现为运动迟缓）
- 下肢伸展和内旋
- 足和足趾跖屈

导致去大脑强直的病变
- 上肢伸展和内旋；腕和指屈曲
- 颈背部和下肢（包括内旋）强直/伸展
- 足和足趾跖屈
- 角弓反张

皮质红核纤维

内囊后肢

红核

皮质网状纤维

脑桥网状核(尾侧和部分喙侧)

脑桥（内侧）网状脊髓纤维

红核脊髓纤维

脑桥延髓交界处的脑桥基底部

脑桥延髓交界处延髓

前庭内侧（及部分脊髓）核

延髓巨细胞网状核

前庭外侧核

红核脊髓纤维

前庭脊髓外侧纤维

延髓（外侧）网状脊髓纤维

内侧纵束中的前庭脊髓内侧纤维

脑桥（内侧）网状脊髓纤维

前庭脊髓外侧纤维

脑桥（内侧）网状脊髓纤维

内侧纵束中的前庭脊髓内侧纤维

延髓（外侧）网状脊髓纤维

红核脊髓纤维

延伸至下段颈髓的红核脊髓纤维

延伸至脊髓下段的延髓网状脊髓纤维

延伸至脊髓下段的前庭脊髓外侧纤维

延伸至脊髓下段的脑桥网状脊髓纤维

图 8-17B 所示前脑病变位于**幕上**（即小脑幕切迹之上）并向下延伸通过幕切迹至**幕下**。此类病变会影响**红核脊髓纤维、前庭脊髓纤维和网状脊髓纤维**，从而导致患者出现相应的特征性功能缺失（见粉红色框）。对于范围较大的**幕上病变**（**去皮质样**），所有的脑干核团（包括红核）都是完整的。当病变延伸至**幕下**时，红核的下行调节作用丧失，从而出现**伸肌强直**，患者处于去脑强直状态。这种伸肌强直状态在受到来自**前外侧系**的信号冲动时加重（如对脚趾间皮肤的伤害刺激），而去脑强直状态在受到刺激时增加，去除后减弱。关于疝综合征的详细内容见第九章。

描画运动纤维传导通路的空白示意图

图 8-18 为描画运动纤维传导通路的空白示意图。该图便于读者理解运动纤维走行后进行自我分析，也便于讲授者扩展该章节未涵盖的运动纤维传导通路。

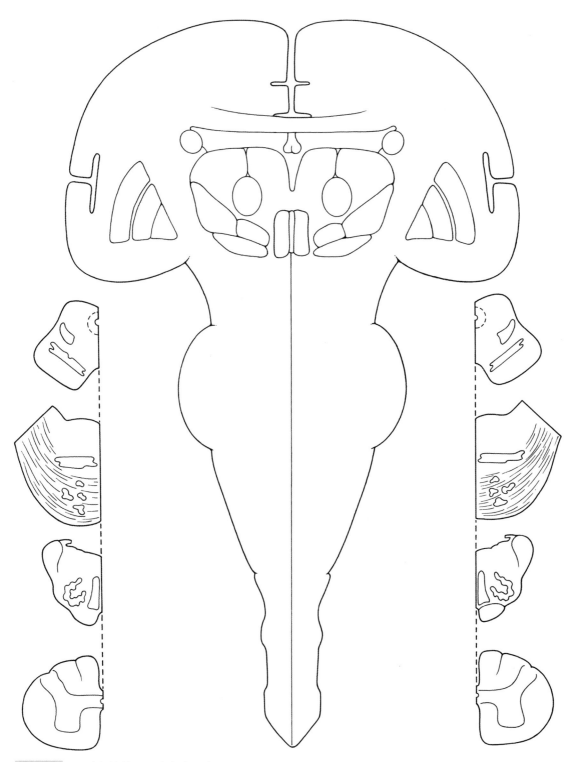

图 8-18 运动纤维传导通路空白示意图

第四节　脑　神　经

图 8-19 显示了**动眼神经、滑车神经、展神经、副神经和舌下神经核**发出的一般躯体运动纤维或躯体运动纤维的起始点和外周分布，这些躯体运动细胞群支配骨骼肌。位于动眼神经核旁边的 E-W（Edinger-Westphal）细胞组成了 **E-W 中央投射核**和 **E-W 节前核**。**E-W 中央投射核**的神经元向脊髓和多种脑干核团（如臂旁核、下橄榄核、中缝背核）投射，并参与应激和进食进水行为。**E-W 节前核**发出内脏传出副交感神经节前纤维，并通过第 Ⅲ 对脑神经投射至睫状神经节，成为**瞳孔对光反射**通路的组成部分。**外展核间神经元**（图中绿色所示）通过内侧纵束投射至对侧动眼神经核支配内直肌的神经元（**核间性眼肌麻痹**机制）。表 8-11 总结了动眼神经核、滑车神经核、展神经核、舌下神经核及其神经纤维脑内走行区域的血液供应。

斜方肌和**胸锁乳突肌**起源于最后一对咽弓尾侧的颈部体节；本书将其归入一般躯体运动纤维或躯体运动纤维支配范围。此外，动物实验也证实支配相同肌肉的运动神经元位于脊髓 $C_1 \sim C_5/C_6$ 水平。

神经递质

在脑神经**运动神经元**及其外周末梢内发现存在**乙酰胆碱**（可能还包括**降钙素基因相关肽**）。在 Edinger-Westphal 核和睫状神经节的细胞中同样发现了该物质。

临床相关病症

重症肌无力（myasthenia gravis，MG）是一类由于自身抗体直接封闭**烟碱样乙酰胆碱受体**或破坏突触后膜（通过补体介导的溶解作用），从而减少了有效受体结合位点所引起的疾病。大约 45% 的患者以眼球运动障碍（**复视、上睑下垂**）为首发症状，而最终在全部 MG 患者中约有 85% 会出现上述症状。颈部和舌也可能出现运动障碍，而后者会进一步导致**吞咽和构音障碍**。

第 Ⅲ 对脑神经病变（如 Weber 综合征或颈动脉海绵窦血管瘤）可导致：①**上睑下垂**；②眼球向外向下偏斜；③**复视**（除同侧外凝视以外）。除此之外，瞳孔可能不受累（瞳孔功能保存），或者散大和固定。累及第 Ⅲ 对脑神经根部和大脑脚的中脑病变可导致上交叉性偏瘫。此类偏瘫多数表现为同侧眼球运动障碍，瞳孔散大，以及对侧上、下肢偏瘫。

在第 Ⅵ 和第 Ⅲ 对脑神经核之间发生的内侧纵束损伤（如**多发性硬化**或小血管梗阻）可导致**核间性眼肌麻痹**，同向侧方注视时病变对侧眼内直肌不能内收。第 Ⅳ 对脑神经病变（多由外伤导致）可造成向下和向内注视时出现**复视**（常有头部姿势代偿），而平视前方时眼球可轻度提升。

糖尿病、外伤或**脑桥胶质瘤**是第 Ⅵ 对脑神经功能障碍的常见原因。对于这些患者，患眼可轻度内收，当凝视病变侧时可出现**复视**。脑桥尾侧和内侧损伤可累及第 Ⅵ 对脑神经纤维，以及邻近位于脑桥基底部的皮质脊髓纤维，从而导致**中交叉性偏瘫**。症状包括同侧外直肌麻痹和对侧上下肢偏瘫。第 Ⅺ 对脑神经的损伤可以是中枢性的（如**延髓空洞症或肌萎缩侧索硬化**），或在颈静脉孔处，表现为同侧胸锁乳突肌和斜方肌上部麻痹。

第 Ⅻ 对脑神经核或纤维的中枢性损伤（如**延髓内侧综合征或延髓空洞症**）或外周部损伤（如**多发神经性病变**、外伤或肿瘤）可导致伸舌向患侧偏斜。延髓内侧部病变可导致**下交叉**

型偏瘫。其特征为同侧舌肌麻痹（第Ⅻ对脑神经根损伤）和对侧上下肢偏瘫（锥体皮质脊髓束损伤），如**延髓内侧综合征（Déjèrine 综合征）**。

表 8-11 动眼神经核、滑车神经核、展神经核、舌下神经核及其神经纤维脑内走行区域的血液供应

结构	动脉
动眼神经核及神经纤维	大脑后动脉内侧支和后交通动脉（图 6-30）
滑车神经核	基底动脉分叉处的旁正中分支（图 6-30）
展神经核	基底动脉长旋支（图 6-23）
脑桥基底部展神经纤维	基底动脉旁正中分支（图 6-23）
舌下神经核及神经纤维	脊髓前动脉（图 6-16）

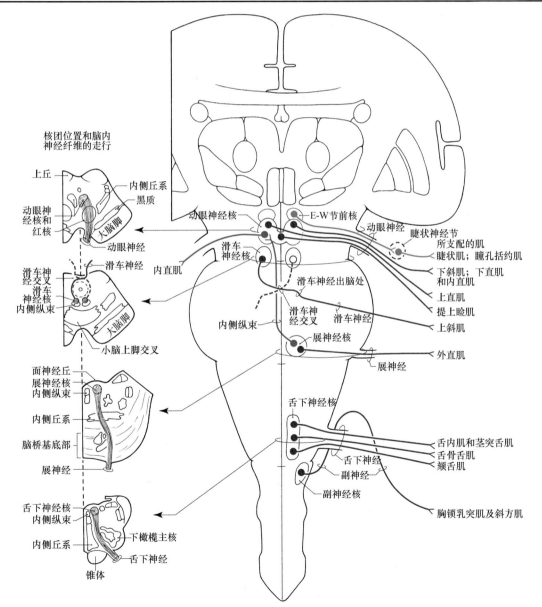

图 8-19　脑神经传出纤维（Ⅲ、Ⅳ、Ⅵ、Ⅺ－副核、Ⅻ）的解剖定位

脑神经传出纤维（Ⅲ、Ⅳ、Ⅵ、Ⅻ）临床定位

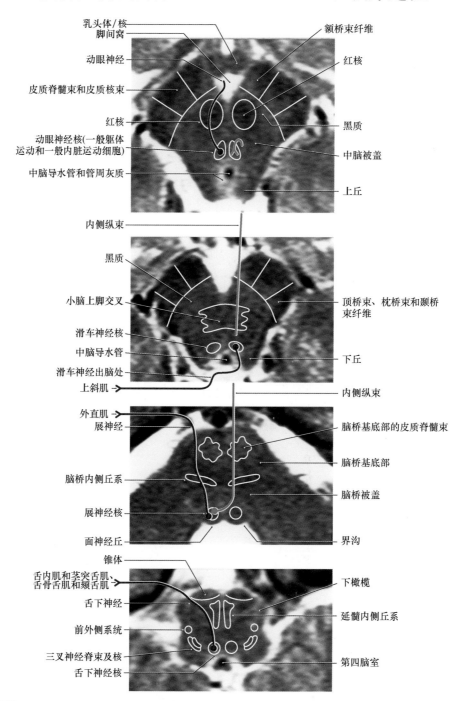

乳头体/核
脚间窝
动眼神经
皮质脊髓束和皮质核束
红核
动眼神经核(一般躯体运动和一般内脏运动细胞)
中脑导水管和管周灰质

额桥束纤维
红核
黑质
中脑被盖
上丘

内侧纵束
黑质
小脑上脚交叉
滑车神经核
中脑导水管
滑车神经出脑处
上斜肌

顶桥束、枕桥束和颞桥束纤维
下丘
内侧纵束

外直肌
展神经
脑桥内侧丘系
展神经核
面神经丘

脑桥基底部的皮质脊髓束
脑桥基底部
脑桥被盖
界沟

锥体
舌内肌和茎突舌肌、舌骨舌肌和颏舌肌
舌下神经
前外侧系统
三叉神经脊束及核
舌下神经核

下橄榄
延髓内侧丘系
第四脑室

图 8-20A 　所示 MRI（脑干，T$_2$加权像）显示了第Ⅲ、Ⅳ、Ⅵ和Ⅻ对**脑神经核团**和传出纤维的临床定位。因为它们需穿过脑干到达出颅口，所以它们的路径可能与皮质脊髓纤维具有相同的血流供应区。脑干血管病变可导致一侧上肢和下肢无力及对侧某一脑神经支配区的肌无力。例如，左侧延髓**病变**可导致右上肢和下肢无力，伸舌时向左偏斜；依据脑神经功能缺损是**症状/体征定位**的最好参照。但在一些传导途径较长的传导束（如前外侧系统、皮质脊髓、后内侧丘系）损伤后其症状/体征可能较轻微或缺失。此外，图中还显示了一侧的展神经核至对侧动眼神经核的核间通路。图中红色和绿色神经纤维对应于图 8-19 中同一颜色结构。

脑神经传出纤维（Ⅲ、Ⅳ、Ⅵ、Ⅻ）临床定位：典型损害及功能缺陷

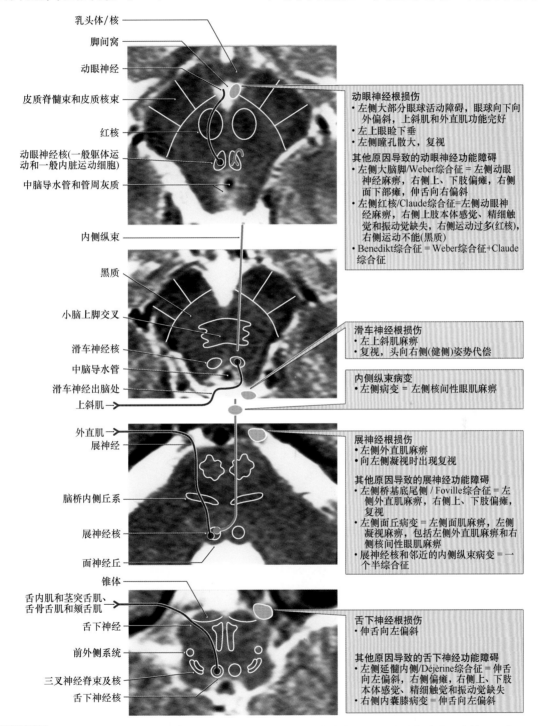

乳头体/核
脚间窝
动眼神经
皮质脊髓束和皮质核束
红核
动眼神经核（一般躯体运动和一般内脏运动细胞）
中脑导水管和管周灰质

动眼神经根损伤
- 左侧大部分眼球活动障碍，眼球向下向外偏斜，上斜肌和外直肌功能完好
- 左上眼睑下垂
- 左侧瞳孔散大，复视

其他原因导致的动眼神经功能障碍
- 左侧大脑脚/Weber综合征＝左侧动眼神经麻痹，右侧上、下肢偏瘫，右侧面下部瘫，伸舌向右偏斜
- 左侧红核/Claude综合征＝左侧动眼神经麻痹，右侧上肢本体感觉、精细触觉和振动觉缺失，右侧运动过多（红核），右侧运动不能（黑质）
- Benedikt综合征＝Weber综合征＋Claude综合征

内侧纵束
黑质
小脑上脚交叉
滑车神经核
中脑导水管
滑车神经出脑处
上斜肌

滑车神经根损伤
- 左上斜肌麻痹
- 复视，头向右侧（健侧）姿势代偿

内侧纵束病变
- 左侧病变＝左侧核间性眼肌麻痹

外直肌
展神经
脑桥内侧丘系
展神经核
面神经丘

展神经根损伤
- 左侧外直肌麻痹
- 向左侧凝视时出现复视

其他原因导致的展神经功能障碍
- 左侧桥基底尾侧/Foville综合征＝左侧外直肌麻痹，右侧上、下肢偏瘫，复视
- 左侧面丘病变＝左侧面肌麻痹，左凝视麻痹，包括左侧外直肌麻痹和右侧核间性眼肌麻痹
- 展神经核和邻近的内侧纵束病变＝一个半综合征

锥体
舌内肌和茎突舌肌、舌骨舌肌和颏舌肌
舌下神经
前外侧系统
三叉神经脊束及核
舌下神经核

舌下神经根损伤
- 伸舌向左偏斜

其他原因导致的舌下神经功能障碍
- 左侧延髓内侧/Déjèrine综合征＝伸舌向左偏斜，右侧偏瘫，右侧上、下肢本体感觉、精细触觉和振动觉缺失
- 右侧内囊膝病变＝伸舌向左偏斜

图 8-20B　显示了第Ⅲ、Ⅳ、Ⅵ和Ⅻ对脑神经根病变，以及各类病变所对应的功能障碍。此外，图中还显示了一处内侧纵束病变。其他导致特定脑神经损伤和相应功能障碍的原因和病例也于图中注明。注意那些导致患侧运动功能障碍的脑神经根病变。

脑神经传出纤维（Ⅴ、Ⅶ、Ⅸ、Ⅹ）解剖定位

图 8-21 显示了三叉神经、面神经和舌咽神经运动核，以及迷走神经（通过疑核）发出的神经纤维的起源和外周分布，这些神经为混合神经，具有运动和感觉成分。此外，图中还显示了一般内脏运动神经或内脏运动神经，分别由上泌涎核（至面神经）和下泌涎核（至舌咽神经），以及迷走神经背核发出的节前副交感神经纤维起源。传统意义的特殊内脏运动神经的功能成分一般特指支配由咽弓衍化的骨骼肌的脑神经运动核；本书将其归类为躯体运动（SE）神经元（参见图 6-1 及图 6-2）。三叉神经（第 Ⅴ 对脑神经）支配源于第一咽弓的肌肉，面神经（第 Ⅶ 对脑神经）支配来自第二咽弓的肌肉，舌咽神经（第 Ⅸ 对脑神经）支配来源于第三咽弓的茎突咽肌，而迷走神经（第 Ⅹ 对脑神经）支配来源于第四咽弓的肌肉。表 8-12 总结了三叉神经运动核、面神经核、迷走神经运动背核和疑核及其神经纤维脑内走行区域的血液供应。

神经递质

脑神经运动核细胞及其外周末梢内所发现的神经递质为乙酰胆碱；降钙素基因相关肽常共存于这些运动神经元内。这些物质也存在于节前和节后副交感神经元内。

临床相关病症

重症肌无力患者常常伴有口咽部症状或并发症，并进而导致构音困难或吞咽困难。这些患者往往会出现咀嚼和吞咽困难，下颌张开，面肌运动功能障碍。此外，还可能出现听力下降（鼓膜张肌无力）和听觉过敏（镫骨肌无力所导致的听觉敏感度增加）。

第 Ⅴ 对脑神经病变（如脑膜瘤或创伤）可导致：①同侧面部及口鼻腔痛觉、温觉和触觉缺失；②同侧咀嚼肌麻痹（闭下颌时向患侧偏斜）；③角膜反射传入支功能障碍。前庭施万细胞瘤较大（> 2.0 ~ 2.5cm）时，可压迫三叉神经根，导致包括口腔在内的半侧面部感觉缺失。三叉神经痛指一类剧烈、突发、反复发作的，由颊部、口腔或鼻周区域（第 V_2 或 V_3 脑神经分布区域，参见图 8-7）向周边放射的疼痛。其中的一个原因是小脑上动脉异常血管襻压迫三叉神经根部（参见图 3-4）。

肿瘤（如脊索瘤或前庭施万细胞瘤）、外伤或脑膜炎可损伤第 Ⅶ 对脑神经，并导致：①同侧面肌麻痹（或称 Bell 麻痹）；②同侧舌前 2/3 味觉缺失；③同侧泪腺、鼻黏膜，以及舌下腺和下颌下腺分泌减少。鼓索支远端损伤可导致仅出现同侧面肌麻痹。单侧面肌麻痹且不伴有四肢麻痹称为面偏瘫，而间断出现的面肌不自主收缩则称为半面痉挛。半面痉挛的一类病因是面神经根被小脑下前动脉的异常动脉襻压迫。此类患者还会伴有眩晕、耳鸣或听力下降，提示邻近的前庭蜗神经受累。

第 Ⅸ 和第 Ⅹ 对脑神经由于其均由疑核发出，从延髓出脑，行经颈静脉孔，故可能同时受损（如肌萎缩侧索硬化或延髓空洞症）。症状可表现为构音困难、吞咽困难、呼吸困难，同侧舌根部味觉缺失，以及咽反射消失。位于或穿行于颈静脉孔的结构如发生损伤会导致出现组合功能障碍，一般称为颈静脉孔综合征。如果病变累及颈静脉孔，病损将影响第 Ⅸ、Ⅹ 对脑神经功能（临床表现如上所述），以及第 Ⅺ 对脑神经功能（引起同侧斜方肌及胸锁乳突肌功能减退），此为 Vernet 综合征；当病损紧挨颈静脉孔外时，可累及第 Ⅸ~Ⅺ 及第 Ⅻ 对脑神

经功能（称为**科莱 - 西卡尔综合征**）。在科莱 - 西卡尔综合征中，同时可伴有其他功能障碍，如伸舌将向病侧偏移。第 X 对脑神经双侧病变可能导致声襞肌肉（**声带肌**）完全性麻痹（声门闭合），因而是致命的。

表 8-12　三叉神经运动核、面神经核、迷走神经运动背核和疑核及其神经纤维脑内走行区域的血液供应

结构	动脉
三叉神经运动核和三叉神经根	基底动脉长旋支（图 6-23）
面神经核和内膝	基底动脉长旋支（图 6-23）
迷走神经运动背核和疑核	小脑下后动脉和椎动脉分支（图 6-16）

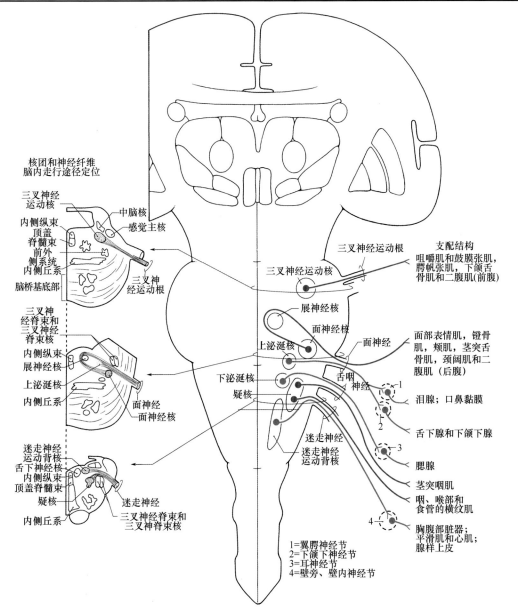

图 8-21　脑神经传出纤维（第 V、VII、IX 和 X 对脑神经）的解剖定位

脑神经传出纤维（Ⅴ、Ⅶ、Ⅸ、Ⅹ）临床定位

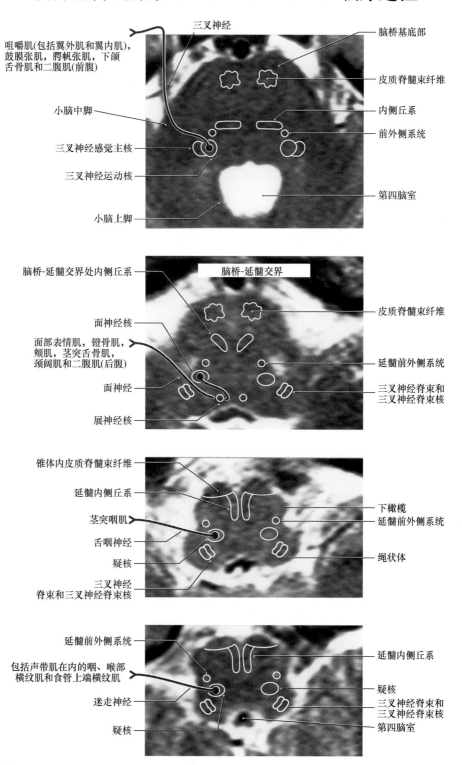

咀嚼肌(包括翼外肌和翼内肌)，鼓膜张肌，腭帆张肌，下颌舌骨肌和二腹肌(前腹)

三叉神经

脑桥基底部

皮质脊髓束纤维

小脑中脚

内侧丘系

三叉神经感觉主核

前外侧系统

三叉神经运动核

第四脑室

小脑上脚

脑桥-延髓交界处内侧丘系

脑桥-延髓交界

皮质脊髓束纤维

面神经核

面部表情肌，镫骨肌，颊肌，茎突舌骨肌，颈阔肌和二腹肌(后腹)

延髓前外侧系统

面神经

三叉神经脊束和三叉神经脊束核

展神经核

锥体内皮质脊髓束纤维

延髓内侧丘系

下橄榄

茎突咽肌

延髓前外侧系统

舌咽神经

疑核

绳状体

三叉神经脊束和三叉神经脊束核

延髓前外侧系统

包括声带肌在内的咽、喉部横纹肌和食管上端横纹肌

延髓内侧丘系

疑核

迷走神经

三叉神经脊束和三叉神经脊束核

疑核

第四脑室

图 8-22A　所示 MRI（脑干，T$_2$ 加权像）显示了第 Ⅴ、Ⅶ、Ⅸ 和 Ⅹ 对**脑神经核**和传出纤维的临床定位。这些是**混合（脑）神经**，可能包含**躯体运动**或**内脏运动**（节前）纤维及**一般感觉**或**特殊感觉**纤维。图中红色标注的神经纤维对应于图 8-21 中同一颜色的解剖结构。

脑神经传出纤维（Ⅴ、Ⅶ、Ⅸ、Ⅹ）临床定位：
典型损害及功能缺陷

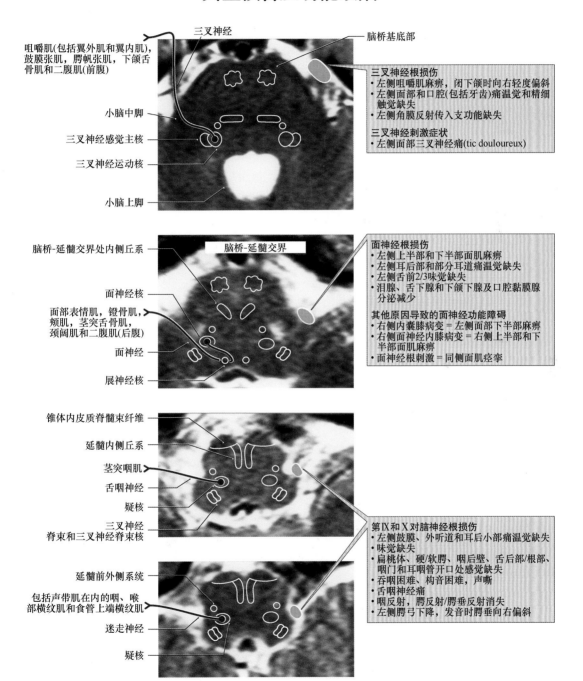

咀嚼肌(包括翼外肌和翼内肌)，鼓膜张肌，腭帆张肌，下颌舌骨肌和二腹肌(前腹)

三叉神经

脑桥基底部

小脑中脚

三叉神经感觉主核

三叉神经运动核

小脑上脚

三叉神经根损伤
- 左侧咀嚼肌麻痹，闭下颌时向右轻度偏斜
- 左侧面部和口腔(包括牙齿)痛温觉和精细触觉缺失
- 左侧角膜反射传入支功能缺失

三叉神经刺激症状
- 左侧面部三叉神经痛(tic douloureux)

脑桥-延髓交界处内侧丘系

脑桥-延髓交界

面神经核

面部表情肌，镫骨肌，颊肌，茎突舌骨肌，颈阔肌和二腹肌(后腹)

面神经

展神经核

面神经根损伤
- 左侧上半部和下半部面肌麻痹
- 左侧耳后部和部分耳道痛温觉缺失
- 左侧舌前2/3味觉缺失
- 泪腺、舌下腺和下颌下腺及口腔黏膜腺分泌减少

其他原因导致的面神经功能障碍
- 右侧内囊膝部病变＝左侧面部下半部麻痹
- 右侧面神经内膝病变＝右侧面部上半部和下半部面肌麻痹
- 面神经根刺激＝同侧面肌痉挛

锥体内皮质脊髓束纤维

延髓内侧丘系

茎突咽肌

舌咽神经

疑核

三叉神经脊束和三叉神经脊束核

延髓前外侧系统

包括声带肌在内的咽、喉部横纹肌和食管上端横纹肌

迷走神经

疑核

第Ⅸ和Ⅹ对脑神经根损伤
- 左侧鼓膜、外听道和耳后小部痛温觉缺失
- 味觉缺失
- 扁桃体、硬/软腭、咽后壁、舌后部/根部、咽门和耳咽管开口处感觉缺失
- 吞咽困难，构音困难，声嘶
- 舌咽神经痛
- 咽反射，腭反射/腭垂反射消失
- 左侧腭弓下降，发音时腭垂向右偏斜

图8-22B 显示了第Ⅴ、Ⅶ、Ⅸ和Ⅹ对脑神经根病变，以及各类病变所对应的功能障碍（粉色框内）。此外，图中还显示了由其他原因导致的第Ⅴ对和第Ⅶ对脑神经功能障碍。注意那些导致患侧运动功能障碍的脑神经根病变。

第五节 脊髓与脑神经反射

神经**反射**检查是所有神经查体的重要组成部分，因为神经科患者的反射情况往往能够为疾病诊断提供极为重要的信息。所有的神经反射都有**传入支**（通常是位于神经节内细胞体的**初级感觉神经纤维**）和由运动核内的神经元发出的**传出支**（通常是支配骨骼肌的神经纤维）。传入神经纤维可与传出神经元直接形成突触，即**单突触神经反射**；也可有一个或多个**中间神经元**位于传入和传出支之间，即**多突触神经反射**。多数神经反射中，对运动神经元的调节作用既可以是单突触的，也可以是多突触的。对于脑神经而言，多突触神经反射还可以是通过其邻近的脑干网状结构介导的。

目前认为所谓**初级感觉神经纤维**是传导通路的**一级神经元**。一级神经元既可以通过侧支纤维传导至运动神经元的方式直接参与神经反射，也可以直接参与信息的上行传导。初级感觉神经纤维可与神经束细胞直接形成突触连接，也可通过中间神经元相互联系。无论何种方式，该神经**束细胞**均被视为传导通路中的**二级神经元**。

脊髓反射是由躯体发出的**感觉/传入**信息，进入脊髓后，作用于下运动神经元并产生相应的表现的过程。上述原则也同样适用于**脑神经反射**。传入信号通过脑神经进入脑干后作用于运动神经元，之后**传出信号**通过相同的或其他脑神经离开脑干。基于上述结构/功能上的特点，将神经反射通路的有关内容安排在"感觉通路""运动通路"及"脑神经"之后。本章讨论的仅限于常规检查所涉及的反射环路，而非其全部反射检查内容。

反射过度活跃或异常兴奋称为**反射亢进**，常见于肌肉牵张反射。反射活动降低或活性下降称为**反射减弱**。对适当刺激完全缺失的神经反射称**反射消失**。这些异常表现常见于脊髓反射和脑神经反射。正常反射活动发生改变可能提示周围神经病或脑干、脊髓或前脑的损伤/疾病。

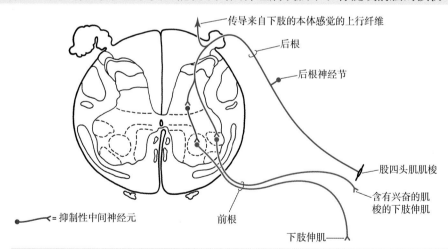

图 8-23 **肌牵张反射**（亦称**牵张反射**或**肌本体觉反射**）有时也称为肌腱反射或深肌腱反射（实际是误称）；此类反射的感受器是**肌梭**（位于肌内部，因此称为**肌牵张**）。传入支因肌腱被叩击引起肌内**肌梭**的瞬时牵张作用（初级或次级）而兴奋。这一动作电位通过 A-α（直径 13～20mm，传导速度 80～120m/s）或 A-β（直径 6～12mm，传导速度 35～75m/s）型神经纤维进行传导。这些纤维的细胞体位于**后根神经节**；其中枢端纤维以**单突触**的形式兴奋运动神经元，而发出传入冲动的肌肉正受此运动神经元支配。之后肌肉收缩并完成神经反射过程。传入支轴突的侧支与中间神经元形成突触连接，从而抑制支配拮抗肌的运动神经元。

图 8-23（续） 肌牵张反射旨在测试不同脊髓节段的功能完整性，如相应的神经**反射**及其对应节段：肱三头肌（$C_7 \sim C_8$）、肱二头肌（$C_5 \sim C_6$）、肱桡肌（$C_5 \sim C_6$）、跟腱/踝反射（S_1）、髌骨/膝反射（$L_2 \sim L_4$）和指屈反射（$C_7 \sim C_8$）。在这些神经反射发生的同时，根据传入信号所在节段的不同，中枢突也会发出上行侧支将信息传递至**薄束核或楔束核**，并产生相应的感觉。图中所示为**膝反射**。

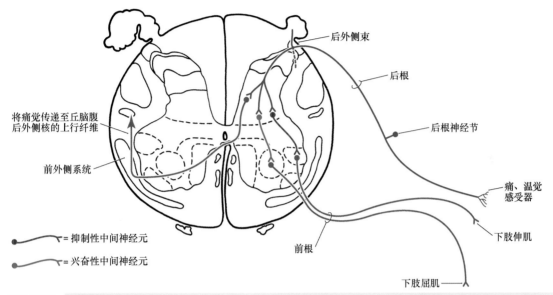

图 8-24 **伤害反射**（亦称**缩手反射或屈肌反射**）是由组织损伤所激活的；动作电位在 **A-δ**（**直径 1~5mm，传导速度 5~30m/s**）和 **C**（**直径 0.2~5mm，传导速度 0.5~2m/s**）型神经纤维上进行传导。这些传入纤维细胞体均位于后根神经节，末梢作用于**抑制性和（或）兴奋性**脊髓中间神经元。例如，当踩到钉子时，下肢屈肌运动神经元兴奋，下肢伸肌运动神经元被抑制，肢体被牵拉远离有害刺激。同样的反射环路机制也出现在手接触有害刺激时，出现上肢躲避。在神经反射发生的同时，痛觉也由二级神经元通过上行的脊髓前外侧系统被识别。

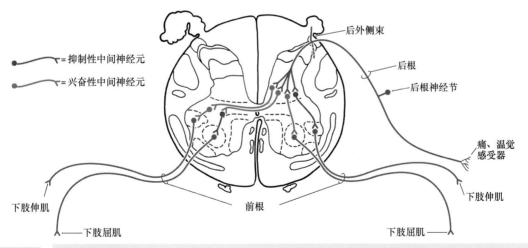

图 8-25 **交叉性伸肌反射**可影响双侧肢体。传入纤维将神经冲动传至脊髓中间神经元，相应的动作电位（兴奋性/抑制性）作用于**有害刺激一侧**的脊髓屈肌和伸肌运动神经元，**与伤害反射中机制类似**（图 8-24）。刺激发生后同侧肢体出现躲避反应。为了维持稳定性，**当有害刺激一侧的伤足进行躲避时，对侧下肢也会出现伸的动作**。结果有害刺激对侧的屈肌运动神经元**被抑制**，伸肌运动神经元**被兴奋**，从而使患者的相对姿势得以保持。该反射也会发出上行信号传导至感知觉水平。

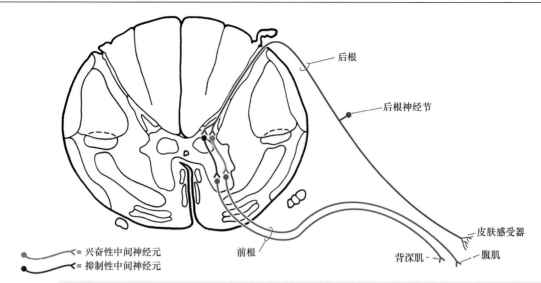

图 8-26　**腹壁反射**是一种皮肤反射；传入支由 **A-δ** 和 **C** 型神经纤维的感受器发出，通过**下段胸髓（T$_8$ ～ T$_{11}$）**介导，在平行腹壁中线外侧 4 ～ 5cm 轻触时产生兴奋。传入神经纤维进入**后根**，并与中间神经元形成突触。其中部分兴奋性中间神经元刺激支配腹壁肌的下运动神经元，相应的腹肌收缩并使躯干发生轻度屈曲。其他一些中间神经元抑制支配背深肌的 α 运动神经元；这些失活的运动神经元能够降低背深肌肌张力，并增强腹壁反射效应。这些背深肌能够使躯干发生伸展。正常的神经反射为腹肌收缩，脐孔向刺激侧轻度旋转。轻触腹壁所产生的感觉也会进入上行脊髓通路并被感知。

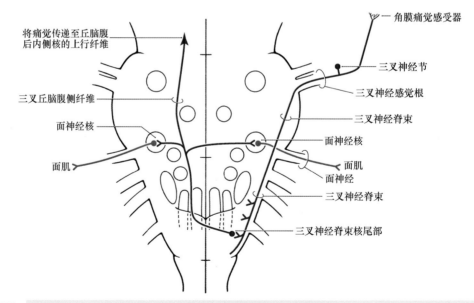

图 8-27　**角膜反射**（亦称**睑反射**）传入支位于**三叉神经**（第 V 对脑神经），传出支位于**面神经**（第 Ⅶ 对脑神经）。刺激角膜后可使细胞体位于**三叉神经节**内的 **C** 型神经纤维兴奋。这些纤维随三叉神经进入脑干，沿**三叉神经脊束**下行，并终止于**三叉神经脊束核**的**尾部**。**尾部神经元**发出的纤维投射到对侧丘脑**腹后内侧核**，上行途中还向双侧面神经运动核发出侧支；受刺激侧的面神经反应一般更为活跃。**面神经**核发出的轴突随面神经出脑，经**茎乳孔**出颅。再随**面神经颞支**支配**眼轮匝肌**，从而完成刺激角膜时使眼睑闭合的反应。有害刺激信息通过上行神经纤维即三叉丘系前部纤维，最终达到意识感知水平。

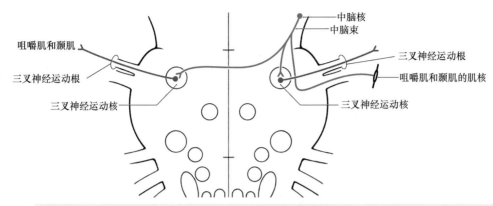

图 8-28 **下颌反射（又称颌跳反射）是脑神经中的脊髓肌肉拉伸反射**，由**三叉神经**介导的神经反射。传入支的轴突在运动神经元形成突触，支配骨骼肌的运动（**单突触反射**）。轻叩下颌，使颞肌和咬肌的肌梭受到牵拉，激活 A-α（**初级肌梭**）和 A-β（**次级肌梭**）**纤维**的运动电位。这些纤维将神经冲动传入大脑的**三叉神经感觉根**。初级传入胞体位于**中脑的神经核团**内。这些传入纤维直接投射于双侧**三叉神经运动核**。轴突通过**三叉神经运动根**将冲动传向**颞肌和咬肌**，使下颌产生闭合动作。这一信息也能被感知：患者感受到了下颌被叩击。当患者有肌萎缩侧索硬化症时，会出现**下颌反射活跃**或亢进。

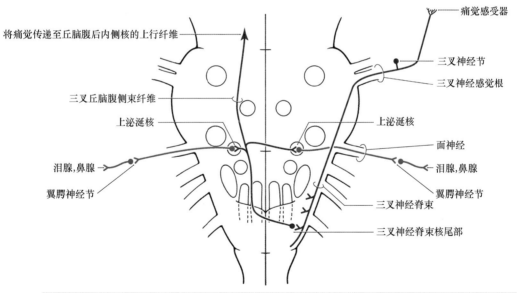

图 8-29 在很多反射中，感觉传入会引起内脏运动反射活动。如**泌泪反射**和**泌涎反射**。泌泪反射是**躯体 - 内脏反射**的一个例子。刺激角膜和巩膜的 **C 型纤维**和 **A-δ 型受体 / 纤维**，激活了传入支，冲动沿传入支进入**三叉神经**（细胞体位于**三叉神经节**内），沿**三叉神经脊束**下行，突触位于**三叉神经脊束核**的**尾部**。上行的**三叉神经丘脑束**（进入丘脑腹后内侧核）直接或通过中间神经元间接与**上泌涎核**形成突触。上泌涎核的副交感节前纤维在**面神经**内走行，止于**节后翼腭神经节**，于此形成突触，节后纤维止于**泪腺**和**鼻黏膜**。伤害性刺激角膜可引起流泪和鼻黏膜分泌增加，并通过上行纤维影响感觉中枢。

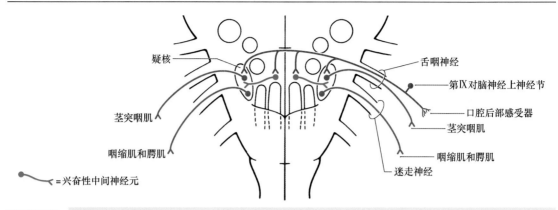

图 8-30 　**咽反射**（也称**咽喉反射**）是由**舌咽神经**和**迷走神经**介导的神经反射，由舌根或软腭的 A-δ 和 C 型纤维受到接触性刺激而引起。**咽喉**是在口和咽之间的空间，因此才有了**咽反射**这个术语。传入支通过舌咽神经上节直接或通过中间神经元间接止于**疑核**。传出支从**疑核**发出，走行于舌咽和迷走神经内，进入**茎突咽肌、咽缩肌和支配上腭运动的肌肉**。当口腔后部受到刺激时，咽缩肌和咽提肌会尝试排除异物。同时，不适感通过神经通路传入大脑皮质。

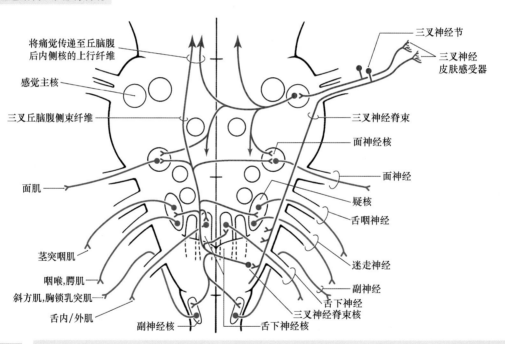

图 8-31 　婴儿存在许多由第 Ⅴ、Ⅶ、Ⅸ 或 Ⅺ、Ⅻ 对脑神经介导的神经反射。如**噘嘴反射、吸吮反射**和**觅食反射**。这些反射通常在 1 岁时消失，所以被称为原始反射。但在患有**痴呆**或**额叶**退行性疾病及功能障碍的患者中，这些原始反射可能再次出现。

通过触碰婴儿口周区域，婴儿张嘴，使冲动通过第 Ⅴ 对脑神经传入支进入脑干三叉神经脊束核和感觉主核，在**三叉神经节**中有细胞体。它们终止于**三叉神经脊束核**（信息从**自由神经末梢**传递到 A-δ 型纤维）和**感觉主核**（信息从**迈斯纳小体**和 Merkel **细胞复合体**等末梢传递到 A-β 型纤维）。

次级三叉神经纤维从**三叉神经脊束核**和**感觉主核**到达丘脑**腹后内侧核**，并发出神经纤维直接或通过网状结构间接止于**面神经核、疑核、副神经核**和**舌下神经核**。当婴儿受到张口刺激时，产生**面部肌肉运动**（面神经核），**头转向**或远离刺激源（副神经核），**吸吮时咽喉部肌肉收缩**（疑核），舌从口中伸出或缩回，并伸向刺激源（舌下神经核）。这些反射是生存所必需的（寻找营养来源、吸吮、舌及面部肌肉运动）。

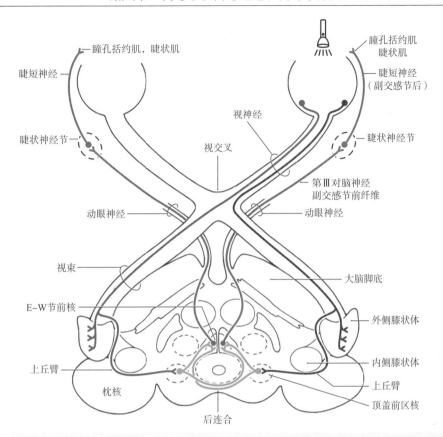

图 8-32 **瞳孔对光反射**（也称**瞳孔反射或光放射**）的传入支位于**视神经**，传出支位于**动眼神经**。光线照射入眼，使神经活动在**视神经、视交叉、视束**和**上丘臂**内传导，并于双侧顶盖前区形成突触。Edinger-Westphal 复合物由两部分核团组成，而这两部分均直接毗邻于动眼神经核（参见图 6-28）。第一部分为 **E-W 中央投射核（EWcpNu）**，其发出突起至众多中枢靶区，如脊髓核团、后索核、臂旁核、三叉神经核和面神经核，但不发出纤维至睫状神经节。另一部分为 **E-W 节前核（EWpgNu）**，其发出突起优先至**睫状神经节**。EWpgNu 细胞是第 Ⅲ 对脑神经中的副交感节前神经元。接受来自上述通路中的视网膜传入冲动后，顶盖前区发出冲动至双侧 EWpgNu。随后，EWpgNu 发出**副交感节前纤维**，经动眼神经到达**睫状神经节**，其发出**节后纤维**，即**睫短神经**，支配**瞳孔括约肌**。正常情况下，光线进入一侧眼内，会引起同侧眼的**直接对光反射**和对侧眼的**间接对光反射**。

　　案例 1：患者先前一只眼睛被诊断为患有**色素性视网膜炎**，该眼视力为无光感，当光线从已失明的眼睛照入时，患者该眼均有直接及间接**对光反射**。而其中的原因是视网膜中含有少量（<1%）的**视黑蛋白节细胞**，该细胞的特点是拥有大的细胞体积和**膨胀的树突状区域**。这些细胞天生对光敏感，并且不依赖于视锥细胞及视杆细胞的光传入，该细胞能发出冲动至中枢靶区，如视交叉上核和 EWpgNu。视黑蛋白节细胞不参与视觉感知（视力、视觉空间中所看到/辨别的东西）。这些细胞的鉴定不但解释了失明眼睛仍有瞳孔对光反射的原因，还解释了双眼失明的患者保留有正常的昼夜节律的感知。

　　案例 2：视神经病变时，光线照射病变侧眼，患者不能感知光线，所以**直接和间接对光反射均消失，传入支中断**。此例中，双侧顶盖前区均未接收到神经冲动传入。

　　案例 3：视神经病变时，光线照射病变对侧眼，患者能够感知光线存在，**直接和间接反射均存在**。此例中，通向双侧顶盖前区的**传入支均完整**。在患侧眼出现光反射是因为传出支完整。

　　案例 4：一侧动眼神经病变，光线照射病变侧眼，患者能够感知光线存在（**传入支完整**），产生间接对光反射，但没有直接对光反射；**传出支中断**。在这种情况下，**另一只眼会做出相同的反应**。如果光线照射病变对侧眼，则出现直接反射，而间接对光反射消失。

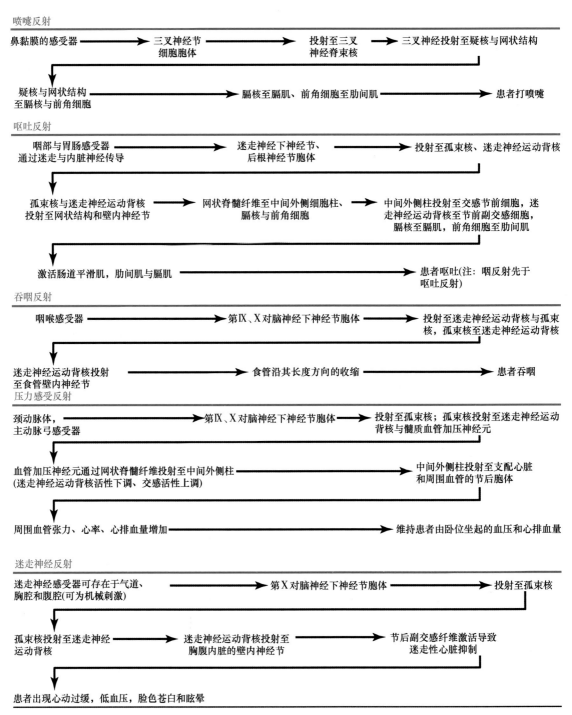

喷嚏反射

鼻黏膜的感受器 → 三叉神经节细胞胞体 → 投射至三叉神经脊束核 → 三叉神经投射至疑核与网状结构

疑核与网状结构至膈核与前角细胞 → 膈核至膈肌、前角细胞至肋间肌 → 患者打喷嚏

呕吐反射

咽部与胃肠感受器通过迷走与内脏神经传导 → 迷走神经下神经节、后根神经节胞体 → 投射至孤束核、迷走神经运动背核

孤束核与迷走神经运动背核投射至网状结构和壁内神经节 → 网状脊髓纤维至中间外侧细胞柱、膈核与前角细胞 → 中间外侧柱投射至交感节前细胞，迷走神经运动背核至节前副交感细胞，膈核至膈肌，前角细胞至肋间肌

激活肠道平滑肌，肋间肌与膈肌 → 患者呕吐(注：咽反射先于呕吐反射)

吞咽反射

咽喉感受器 → 第Ⅸ、Ⅹ对脑神经下神经节胞体 → 投射至迷走神经运动背核与孤束核，孤束核至迷走神经运动背核

迷走神经运动背核投射至食管壁内神经节 → 食管沿其长度方向的收缩 → 患者吞咽

压力感受反射

颈动脉体，主动脉弓感受器 → 第Ⅸ、Ⅹ对脑神经下神经节胞体 → 投射至孤束核；孤束核投射至迷走神经运动背核与髓质血管加压神经元

血管加压神经元通过网状脊髓纤维投射至中间外侧柱(迷走神经运动背核活性下调、交感活性上调) → 中间外侧柱投射至支配心脏和周围血管的节后胞体

周围血管张力、心率、心排血量增加 → 维持患者由卧位坐起的血压和心排血量

迷走神经反射

迷走神经感受器可存在于气道、胸腔和腹腔(可为机械刺激) → 第Ⅹ对脑神经下神经节胞体 → 投射至孤束核

孤束核投射至迷走神经运动背核 → 迷走神经运动背核投射至胸腹内脏的壁内神经节 → 节后副交感纤维激活导致迷走性心脏抑制

患者出现心动过缓，低血压，脸色苍白和眩晕

附：其他常见反射线路图　所有这些反射活动均通过脑干介导完成，脑干反射障碍的病例，其通路可能涉及脑干内的多个中心或核团；这里描述的仅是基本通路。

图 8-33 为描画脊髓和脑神经 / 脑干反射的空白示意图。该图便于读者理解各反射线路后进行自我分析，也便于讲授者扩展该章节未涵盖的反射线路。为了能标注更加广泛的可能变异，分别提供了颈髓段水平和脑干段水平的空白示意图。

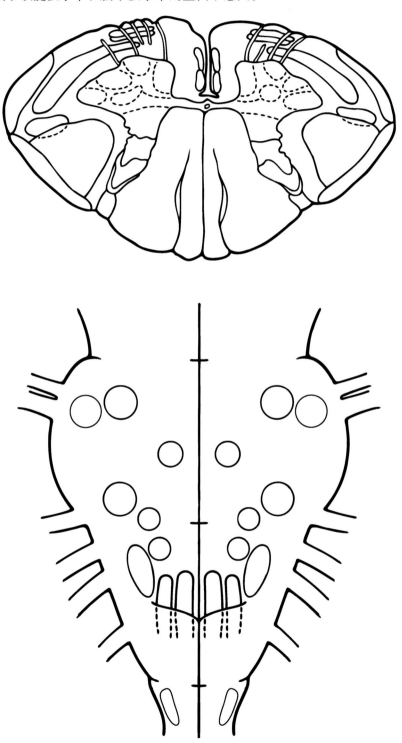

图 8-33 描画脊髓和脑干反射的空白示意图

第六节　小脑与基底核

脊髓小脑束解剖定位

图 8-34 为由脊髓 [**脊髓小脑后（背侧）束和前（腹侧）束，脊髓小脑喙侧束**] 和楔束副核（外侧楔核）（**楔小脑纤维**）到小脑皮质和核团的神经纤维的起源、走行和分布模式。这里还说明了通过绳状体进入小脑纤维的具体特定区域，大部分走行于小脑下脚，或经相关小脑上脚进入小脑。**网状体＋近网状体**等于**小脑下脚**。进入小脑后，脊髓小脑束和楔小脑纤维发出侧支与小脑核团建立联系，而主要纤维则进入小脑皮质，作为苔藓纤维终止于颗粒细胞层。尽管本图未显示，但不可忽视的重要的脊髓上行纤维投射至下橄榄复合体的内侧和背侧副核（**脊髓橄榄纤维**）。橄榄副核（和下橄榄主核）的纤维投射至小脑皮质，并发出侧支到达小脑。参见图 8-35。表 8-13 总结了脊髓灰质、脊髓小脑束、绳状体和小脑上脚的血液供应。

神经递质

谷氨酸（＋）可见于部分**脊髓小脑纤维**及其止于小脑皮质的**苔藓纤维末梢**和支配**小脑核团**的侧支中。

临床相关病症

在临床中，**单纯损伤脊髓小脑束的病变**或者**肿瘤**罕见。**脊髓半切**（如 **Brown-Séquard 综合征**）患者本该出现**共济失调**，但却被皮质脊髓侧束损伤所致的**偏瘫**所掩盖。某些基因的缺失也可影响这些传导束的功能。

Friedreich 共济失调（遗传性脊髓性共济失调）是常染色体隐性遗传病，症状通常在 8～15 岁出现。患者出现**脊髓小脑前束和后束及后索和皮质脊髓束的退行性变**。退变也可见于小脑的**浦肯野细胞、后根神经节细胞、Clarke 柱**的神经元及脑桥、延髓的部分核团。患者表现为**共济失调、构音障碍、肌无力／瘫痪**（尤其是在双下肢）和骨骼缺陷。躯干和四肢的**共济失调**部分与脊髓小脑纤维的退行性变有关，部分与后索纤维退行性变所致的本体感觉缺失有关。

表 8-13　脊髓灰质、脊髓小脑束、绳状体和小脑上脚的血液供应

结构	动脉
脊髓灰质	中央动脉分支（图 6-8）
脊髓小脑后束和前束	动脉冠穿通支（图 6-8）
绳状体	小脑下后动脉（图 6-16）
小脑上脚	基底动脉和小脑上动脉的长旋支（图 6-23）
小脑	小脑下后动脉、下前动脉和小脑上动脉

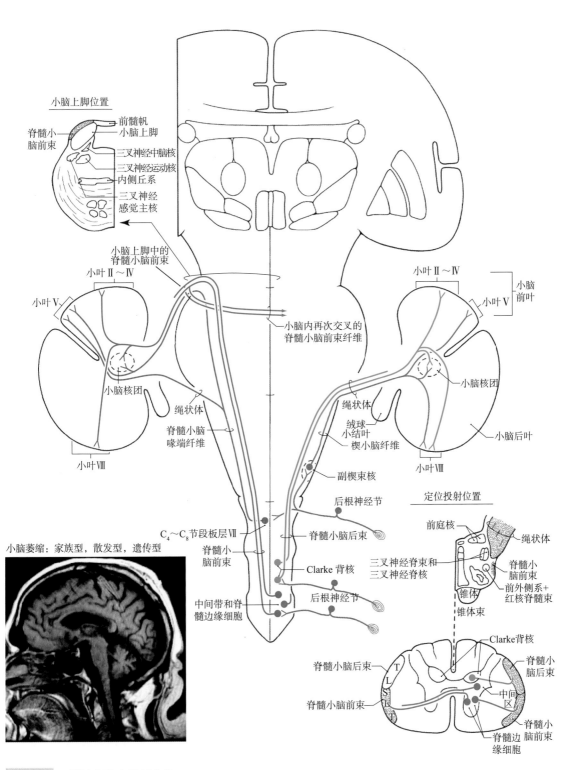

图 8-34 脊髓小脑束解剖定位

脑桥小脑束、网状小脑束、橄榄小脑束、蓝斑小脑束、下丘脑小脑束和中缝核小脑束解剖定位

图 8-35 示脑干特定区域到小脑的传入纤维及皮质脑桥束在内囊与大脑脚的排列顺序。**脑桥小脑束**主要为交叉性的，来自被盖网状核的**网状小脑束**为双侧性的，来自**外侧网状核和旁正中网状核的网状小脑束**大多数不交叉，而**橄榄小脑束**则完全交叉。**中缝小脑束、下丘脑小脑束和蓝斑小脑束**是不同程度的双侧投射。虽然所有传入纤维均与小脑核团建立侧支联系，但来自脑桥小脑束的侧支较少，且纤维直径相对较小。橄榄小脑束末端形成**攀缘纤维**，网状小脑束和脑桥小脑束末端形成**苔藓纤维**，而下丘脑小脑束和蓝斑小脑束止于皮质各层，所以在文献中称之为**多层纤维**。表 8-14 总结了脑桥、延髓、小脑中脚和绳状体的血液供应。

神经递质

谷氨酸（+）存在于**皮质脑桥束**中和大多数**脑桥小脑束**中。**天门冬氨酸**（+）和**促肾上腺皮质激素**（+）**释放因子**存在于许多橄榄小脑束中。蓝斑小脑束含有**去甲肾上腺素，组胺**出现在下丘脑小脑束中，一些网状小脑束含有**脑啡肽**。至小脑的 **5- 羟色胺能**纤维起源于网状结构内侧区域发现的神经元（图 8-35），其中起源于中缝核细胞的可能性最大。

临床相关病症

联系小脑的神经核团和纤维束受损，患者最常见的症状是共济失调（躯干或者四肢）、蹒跚步态、构音障碍、吞咽困难、眼球运动障碍如眼球震颤等。常见于一些遗传性疾病（如橄榄桥小脑退行性病变、共济失调性毛细血管扩张症或遗传性小脑共济失调）、肿瘤（脑干胶质瘤）、血管性疾病（外侧脑桥综合征）或其他疾病，如酒精性小脑退行性变或脑桥出血。

其他导致小脑体征和症状的病变包括**脑桥小脑角病变（CPA）、小脑梗死和小脑脂肪神经细胞瘤**。大约 80% ～ 90% 的 CPA 肿瘤为**前庭神经鞘瘤**，其余为**脑膜瘤**（5% ～ 10%）。小脑卒中是相对罕见的，其在所有 CT 中的发现率不到 1%。早期体征 / 症状以小脑损伤为特征：**恶心 / 呕吐、眩晕 / 头晕、眼球震颤、躯干性共济失调**等。小脑**脂肪神经细胞瘤**只在 50 岁左右患者中发现。（更多小脑病变见图 8-36 和图 8-38A）。

表 8-14 脑桥、延髓、小脑中脚和绳状体的血液供应

结构	动脉
脑桥被盖	基底动脉长旋支和小脑上动脉的部分分支（图 6-23）
脑桥基底部	基底动脉的旁正中分支和短旋支（图 6-23）
延髓网状结构和下橄榄	椎动脉和小脑下后动脉的分支（图 6-16）
小脑中脚	基底动脉的长旋支和小脑下前动脉、小脑上动脉的分支（图 6-23）
绳状体	小脑下后动脉（图 6-16）

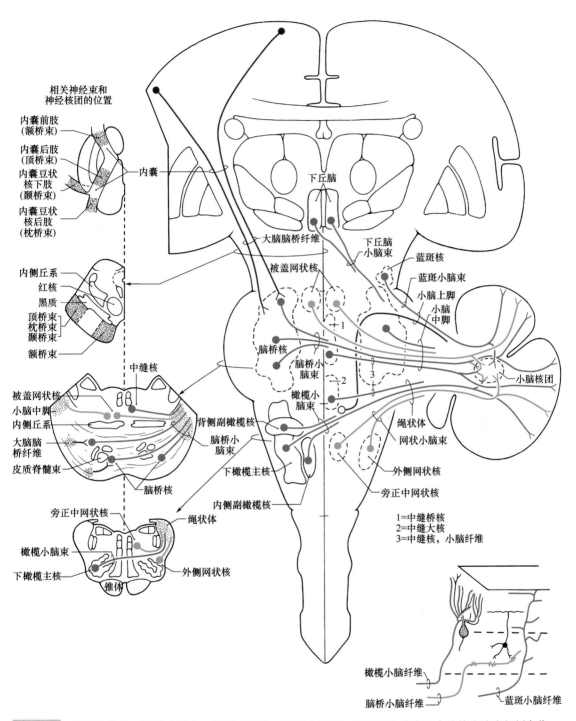

相关神经束和
神经核团的位置

内囊前肢
(额桥束)

内囊后肢
(顶桥束)

内囊豆状
核下肢
(颞桥束)

内囊豆状
核后肢
(枕桥束)

内囊

内侧丘系
红核
黑质

顶桥束
枕桥束
颞桥束

额桥束

中缝核

被盖网状核
小脑中脚
内侧丘系
大脑脑
桥纤维
皮质脊髓束

脑桥核

旁正中网状核

橄榄小脑束

下橄榄主核

锥体

外侧网状核

绳状体

大脑脑桥纤维

下丘脑

下丘脑
小脑束

蓝斑核

蓝斑小脑束

小脑上脚
小脑
中脚

被盖网状核

脑桥核

脑桥小
脑束

橄榄小
脑束

背侧副橄榄核

脑桥小
脑束

内侧副橄榄核

小脑核团

绳状体

网状小脑束

外侧网状核

旁正中网状核

1=中缝桥核
2=中缝大核
3=中缝核，小脑纤维

橄榄小脑纤维

脑桥小脑纤维

蓝斑小脑纤维

图8-35　脑桥小脑束、网状小脑束、橄榄小脑束、蓝斑小脑束、下丘脑小脑束和中缝核小脑束解剖定位。

小脑皮质核、核皮质和皮质前庭纤维解剖定位

图 8-36 示**小脑的皮质核束**起源于小脑皮质各区，以有条理的（内外对应和首尾对应）序列止于同侧小脑核团。起自于小脑蚓部皮质的**皮质核束**止于小脑**顶核**，起自于中间皮质的纤维止于**栓状核和球状核**，而起自外侧皮质的纤维则止于**齿状核**。同样典型的，起自于前叶的皮质核纤维止于核团的喙侧区域，而起自于后叶的皮质核束止于核团的尾侧区域。**小脑皮质前庭纤维**主要起源于蚓部和绒球小结叶，通过**近绳状体**出小脑，止于同侧的前庭神经核。皮质核束和皮质前庭纤维均起自于浦肯野细胞。表 8-15 总结了小脑和前庭核团的血液供应。

核皮质束起自于小脑核团神经元其终止的**小脑皮质**，基本与发出皮质核束的皮质相对应，形成苔藓纤维终止。部分核皮质束是由小脑传出轴突发出侧支形成。小脑皮质可以通过多个联合环路影响下运动神经元的活动，例如通过**小脑前庭脊髓**通路。

神经递质

γ- 氨基丁酸（GABA）（ - ）存在于浦肯野细胞中，而且是小脑皮质核束和皮质前庭纤维中主要的神经递质。然而部分浦肯野细胞中也可见到**牛磺酸**（ - ）和**胃动素**（ - ）。小脑核团和前庭核群中含大量的 **GABA 能神经末梢**。小脑皮质中含**谷氨酸**的部分**苔藓纤维**是来自小脑核皮质束的末梢。

临床相关病症

多种疾病可造成小脑的功能障碍，包括病毒感染（**埃可病毒**）、**遗传性疾病**（图 8-35）、**创伤、肿瘤**（**胶质瘤和髓母细胞瘤**）、小脑动脉的梗塞（**小脑卒中**）、**动静脉畸形**、发育异常（如 **Dandy-Walker 综合征或 Arnold-Chiari 综合征**）或中毒。单纯小脑皮质的损伤通常引起短暂的神经功能障碍，除非病变范围大或造成颅内压增高。而同时累及皮质和核团或单纯核团的损伤往往导致长期的神经功能障碍。

累及中线结构（蚓部皮质、顶核）和（或）绒球小结叶的病变会造成**躯干性共济失调（蹒跚或震颤）**、眩晕和头偏斜。患者也会有**宽基（小脑）**步态，不能**协力行走（脚跟 - 脚趾）**，也不能用脚跟或脚趾行走。一般来说，中线部位的病变往往造成双侧的运动功能障碍，累及躯干和四肢近端的肌肉组织。

中间和外侧皮质及球状核、栓状核和齿状核的损伤会导致各种神经功能障碍，包括**构音不良、辨距不良（辨距过小、辨距过大）、轮替运动障碍、震颤（静止性的、运动性的、意向性的）、反弹现象、步态不稳 / 宽基步态和眩晕**。小脑病变最常见的功能障碍是**意向性震颤**，可通过**指鼻试验**来发现。**指鼻试验**也用于判断意向性震颤，评估小脑功能。**跟膝胫试验**可以发现下肢的**辨距不良**。如果患者在睁眼状态下跟膝胫试验正常，那么小脑功能完整。如果闭眼状态下重复跟膝胫试验异常，提示病变位于后索 - 内侧丘系系统。

中间和外侧区域（核团或皮质与核团同时受累）的小脑损伤导致病损侧的运动障碍，出现共济失调和步态不稳症状，患者常倒向病损侧。这是由于小脑核团投射向对侧丘脑，丘脑继而投射至与之同侧的大脑运动皮质，然后运动皮质又通过皮质脊髓束投射至对侧脊髓。其他通路（小脑红核 - 红核脊髓环路）或反馈环路（小脑橄榄体 - 橄榄体小脑）与之相似。因此，由于两次交叉的存在，单侧小脑损伤往往出现病损同侧的运动障碍。

在**小脑上脚交叉**越过中线之后的小脑传出纤维病损，可造成对侧躯体（头部除外）的运动障碍，也可见于中脑病损如 Claude 综合征。

表 8-15　小脑和前庭核团的血液供应

结构	动脉
小脑皮质	小脑下后动脉、下前动脉和小脑上动脉的分支
小脑核团	小脑下前动脉和小脑上动脉
前庭核团	小脑下后动脉（延髓），基底动脉的长旋支（脑桥）

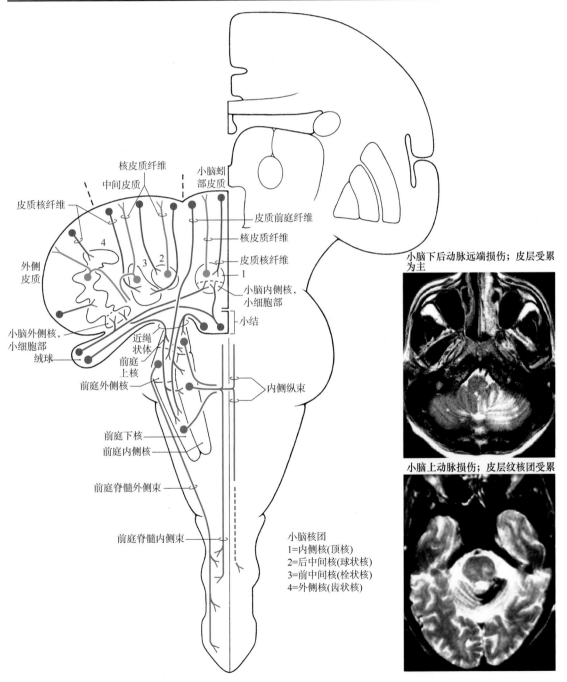

图 8-36　小脑皮质核、核皮质和皮质前庭纤维解剖定位

小脑传出纤维解剖定位

图 8-37 为起自于小脑核团的神经纤维来源、走行、断层影像和大体分布。**小脑传出纤维（通常称为小脑丘脑束）**投射至若干丘脑区域（丘脑腹外侧核和丘脑腹前核）、板内中继核和中央内侧核，以及多个中脑、脑桥和延髓区域。后者中的大多数核团可发出返回小脑的投射（如**网状小脑束、脑桥小脑束**），其中一些以精确定位的方式。例如，来自齿状核的**小脑橄榄束**投射至下橄榄主核，而下橄榄主核神经元发出的轴突则返回外侧小脑皮质，并发出侧支至齿状核。

小脑核团可以通过以下途径影响运动功能：①**小脑红核 - 红核脊髓通路**；②**小脑网状 - 网状脊髓通路**；③**小脑丘脑 - 丘脑皮质 - 皮质脊髓通路**；④其他。此外，有些直接的小脑脊髓纤维发自小脑顶核和中间核，也参与对运动的调控。这些微小的预测临床意义不大。表 8-16 总结了小脑核团及其主要传出通路的血液供应。

神经递质

小脑核团的许多神经元含有**谷氨酸（+）**、**天冬氨酸（+）**或者 **γ- 氨基丁酸（GABA）（-）**。谷氨酸和天冬氨酸见于**小脑红核纤维**和**小脑丘脑纤维**，而部分含有 GABA 的神经元发出**小脑脑桥束**和**小脑橄榄束**。另外，部分小脑网状核投射也可含有 GABA。

临床相关病症

小脑核团病损部位的差异可导致不同形式的运动功能障碍，这取决于损伤/病变的位置、大小和类型。只累及小脑皮质的病损引起的功能障碍往往能在几周内自行消失，特别是微小的病变。累及小脑皮质 + 核团的损伤，或仅累及核团的损伤，则可导致长期功能缺损（数月或数年），老年患者尤其如此。病变靠近蚓部内侧，则可表现为**宽基步态、躯干共济失调和不能协力行走**。半球外侧区域的病变多导致**协同功能障碍、意图性震颤、运动障碍和味觉障碍**。上述内容可见图 8-36 和图 8-38B。

表 8-16　小脑核团及其主要传出通路的血液供应

结构	动脉
小脑核团	小脑下前动脉和小脑上动脉
小脑上脚	基底动脉的长旋支和小脑上动脉（图 6-23）
中脑被盖（红核、小脑丘脑束、小脑红核束、动眼神经核）	基底动脉分叉处的旁正中分支、大脑后动脉的短旋支和小脑上动脉的分支（图 6-30）
丘脑腹后外侧核、丘脑中央内侧核、丘脑腹外侧核、丘脑腹前核	大脑后动脉的丘脑膝状体分支、大脑后动脉的后内侧组的丘脑穿支（图 6-41）
下丘	大脑中动脉的外侧纹状体支（图 6-41）

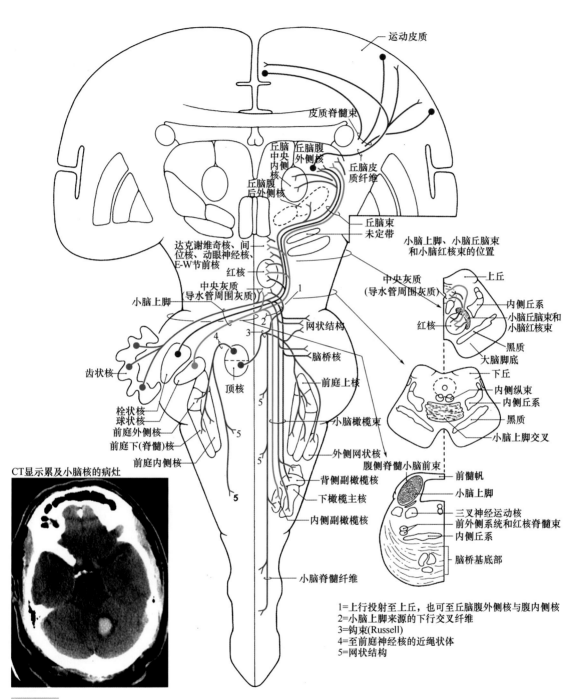

运动皮质

皮质脊髓束

丘脑中央内侧核
丘脑腹外侧核
丘脑皮质纤维
丘脑腹后外侧核

丘脑束
未定带

小脑上脚、小脑丘脑束
和小脑红核束的位置

达克谢维奇核、间位核、动眼神经核、E-W节前核

红核

中央灰质
导水管周围灰质

小脑上脚

中央灰质
（导水管周围灰质）

上丘
内侧丘系
小脑丘脑束和小脑红核束
黑质
大脑脚底
下丘

红核

网状结构

脑桥核

前庭上核

内侧纵束
内侧丘系
黑质
小脑上脚交叉

齿状核

顶核

栓状核
球状核
前庭外侧核
前庭下（脊髓）核
前庭内侧核

小脑橄榄束

外侧网状核
腹侧脊髓小脑前束

前髓帆
小脑上脚
三叉神经运动核
前外侧系统和红核脊髓束
内侧丘系
脑桥基底部

CT显示累及小脑核的病灶

背侧副橄榄核
下橄榄主核
内侧副橄榄核

小脑脊髓纤维

1=上行投射至上丘，也可至丘脑腹外侧核与腹内侧核
2=小脑上脚来源的下行交叉纤维
3=钩束(Russell)
4=至前庭神经核的近绳状体
5=网状结构

图 8-37　小脑传出纤维解剖定位

小脑传出纤维临床定位

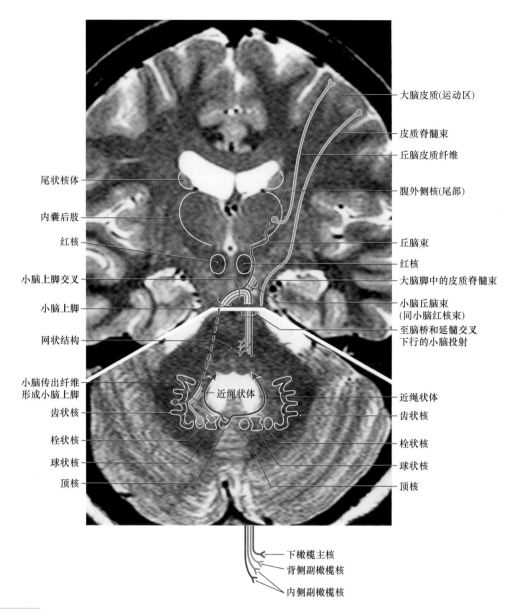

图 8-38A MRI（脑干和前脑，T$_2$加权像）显示**小脑核团传出纤维**的起点、分布和走行，可用于临床定位。图示的蓝色、灰色和绿色纤维起自于右侧**小脑核团**，在**小脑上脚交叉**中交叉至对侧，然后下行或上行至脑干和丘脑的不同结构。薄束核起源的红色纤维投射至双侧的脑干核团，另外少部分投射至丘脑核团。蓝色、灰色、绿色和红色的纤维与图 8-37 中相同颜色的纤维相对应。

小脑传出纤维临床定位：典型损害及功能缺陷

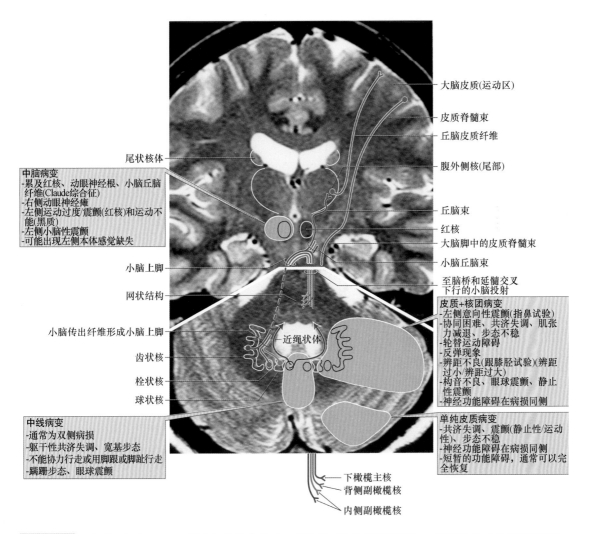

图8-38B 小脑及中脑（邻近红核）部位的小脑丘脑束的典型病变（粉色框内），以及与此病变相关的表现。切记非常重要的是小脑病变患者的运动障碍是通过皮质脊髓束实现的。因此，如果病变位于小脑上脚交叉的近端，功能障碍与病变同侧；而病变位于小脑上脚交叉的远端，功能障碍位于病变对侧。功能障碍的侧别（右/左）是由病变位于MRI的左侧或右侧而确定的，这为了强化临床概念。更多关于小脑病变相关功能障碍的信息请参见图8-36。

描画与小脑相关联发出纤维的空白示意图

图 8-39 为描画投射至小脑皮质的通路和小脑核团发出纤维的空白示意图。该图便于读者理解投射至小脑皮质的通路和小脑核团发出纤维走行后进行自我分析，也便于讲授者扩展该章节未涵盖的小脑进出通路。

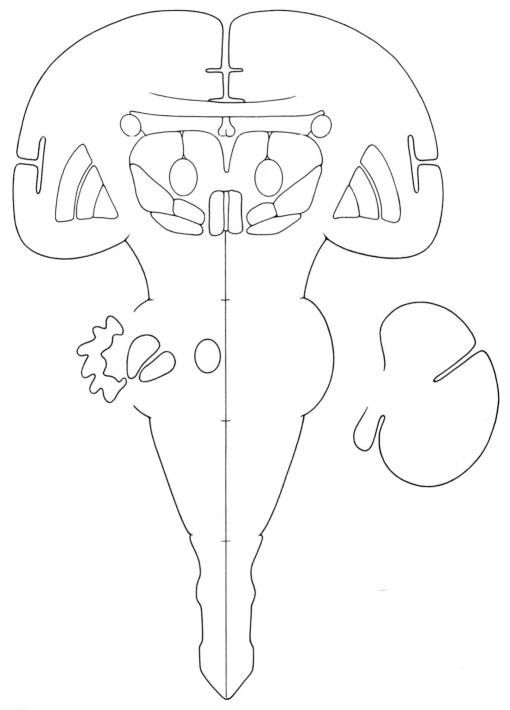

图 8-39　描画与小脑相关联发出纤维的空白示意图

纹状体联系解剖定位

图 8-40 为**新纹状体传入和传出纤维**的起点、走行和分布。这些纤维投射广泛、复杂，并且大多数按拓扑学排列。在此仅叙述其共性。尾状核和壳核的传入纤维起自于大脑皮质（**皮质纹状体纤维**）、部分丘脑板层内核团（**丘脑纹状体纤维**）、黑质致密部（**黑质纹状体纤维**）和部分中缝核团。**新纹状体**细胞发出轴突进入苍白球（旧纹状体）形成**纹状体苍白球纤维**，进入**黑质网状部形成纹状体黑质投射纤维**。表 8-17 总结了尾状核、壳核、黑质、大脑脚和内囊的血液供应。

神经递质

谷氨酸（+）可见于皮质纹状体纤维，而 **5-羟色胺**见于起自中缝背核的中缝核纹状体纤维。四种神经活性物质与纹状体传出纤维有关，它们是 **γ-氨基丁酸**（GABA）（−）、**强啡肽**、**脑啡肽**（−）和 **P 物质**（+）。**脑啡肽能和 GABA 能**纹状体苍白球纤维主要投射至苍白球外侧部（苍白球丘脑底核纤维的起点处），而 **GABA 能和强啡肽能**神经末梢更集中于苍白球内侧部（苍白球丘脑纤维的起点处）。脑啡肽和 GABA 也见于投射至黑质网状部的纹状体黑质纤维中。P 物质和 GABA 存在于纹状体苍白球纤维和纹状体黑质纤维中。**多巴胺**则存在于黑质纹状体投射的神经元及其位于新纹状体的神经末梢中。

临床相关病症

尾状核和壳核的退行性改变和神经元的缺失可导致运动性疾病如 Sydenham 舞蹈病（**风湿性舞蹈病**）、**亨廷顿病**（显性遗传病）和**威尔逊病**（遗传性铜代谢能力缺陷）。**帕金森病**的病因是黑质致密部多巴胺能神经元和其在新纹状体内神经末梢的缺失。**泛酸激酶相关神经变性（PKAN）**是一种导致基底核铁蓄积的遗传性疾病。

Sydenham 舞蹈病是一种常见于 5 ～ 15 岁儿童、由出血性链球菌感染导致的疾病。**舞蹈样运动**快速、流畅、无规律，可累及四肢、面部、口腔和躯干部肌肉。患者出现肌**张力障碍**和**肌无力**，病情大多在感染治愈后缓解。

亨廷顿病是一种进行性遗传性疾病，症状出现在 35 ～ 45 岁。该病的特征之一是 4 号染色体 CAG 过度重复，重复的数目越多，起病越早，症状越严重。在**新纹状体**（主要是尾状核）有 **GABA 能**神经元和**脑啡肽能**神经元的缺失，在大脑皮质也存在细胞缺失。新纹状体在苍白球内侧部和外侧部的投射神经末梢缺失与**舞蹈样运动**的发展相关，晚期与**强直和肌张力障碍**相关。皮质神经元的缺失与个性改变和后期的**痴呆**相关。**亨廷顿舞蹈病**快速、不可预知，可累及四肢、面部和躯干的肌肉。患者常常试图通过使其成为自主运动的一部分来掩盖异常的非自主运动（**运动倒错**）。

威尔逊病（肝豆状核变性）的症状出现在 10 ～ 25 岁。由于基底核和额叶皮质铜的积聚及由此导致的壳核海绵状变性，患者可表现出**手足徐动、僵直和痉挛、构音不良、挛缩和震颤**。此类患者手和（或）上肢的独特运动被称为**扑翼样震颤**。患者角膜上也可见到铜的沉积，称为 **Kayser-Fleischer 环**。

成人帕金森病在 45 ～ 65 岁起病，患者黑质致密部的**多巴胺能神经元**、尾状核和壳核的神经末梢及延伸至黑质网状部的树突侧支进行性缺失。帕金森病患者特征性的表现为**静止震颤（搓丸样）、僵直（齿轮样或铅管样）、运动迟缓或运动功能减退**。运动迟缓还表现在言语表达（**构音不良、发音弱和声音嘶哑**）和书写方面（**写字过大**）。患者有特征性的**佝偻弯曲姿势和慌张步态**。帕金森病还有临床少见的**少年型**（发病 >20 岁）、**青年型**（发病 20 ~ 40 岁）和**拳击型**（创伤型）。

PKAN 是一种发生在儿童时期的遗传性疾病，表现为各种运动障碍。这些症状出现缓慢，包括**基底核征（僵直、舞蹈性手足弛缓症、肌张力障碍）**和**皮质脊髓征（巴宾斯基征、痉挛、反射亢进）**，可能累及上肢和下肢、背部深肌、面部肌肉（**耻骨肌挛缩**）和口腔（**吞咽、说话**）。随着疾病的进展，铁在苍白球的沉积可能表现为虎眼征。

肌张力障碍，见于基底核神经核团病变的患者，是一种以增多或持续的肌肉收缩为特征的运动障碍性疾病，患者往往出现躯干或四肢屈曲，导致姿势异常。患者也会有异常或重复的四肢或颈部运动（**颈部肌张力障碍或痉挛性斜颈**）。肌张力障碍可能是一种遗传性进行性病变，也可能存在其他原因，可见于儿童或青年。临床症状早期出现在运动或谈话时，后期可出现于安静状态。

表 8-17　尾状核、壳核、黑质、大脑脚和内囊的血液供应

结构	动脉
尾状核、壳核和内囊	大脑中动脉的纹状体内侧动脉供应尾状核头，外侧纹状体分支供应壳核和内囊（图 6-41）
黑质和大脑脚	基底动脉分叉的旁正中分支，大脑后动脉的短旋支和小脑上动脉的部分分支（图 6-30）

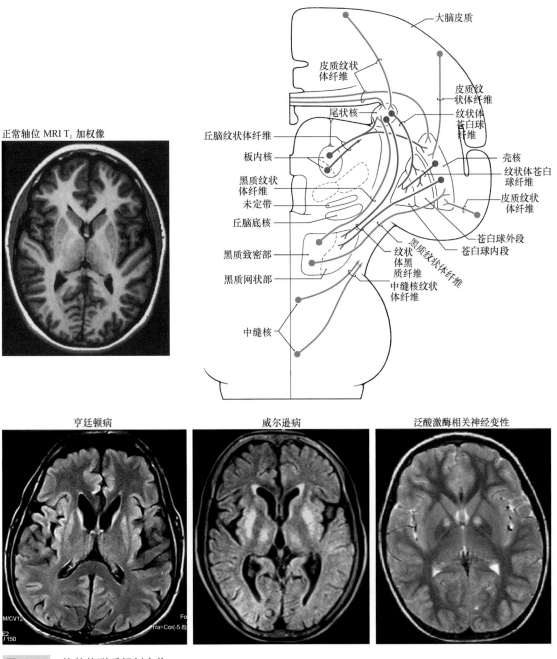

正常轴位 MRI T₁ 加权像

大脑皮质

皮质纹状体纤维

皮质纹状体纤维

尾状核

纹状体苍白球纤维

丘脑纹状体纤维

板内核

壳核

黑质纹状体纤维

纹状体苍白球纤维

未定带

皮质纹状体纤维

丘脑底核

苍白球外段

苍白球内段

黑质致密部

纹状体黑质纤维

黑质纹状体纤维

黑质网状部

中缝核纹状体纤维

中缝核

亨廷顿病

威尔逊病

泛酸激酶相关神经变性

图 8-40　纹状体联系解剖定位

苍白球传出纤维和黑质联系解剖定位

图 8-41 为**苍白球传出纤维**（上图）和**黑质联系**（下图）的起点、走行和分布，或者可参见图 8-40（也可参见图 8-42A）。**豆状襻**（点线）绕过内囊，呈弓形向尾部走行并入**丘脑束**。**苍白球丘脑底核纤维**主要起自于苍白球外段，而通过**豆状襻**和**豆束**的**苍白球丘脑投射**，主要起源于苍白球内段。**黑质有广泛的联系**，在临床上最重要的是**多巴胺能黑质纹状体纤维**。这些纤维可以**兴奋或抑制纹状体神经元**，这取决于它们激活的纹状体通路（**直接或间接**）（图 8-42 A）。苍白球通过**苍白球丘脑 - 丘脑皮质 - 皮质脊髓**（和**皮质核**）通路影响运动功能。表 8-18 总结了苍白球、丘脑底区和黑质的血液供应。

神经递质

苍白球内含 **γ - 氨基丁酸**（–）的神经元发出苍白球黑质投射，主要止于**黑质网状部**。尽管 GABA 也出现在部分丘脑底核苍白球轴突中，但后者主要含有丰富的**谷氨酸能神经纤维**。

含**多巴胺**（–）、**GABA**（–）和**甘氨酸**（–）的神经元出现在黑质中。其中，**多巴胺**出现在致密部神经元中，其发出**黑质纹状体、黑质杏仁核**和其他若干种投射。GABA 出现在网状部神经元，发出**黑质中脑纤维**和**黑质丘脑纤维**。甘氨酸出现在一些局部环路中的黑质神经元内。**谷氨酸**（+）出现在**皮质黑质纤维**中，而 5- **羟色胺**（–）则与中缝核黑质纤维有关，后者主要起自于中缝背核。

投射至额叶皮质的**多巴胺能**神经纤维起自于黑质致密部和邻近的**腹侧被盖区**（此处仅显示起自于黑质致密部的部分）。组成该投射的神经元过度活动可能是**精神分裂症**的部分原因。

临床相关病症

与新纹状体和黑质病变相关的运动性疾病总结见图 8-40 和图 8-42B。丘脑底核的**出血**、供应血管的闭塞或肿瘤会导致四肢的粗暴挥舞运动，称为**偏身投掷症**。通过**苍白球底丘脑核纤维**可投射至苍白球内侧段，苍白球丘脑纤维可投射至同侧丘脑腹外侧核，底丘脑核可影响同侧运动皮质，随后再影响病灶对侧的脊髓运动神经元。

偏身投掷运动出现在病损的对侧，因为病损对运动的影响是通过皮质脊髓束来实现的。局限于苍白球的病损，如**豆纹动脉**（M1 分支）的出血可造成**运动功能减退**和**无震颤强直**。

表 8-18　苍白球、丘脑底区和黑质的血液供应

结构	动脉
苍白球内段 / 外段	大脑中动脉和脉络膜前动脉的外侧纹状体支（图 6-41）
丘脑底核	大脑后动脉和后交通动脉的后内侧分支（图 6-41）
黑质	基底动脉分叉处分支，大脑后动脉和后交通动脉内侧分支、大脑后动脉短旋支（图 6-30）

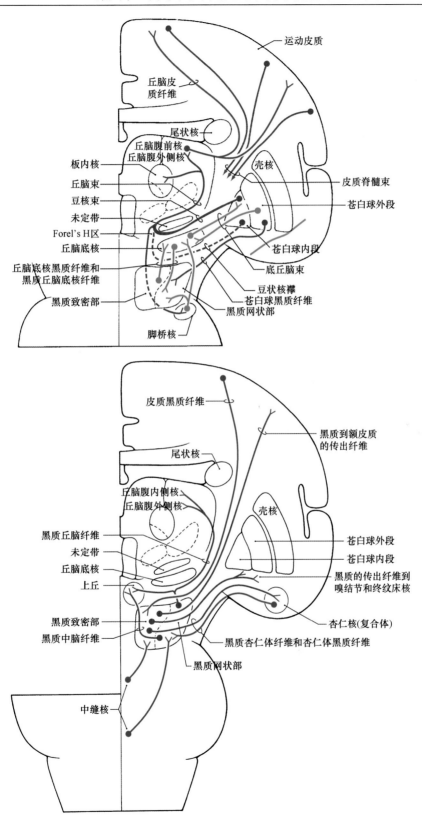

图 8-41　苍白球传出纤维和黑质联系解剖定位

苍白球传出纤维、丘脑底核联系、黑质联系的临床定位

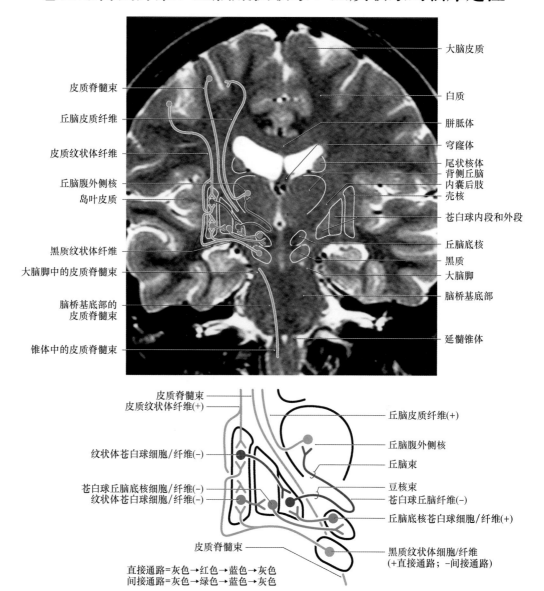

图 8-42A　MRI（前脑，T_2 加权像）显示经过**基底核、丘脑底核**和**黑质**的**直接**和**间接通路**。MRI 下方的分解图对构成两条通路的神经纤维的名称和类型进行了详细说明。（＋）兴奋性突触联系，（－）抑制性突触联系。

　　直接信号通路主要发挥如下作用。**皮质纹状体纤维（＋）**激活**纹状体苍白球纤维（－）**，从而进一步抑制**苍白球丘脑纤维（－）**。这种情况下，**丘脑去抑制化**（不再受苍白球丘脑纤维的抑制），从而上调**丘脑与运动皮质的功能**。

　　间接信号通路主要发挥如下作用。**皮质纹状体纤维（＋）**激活**纹状体苍白球纤维（－）**，从而进一步抑制**苍白球下丘脑纤维（－）**。这种情况下，**下丘脑核去抑制化**（不再受苍白球下丘脑纤维的抑制），同时下丘脑苍白球纤维（＋）激活苍白球丘脑纤维（－），进一步抑制丘脑的功能，从而下调**丘脑与运动皮质的功能**。

　　这两条信号通路共同发挥功能。然而，需要将每条通路中的突触数量考虑在内；信息通过这两条通路到达目标神经元的时间是分开的。

苍白球传出纤维、丘脑底核联系、黑质联系的临床定位：典型损害及功能缺陷

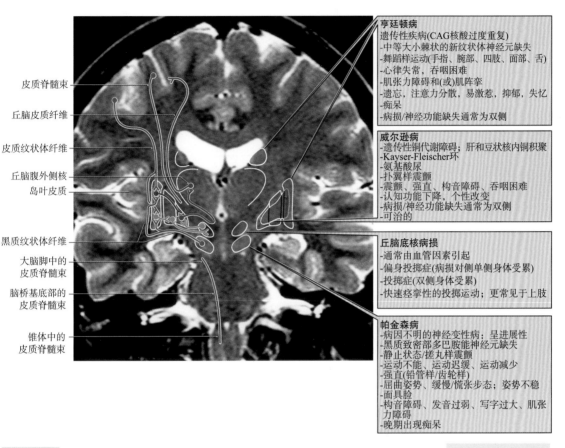

皮质脊髓束

丘脑皮质纤维

皮质纹状体纤维

丘脑腹外侧核
岛叶皮质

黑质纹状体纤维

大脑脚中的
皮质脊髓束

脑桥基底部的
皮质脊髓束

锥体中的
皮质脊髓束

亨廷顿病
遗传性疾病(CAG核酸过度重复)
-中等大小棘状的新纹状体神经元缺失
-舞蹈样运动(手指、腕部、四肢、面部、舌)
-心律失常，吞咽困难
-肌张力障碍和(或)肌阵挛
-遗忘，注意力分散，易激惹，抑郁，失忆
-痴呆
-病损/神经功能缺失通常为双侧

威尔逊病
-遗传性铜代谢障碍；肝和豆状核内铜积聚
-Kayser-Fleischer环
-氨基酸尿
-扑翼样震颤
-震颤、强直、构音障碍、吞咽困难
-认知功能下降，个性改变
-病损/神经功能缺失通常为双侧
-可治的

丘脑底核病损
-通常由血管因素引起
-偏身投掷症(病损对侧单侧身体受累)
-投掷症(双侧身体受累)
-快速痉挛性的投掷运动；更常见于上肢

帕金森病
-病因不明的神经变性病；呈进展性
-黑质致密部多巴胺能神经元缺失
-静止状态/搓丸样震颤
-运动不能、运动迟缓、运动减少
-强直(铅管样/齿轮样)
-屈曲姿势、缓慢/慌张步态；姿势不稳
-面具脸
-构音障碍、发音过弱、写字过大、肌张力障碍
-晚期出现痴呆

图 8-42B　**基底核、丘脑底核和黑质**典型病损（粉色框内）和相关的神经功能障碍。同小脑一样，基底核和相关结构病损导致的运动障碍通过影响皮质脊髓束来表现。通过这些环路的调节，丘脑－皮质通路中神经元的活动水平保持稳定、升高或降低，并使皮质脊髓束的活动处于与之相应的水平。此外，这条通路的调控含有时间因素。直接通路的传导速度快（更少的突触延迟，更快的丘脑－皮质/皮质脊髓束反应）；而间接通路传导速度则相对较慢（更多的突触延迟，更慢的丘脑－皮质/皮质脊髓束反应）。注意，神经功能障碍的侧边性（右/左）取决于病变是在 MRI 的左侧还是右侧；这强化了重要的临床概念。

描画基底核相关连接的空白示意图

图 8-43 为描画基底核相关连接的空白示意图。该图便于读者理解基底核相关连接，并进行自我分析，也便于讲授者扩展该章节未涵盖的基底核相关通路。

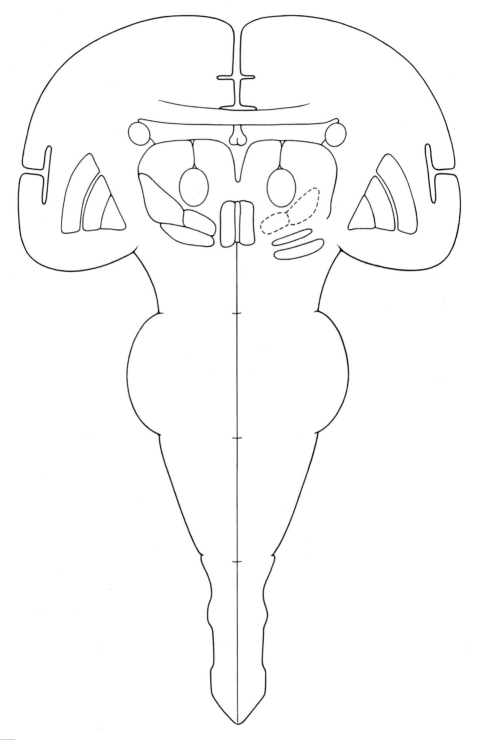

图 8-43　基底核相关连接的空白示意图

第七节　视力、听力及前庭系统

视觉通路

图 8-44 主要介绍与**瞳孔光反射**相关的神经纤维的起点、走行及分布；除此之外，还对控制**虹膜散大肌的交感神经支配**通路进行了描述。**脊髓中间外侧核**主要接受来自室旁核、下丘脑外侧区及后部神经细胞的投射纤维。这些投射纤维可能接受少量来自脑干网状结构的下行纤维的汇入。头部的**交感神经节后纤维**主要由**颈上神经节**发出。尽管图中未予以展示，脊髓中间外侧柱还接受起源于下丘脑不同的区域及核团（**下丘脑脊髓束**）的下行投射纤维，其中有些纤维接受来自于视网膜的冲动。表 8-19 总结了视束、内侧膝状体、外侧膝状体、上丘、中脑被盖及顶盖前核的血液供应。

神经递质

乙酰胆碱是**节前神经纤维及节后自主神经纤维**传导的主要神经递质。此外，**N- 乙酰 - 天冬氨酰 - 谷氨酸**也作为神经递质在一些视网膜的节细胞中（**视网膜膝状体投射**）发挥作用。

临床相关病症

多种原因（如**胶质瘤、脑膜瘤、动脉瘤、卒中、感染或脱髓鞘病变**）均可导致单眼或双眼的**全盲**或**部分性盲**，而且病变可以发生在视觉通路的任何部位。视神经完全性损伤（如视神经横断伤）会导致患侧眼**失明**、**直接对光反射消失**及健侧眼**间接对光反射消失**；但是**健侧眼的直接对光反射**及患侧眼的间接光反射均正常（图 8-32）。**垂体瘤**可损伤视交叉或位于视交叉外侧不交叉的纤维，造成**双眼颞侧偏盲**或一侧眼睛的**鼻侧偏盲**。

视辐射（膝距束）（图 8-45 和图 8-47）部分纤维直接向尾部投射至距状沟上缘的楔叶，部分纤维经弓状束（**Meyer-Archambault loop**）通过颞叶传导至距状沟下缘的舌回。颞叶病变累及 Meyer loop 或进入舌回的纤维，可以导致患者双眼病损对侧**上半视野**同向性偏盲。双眼**下半视野**同向性偏盲则见于视辐射上部纤维（或称为顶叶部分）受损或者这些纤维进入舌回处受损的患者。更多视觉通路病变及其相应的视野缺损可参见图 8-47B。

距状沟附近视觉皮质的损伤（大脑后动脉远端梗阻）会导致患者双眼病变对侧视野的**同向性偏盲**。这与视束损伤的表现类似，不同的是视皮质损伤时伴有黄斑回避。更多视辐射、视皮质损伤及其相应的视野缺损可参见图 8-47B。

血管性病变（如**延髓外侧综合征**）、肿瘤（如**脑干胶质瘤**）或者**脊髓空洞症**可能会损伤下丘脑（**下丘脑脊髓束**）和中脑至上胸段脊髓中间外侧柱的下行投射纤维。这种损伤会导致**同侧霍纳综合征**（同侧上眼睑下垂、眼球内陷、瞳孔缩小及患侧面部无汗）。尽管**眼球内陷**在谈及霍纳综合征时经常被提及，但事实上多数患者中并非常见。

表 8-19　视束、内侧膝状体、外侧膝状体、上丘、中脑被盖及顶盖前核的血液供应

结构	动脉
视束	脉络膜前动脉（图 6-41）
内侧膝状体、外侧膝状体	大脑后动脉的丘脑膝状体支（图 6-41）
上丘及顶盖前核	大脑后动脉的长旋支（四叠体动脉）、脉络膜后动脉及小脑上动脉（图 6-30 和图 6-41）
中脑被盖	基底动脉分叉处的旁正中支、大脑后动脉及后交通动脉的内侧支、大脑后动脉的短旋支（图 6-30）

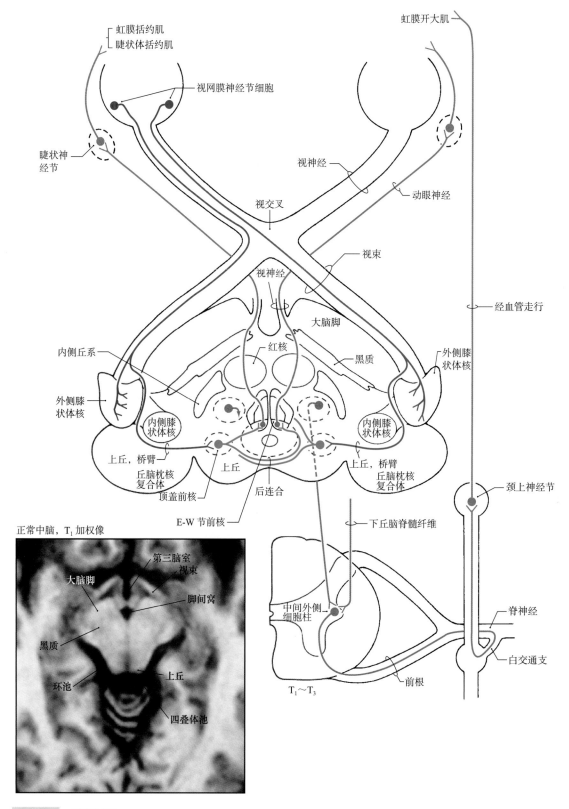

图 8-44　视觉通路

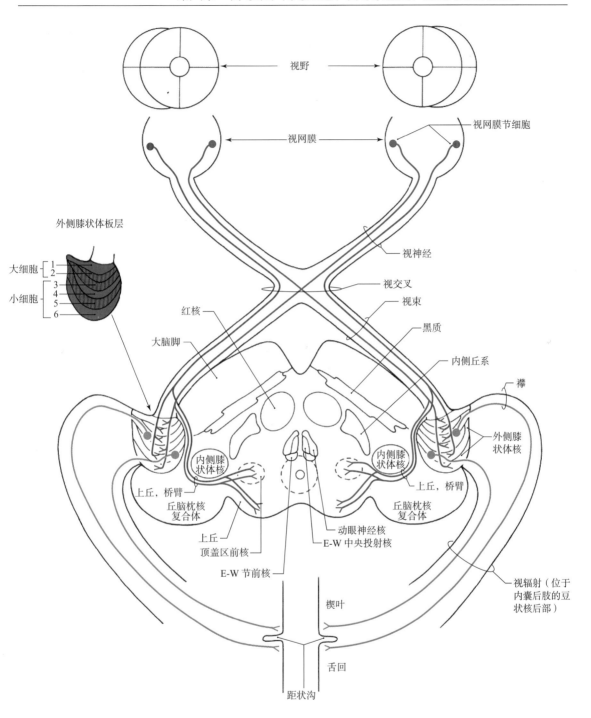

图 8-45 详细描述视觉传导通路的**起源、走行及分布**。未交叉的**视网膜膝状体纤维**终止于 2、3、5 板层（红色纤维），交叉的纤维终止于 1、4、6 板层（蓝色纤维）。**膝距束纤维**起源于 3～6 板层。**视网膜膝状体**及**膝距束纤维通路**是按**视野定位**方式分布的。

神经递质

胆囊收缩素（兴奋性）见于部分膝距束纤维中，N- 乙酰 - 天冬氨酰 - 谷氨酸见于部分视网膜膝状体纤维、外侧膝状体及视觉皮质神经元中。

临床相关病症

视觉通路损害及其相关临床症状见图 8-44 及图 8-47B。

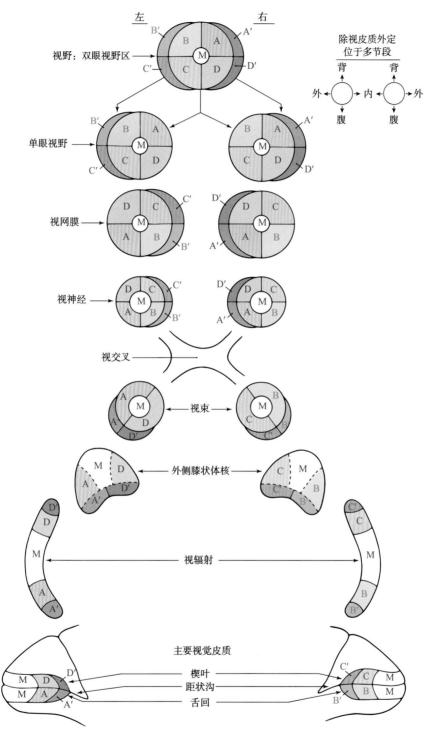

图 8-46　以半示意图的方式诠释了相关的**视力视野范围**及其神经投射通路。上面的第一张图中双眼重叠的视野用 ABCD 来表示，视野黄斑区用 M 来表示，单眼视野用 A′ B′ C′ D′ 来表示。

临床相关病症

视觉通路损害及其相关临床症状见图 8-44 和图 8-47A、B。

视觉通路临床定位

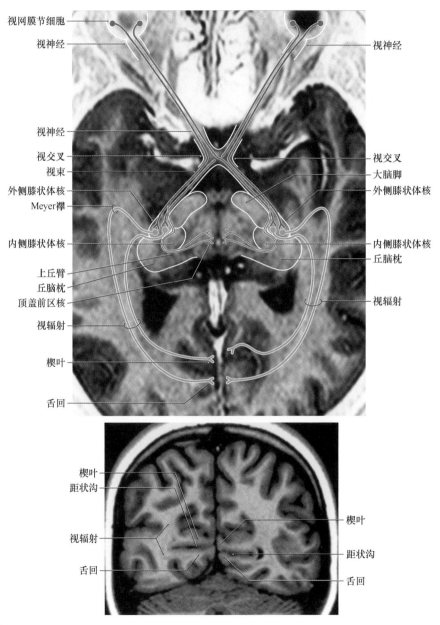

视网膜节细胞
视神经
视神经
视交叉
视束
外侧膝状体核
Meyer 襻
内侧膝状体核
上丘臂
丘脑枕
顶盖前区核
视辐射
楔叶
舌回

视神经
视交叉
大脑脚
外侧膝状体核
内侧膝状体核
丘脑枕
视辐射

楔叶
距状沟
视辐射
舌回

楔叶
距状沟
舌回

图 8-47A　本图将从**视网膜至初级视觉皮质的视觉传导通路**叠加于 MRI 上以临床视角方式展示。上图为 T$_1$ 加权轴位像，下图为 T$_1$ 加权冠状位像。上图中的红色、蓝色及灰色纤维的意义与图 8-45 相同。

视觉通路临床定位：典型损害及功能缺陷

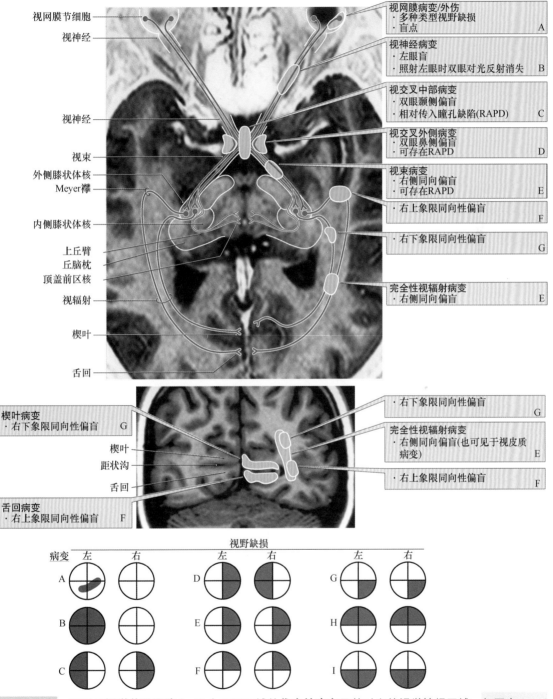

视网膜节细胞

视神经

视网膜病变/外伤
·多种类型视野缺损
·盲点   A

视神经病变
·左眼盲
·照射左眼时双眼对光反射消失   B

视交叉中部病变
·双眼颞侧偏盲
·相对传入瞳孔缺陷(RAPD)   C

视交叉外侧病变
·双眼鼻侧偏盲
·可存在RAPD   D

视束病变
·右侧同向偏盲
·可存在RAPD   E

·右上象限同向性偏盲   F

·右下象限同向性偏盲   G

完全性视辐射病变
·右侧同向偏盲   E

视神经

视束

外侧膝状体核
Meyer襻

内侧膝状体核

上丘臂
丘脑枕
顶盖前区核

视辐射

楔叶

舌回

楔叶病变
·右下象限同向性偏盲   G

·右下象限同向性偏盲   G

完全性视辐射病变
·右侧同向偏盲(也可见于视皮质病变)   E

楔叶
距状沟
舌回

·右上象限同向性偏盲   F

舌回病变
·右上象限同向性偏盲   F

视野缺损

病变

图 8-47B 展示了**视觉传导通路**上 13 个不同区域的**代表性病变**及其对应的视觉缺损区域。如图中 A ～ I 所示，有些病变虽然位置不同，尤其是视交叉之后的视通路损伤，却具有相似的临床症状。

    国际通用的视野缺损示意图是通过模拟患者实际视野画出的，因此，患者的右眼及右侧视野在图示的右侧，左眼及左侧视野在患者的左侧。轴位及冠状位的 MRI 和 CT 是模拟观察者位于患者的足位方向去观察患者的头部（轴位）或面部（冠状位）。因此，在 MRI 或者 CT 的图示当中，观察者的右侧实际是患者的左侧，观察者的左侧实际是患者的右侧，**正确理解并使用这些图示对于诊断相关疾病及视野缺损区非常必要。**

描画视通路的空白示意图

图 8-48 为描画视通路的空白示意图。该图便于读者理解视通路，并进行自我分析，也便于讲授者扩展该章节未涵盖的视通路。

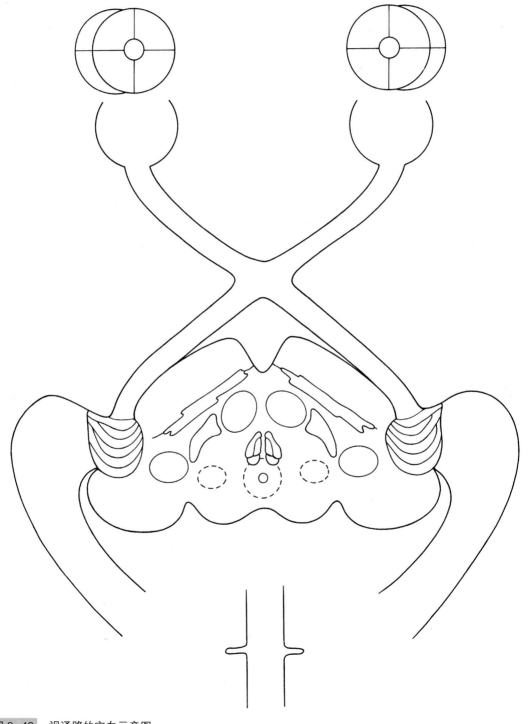

图 8-48　视通路的空白示意图

听觉通路解剖定位

图 8-49 主要介绍组成**听觉通路**神经纤维的起点、走行及分布。以**蜗神经、耳蜗腹侧核及背侧核**为核心组成部分的听觉通路，很大程度上为双侧性和多突触传导，即传入冲动经过中继后才能到达听觉皮质。突触及纤维交叉（或再交叉）可以发生在中枢的多个层面上。因此，中枢性损伤很少引起单耳听力完全丧失。**内侧膝状体**是听觉冲动传导至颞叶皮质的丘脑中继站。前庭蜗神经是一种感觉神经，尽管众所周知存在**橄榄耳蜗投射（传出耳蜗束）**，但其对过度的听觉刺激作出反应时会抑制听小骨。表 8-20 总结了蜗神经核、外侧丘系（及相关结构）、脑桥被盖、下丘及内侧膝状体核的血液供应。

神经递质

谷氨酸（＋）和**天冬氨酸**（－）存在于部分螺旋神经节细胞及其进入耳蜗核的末端内。含**强啡肽**及含**组胺**的纤维在耳蜗核中也可见，含组胺的纤维主要来自下丘脑。**去甲肾上腺素**能纤维由蓝斑发出投射至蜗核及下丘。上橄榄体中含有**胆囊收缩素**的细胞及外侧丘系中含有**强啡肽**的细胞发出纤维投射至下丘。尽管橄榄-蜗核束并未在图中展示，但值得一提的是，构成该束的部分纤维所起源的细胞中存在**脑啡肽**。

临床相关病症（各种类型的耳聋）

传导性耳聋主要因外耳道（外耳道梗阻、耵聍堵塞）或中耳病变（中耳炎、耳硬化症）引起。**神经性耳聋**（感觉神经性听觉丧失）主要因耳蜗或前庭蜗神经中的蜗神经受损引起。**中枢性耳聋**主要因为耳蜗核或其至听觉中枢的联系纤维受损。

听力受损的原因很多，常见的有外伤（**颞骨岩部骨折**）、脱髓鞘性疾病、**肿瘤**、某些药物（**链霉素**）或者**内听动脉闭塞**。第Ⅷ对脑神经中的蜗神经部分受损（如听神经瘤）引起的主要症状是同侧耳鸣和（或）耳聋（部分性或完全性）。高频听力的丧失（**老年性耳聋**），如听不清女性的声音或无法区别不同的声音，在老年患者中更为常见。

Weber 试验和 **Rinne 试验**用来鉴别神经性耳聋与传导性耳聋，并初步定位病损侧别。在 **Weber 试验**中，取 512Hz 的音叉振动后，将其柄底置于患者前额或头顶正中，让患者比较哪一侧耳听到的声音较响。正常人双耳听到的声音一致（由颅骨传播）；神经性耳聋患者（耳蜗或蜗神经受损）正常一侧耳听到的声音更强；**传导性耳聋**患者异常一侧耳朵听到的声音更强。在 **Rinne 试验**中，取 512Hz 的音叉，振动后置于乳突上，待听不到声音时，立即将音叉移置于外耳道口外，正常人可再次听到声音（Rinne 试验阳性）。对于中耳疾病患者，音叉置于乳突时听到声音消失后，再置于外耳道外，也听不到声音（Rinne 试验异常或阴性）。因此，Rinne 试验阴性提示传导性耳聋。轻度神经性耳聋（耳蜗或蜗神经病损），音叉从乳突转移至外耳道外，可再次听到声音（Rinne 试验阳性）。重度神经性耳聋病人，外耳道外或乳突处均听不到声音。

除了听力丧失与耳鸣外，较大的**前庭神经鞘瘤**还可导致**恶心、呕吐、共济失调/步态不稳**（前庭神经根受累）、**面部肌肉无力**（面神经受累）、**面部麻木、角膜反射消失**（三叉神经受累）；后两者常见于**神经鞘瘤**体积较大的情况（＜2～3cm）。除此之外，该类疾病还可引起**颅内压增高**的相关症状（**头痛、恶心、呕吐**）。

除脑桥病变累及斜方体及其相关核团外，中枢性病变（如胶质瘤或血管阻塞）很少引起可察觉的单侧或双侧的听力丧失。听觉通路的中枢部分损伤和（或）初级听觉皮质的损伤会引起听觉敏感性下降，某些频率的听觉丧失，对于声音定位的准确性下降。颞叶二级听觉皮质的病变，会引起患者理解声音的能力下降（**听觉失认**）。

表 8-20　蜗神经核、外侧丘系（及相关结构）、脑桥被盖、下丘及内侧膝状体核的血液供应

结构	动脉
蜗神经核	小脑下前动脉（图 6-16）
脑桥外侧丘系，上橄榄	基底动脉的长旋动脉分支（图 6-23）
下丘	基底动脉长旋动脉分支（四叠体动脉），小脑上动脉（图 6-30）
内侧膝状体核	大脑后动脉的丘脑膝状分支（图 6-41）

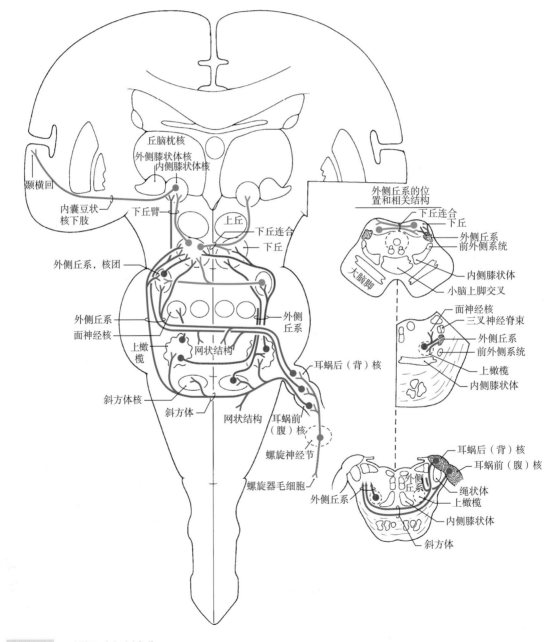

图 8-49　听觉通路解剖定位

前庭系统通路解剖定位

图 8-50 主要介绍与**前庭神经核**相关的**传入**及**传出神经纤维**的起点、走行及分布（也可见图 8-16、图 8-36 及图 8-37）。**初级前庭传入纤维**可止于**前庭神经核**或直接经**近绳状体**传导至小脑结构。**二级前庭小脑轴突**起自前庭神经核，经类似途径传导至小脑。前庭神经核的传出纤维也经**前庭脊髓束**投射至脊髓，经内侧纵束投射至**动眼神经、滑车神经**及**展神经的运动核团**（图 8-16、图 8-36 及图 8-37）。与前庭神经核密切相关的小脑结构主要包括小脑前叶及后叶靠近小脑蚓垂的皮质外侧部、**绒球小结叶**及顶核。尽管**前庭蜗神经**也发出橄榄耳蜗束支配镫骨肌（通过镫骨肌减轻严重噪声的损害），但根据所关注的内容，此处仍将其视为感觉神经。表 8-21 总结了前庭神经核、滑车神经核及动眼神经核的血液供应。

神经递质

γ-氨基丁酸（−）是很多小脑皮质前庭纤维及前庭复合体的主要神经递质，该神经递质亦存在于小脑皮质核束的轴突中。前庭内侧核也存在含有**强啡肽**（+）和组胺（+）的纤维，后者主要起源于下丘脑细胞。

临床相关病症

很多能够损伤蜗神经的疾病也能够损伤同为第Ⅷ对脑神经的前庭神经。**前庭神经**接收器损伤后，引起患者**眩晕**。患者可能感觉自己身体在旋转（**主体性眩晕**）或周围的环境在旋转（**客体性眩晕**）；此外，他们还会表现出平衡障碍、**步态不稳**和向患侧歪斜，但并没有**辨距不良**和**意向性震颤**等小脑受损的征象。前庭神经病变或者累及前庭神经核的脑干病变所造成的神经功能障碍包括：**眼震、恶心、呕吐、眩晕**及**步态失调**。

前庭神经鞘瘤占中枢神经系统肿瘤的 8%～10%，通常导致听力丧失（＞95%）、走路不稳、耳鸣（65%～70%）、**头痛及面部麻木**（约 30%）；面部麻木通常表明肿瘤体积较大（一般＞2.0～2.5cm），压迫三叉神经根。面部肌肉无力（**面瘫**）发生率约为 10%。上述前庭神经障碍的症状同时伴有部分或完全性耳聋者可见于**梅尼埃病**。双侧前庭神经鞘瘤的患者需要排除**神经纤维瘤病 2 型（NF2）**。NF2 属于常染色体显性遗传病，并且有可能伴发身体其他部位的肿瘤（这种情况相对于神经纤维瘤病 1 型较为少见），有时也被称为**双侧听神经纤维瘤病**。

小脑的**绒球小结叶**及顶核与前庭神经和前庭神经核之间有密切的联系；累及上述结构的小脑病变会导致**眼球震颤、躯干性共济失调、共济失调步态**及向患侧歪斜。前庭神经病变患者的眼球震颤及**多发性硬化**患者的**核间性眼肌麻痹**与前庭神经核通过内侧纵束向动眼、滑车及展神经运动核团的投射纤维受损有关。

表 8-21 前庭神经核、滑车神经核及动眼神经核的血液供应

结构	动脉
前庭神经核	延髓小脑下后动脉（图 6-16），基底动脉长旋动脉分支（图 6-23）
动眼神经核及滑车神经核	基底动脉分叉处的正中分支，大脑后及后交通动脉内侧分支，大脑后动脉短旋动脉分支（图 6-30）

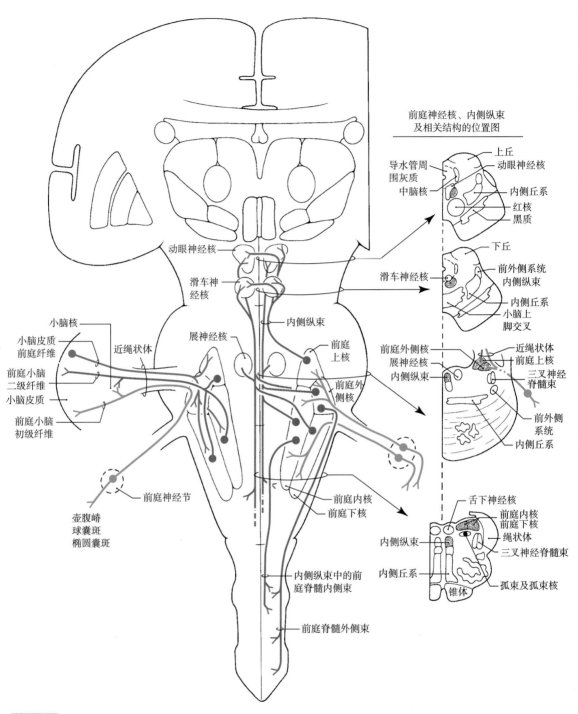

前庭神经核、内侧纵束及相关结构的位置图

上丘
导水管周围灰质
动眼神经核
中脑核
内侧丘系
红核
黑质

下丘
滑车神经核
前外侧系统
内侧纵束
内侧丘系
小脑上脚交叉

前庭外侧核
展神经核
内侧纵束
近绳状体
前庭上核
三叉神经脊髓束
前外侧系统
内侧丘系

舌下神经核
前庭内核
前庭下核
绳状体
内侧纵束
三叉神经脊髓束
内侧丘系
锥体
孤束及孤束核

动眼神经核
滑车神经核
小脑核
小脑皮质前庭纤维
近绳状体
展神经核
前庭上核
前庭小脑二级纤维
小脑皮质
前庭外侧核
前庭小脑初级纤维
内侧纵束
前庭神经节
壶腹嵴
球囊斑
椭圆囊斑
前庭内核
前庭下核
内侧纵束中的前庭脊髓内侧束
前庭脊髓外侧束

图 8-50　前庭系统通路解剖定位

描画听觉通路或前庭系统通路的空白示意图

图 8-51 为描画听觉通路或前庭系统通路的空白示意图。该图便于读者理解听觉通路或前庭系统通路，并进行自我分析，也便于讲授者扩展该章节未涵盖的听觉通路或前庭系统通路。

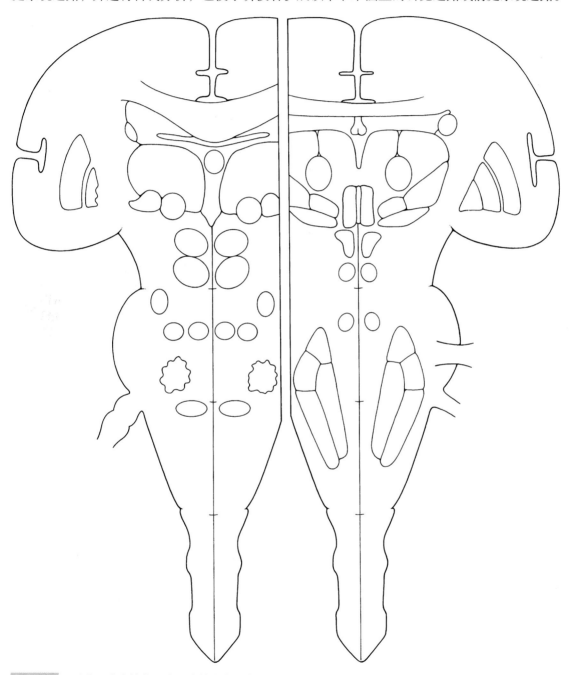

图 8-51 听觉通路或前庭系统通路的空白示意图

第八节　内囊与丘脑皮质联系

内囊：联系及组成

　　图 8-52 主要展示了**内囊**与基底核、丘脑的关系及轴位上组成内囊的主要纤维。全身感觉（嗅觉除外）的传导纤维及支配脑神经和肢体运动的传导纤维均穿过内囊的某一部分。**内囊**被划分为五部分，这五部分在轴位上容易辨认，每一个部分被称为一**肢**，每一肢都与周围结构有着典型的纤维联系，每一肢都有着独特的纤维群组。表 8-22 总结了内囊的血液供应。

　　内囊前肢：**内囊前肢**位于尾状核头和豆状核之间。内囊前肢主要走行**额桥束和丘脑前辐射**（丘脑前、内侧投射至额叶皮质、扣带回的纤维束）。靠近内囊膝部有来自于额叶眼区较小的下降支纤维。

　　内囊膝部：可以借助**穹隆柱、室间孔、静脉角**（丘纹静脉汇入大脑内静脉处二者形成的夹角）和**丘脑前结节**的位置定位**内囊膝部**。在经过内囊膝部的纤维中，最具临床意义的是投射至脑神经运动核团的**皮质核束**（图 8-13 和图 8-14）。

　　内囊后肢：后肢是内囊最大的部分，位于**丘脑和豆状核**之间，包含诸多重要的纤维束。其中较大的纤维束包括**皮质脊髓束、丘脑上辐射**（丘脑腹前、腹外侧、腹后内侧、腹后外侧核投射至感觉、运动皮质的纤维束）及**顶桥束**。较小的纤维束主要包括皮质红核、皮质网状、皮质黑质、皮质底丘脑、**皮质顶盖纤维**及起自于苍白球内侧段并横穿内囊后肢的**苍白球丘脑纤维**。

　　豆状核下肢：虽然经过**豆状核下肢**的神经纤维为大家所熟悉，但在解剖上该部位较难辨认。豆状核下肢位于内侧膝状体核和颞叶（尤其是听觉皮质）之间，含有**听辐射（膝状体颞叶辐射）**、颞桥纤维及皮质顶盖纤维。

　　豆状核后肢：**豆状核后肢**是指紧邻豆状核尾的大量纤维。经过豆状核后肢的较大纤维束为**视辐射（膝距束）和枕桥束**，较小的纤维束包括**皮质顶盖束、皮质被盖束**和**皮质红核束**。

　　复习一下**视辐射**的两个主要组成部分，第一部分起自**外侧膝状体核**，神经纤维向尾端投射至**初级视神经皮质**；第二部分起自外侧膝状体核，弓向前方至颞叶，急转向尾端（**Meyer 襻**）投射至初级视神经皮质。视辐射的这两部分分别传导视野内不同区域的信息，视辐射中不同部位病变会导致相应的视野缺损（图 8-44 ～图 8-47）。

　　说明：内囊 5 肢的多数也包含**丘脑皮质纤维**（非上述神经纤维）、**皮质丘脑纤维**（皮质各个区域向相应的丘脑核团投射）及**皮质纹状体纤维**。

神经递质

　　内囊内无神经核团，只有传递一系列感觉和运动信息的纤维及一些混合纤维。在这些神经纤维当中最主要的神经递质是**谷氨酸**（大部分的皮质传出纤维及丘脑皮质纤维）和 GABA（苍白球丘脑纤维），还有少量的**胆碱能、多巴胺能、5- 羟色胺能、组氨能和 GABA 能**纤维。

临床相关病症

　　内囊病变最常见的症状是因**皮质脊髓束、苍白球丘脑纤维**和**皮质核束**损伤引起的**运动障碍**（取决于损伤的位置）及因**丘脑皮质束**损伤引起的**感觉障碍**。前脑病变的一般特点是运动和感觉障碍位于同侧（病变的对侧）。除非损伤到内囊膝部，一般不会出现脑神经缺损症状。

内囊膝部的损伤常导致皮质核束损伤，一般影响投射至**面神经核、舌下神经核**和**疑核**的纤维。面瘫主要表现为损伤对侧下部面肌无力（与周围性面瘫如 **Bell 麻痹**相反）；患者**伸舌**时舌头偏向损伤对侧；当患者张口说"啊"时，**腭垂**向损伤侧**歪斜**。除此之外，如副神经受损，患者可能无法做到患侧耸肩（**斜方肌无力**），或将头部向对侧偏斜（**胸锁乳突肌无力**）。这些临床表现非常典型，与脑干病变引起的脑神经损伤症状明显不同。

内囊后肢的损伤常出现**损伤对侧肢体无力、偏瘫**和**偏身感觉障碍**。**偏身感觉障碍**常累及一侧肢体或一侧肢体和头部。

脉络膜前动脉综合征（**von Monakow 综合征**）主要表现为损伤**对侧偏瘫和偏盲**。如果损伤（内囊后肢下部）范围向上延伸，则可能累及由感觉中继核团发出的丘脑皮质纤维，导致对侧肢体的**偏身感觉障碍**。脉络膜前动脉同时供应内囊膝部，因此皮质核束也可能受损。

表 8-22　内囊的血液供应

结构	动脉
前肢	大脑中动脉的外侧纹状体分支，大脑前动脉的内侧纹状体分支（图 6-41）
膝部	大脑中动脉的外侧纹状体分支，脉络膜前动脉（图 6-41）
后肢	大脑中动脉的外侧纹状体分支，脉络膜前动脉（图 6-41）
豆状核下肢	大脑中动脉的穿支血管（颞支，角支）
豆状核后肢	大脑后动脉，脉络膜前动脉的小分支

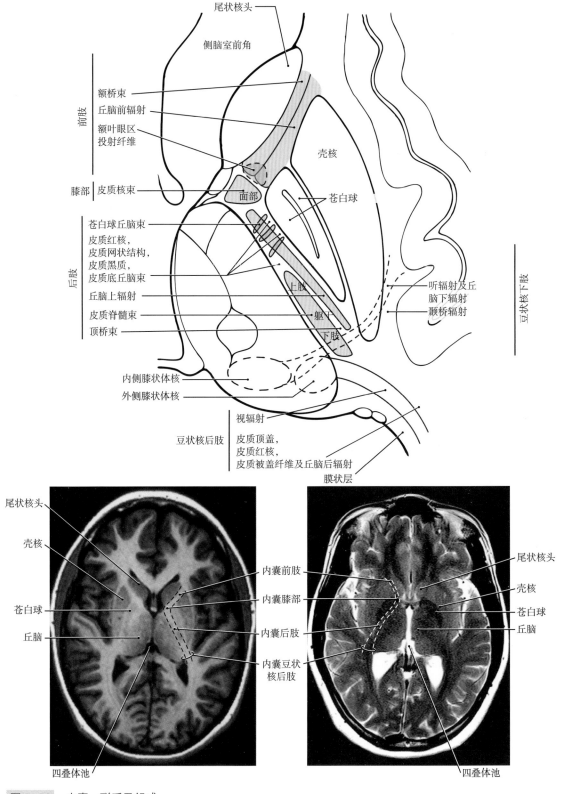

图 8-52 内囊：联系及组成

丘脑皮质联系

图 8-53 主要讲述**背侧丘脑**（通常称为丘脑）的主要核团及其主要皮质投射区。丘脑核团可分为**联络核团**、**中继核团**和**板内核团**。**联络核团**（如丘脑枕核、中央正中核）向多个皮质区域投射，并同样接受来自多个分散区域的传入纤维。**中继核团**接受特定的信息（精细触觉、视觉）并进一步将这些信息准确地传导至皮质特定区域（初级感觉皮质、初级视觉皮质），如腹后外侧核及外侧膝状体核。**板内核团**位于**内髓板**内；最典型的即为中央中核，此外，较小的核团还有中央外侧核、中央内侧核及束旁核。**丘脑网状结构**位于内囊的内侧，由一组围绕丘脑的神经元组成，与丘脑之间由**外髓板**相隔（译者注：为详细解释翻译过程及原文想表达的真实含义，将原文放在此处，原文为：The **thalamic reticular nucleus** is a group of neurons forming a shell around the thalamus, separated from it by the **internal medullary lamina**, and located medial to the internal capsule.）表 8-23 总结了背侧丘脑的血液供应。

丘脑核团接收多方面的信息，并将这些信息投射至皮质相应的区域。下文详细介绍了丘脑相对重要的核团、其传入纤维及皮质投射区域 / 脑回（图 8-53）。为了便于理解，此处列出了一些概要性的内容。

联络核团：

背内侧核：传入纤维——杏仁核，苍白球，颞叶及额眶皮质，嗅觉系统，前额基底；**传出纤维**——眶周皮质，额叶内外侧皮质（皮质运动区除外）。

丘脑枕核：传入纤维——上丘，视觉皮质（17、18、19 区），颞叶，枕叶皮质；**传出纤维**——上丘，视觉皮质（17、18、19 区），颞叶，枕叶皮质。

中继核团：

丘脑前核：传入纤维——乳头体内侧核，海马结构；**传出纤维**——扣带回，少量投射至边缘叶皮质及额眶皮质。

丘脑腹前核：传入纤维——苍白球，黑质，6 区，8 区；**传出纤维**——额叶皮质（4 区除外），眶皮质。

丘脑腹外侧核：传入纤维——苍白球，小脑核团，运动皮质（4 区）；**传出纤维**——运动皮质（4 区），辅助运动区。

丘脑腹后外侧核：传入纤维——后柱 - 内侧丘系，前外侧系统；传出纤维——初级感觉皮质（3、1、2 区）。

丘脑腹后内侧核：传入纤维——脊髓及主要的感觉性核团，孤束核（味觉）；**传出纤维**——初级感觉区（3、1、2 区），额叶岛盖及相邻岛叶皮质（味觉）。

内侧膝状体：传入纤维——下丘；**传出纤维**——颞横回（Heschl 氏回，41 区）。

外侧膝状体：传入纤维——双侧视网膜，视觉区 17 区；**传出纤维**——视觉区（17 区，有些纤维投射至 18 区和 19 区）。

板内核团：

中央中核：传入纤维——额叶，边缘叶及运动区相关皮质，苍白球，小脑核团，网状结构，脊髓神经，感觉相关皮质；**传出纤维**——纹状体（豆状核、苍白球、尾状核），丘脑底核，黑质，额叶。

其他板内核团：传入纤维——大脑皮质，脑干网状结构，伏隔核，嗅球；**传出纤维**——与中央中核相似，扣带回。

其他：

丘脑网状核：传入纤维——丘脑皮质纤维，皮质丘脑纤维，丘脑纹状体及苍白丘脑纤维的侧支纤维；**传出纤维**——丘脑核团。

临床相关病症

丘脑广泛接收感觉、运动及其他信息，其投射纤维也同样广泛地分布至大脑皮质的各个区域（及许多皮质下的中枢）；并相应地接受由大脑皮质发出的纤维。因此，可以见到诸多因为丘脑损伤所导致的功能障碍。尽管丘脑可以发生**肿瘤（如星形细胞瘤）、神经退行性变，或者脑病**，但是从起源上讲最常见的是血管性病变；即不同血管病变导致其供血区域相应结构发生损伤。

丘脑膝状体出血损伤感觉中继核（如腹后内侧核及腹后外侧核），可能导致**丘脑综合征**（又称 Déjèrine-Roussy 综合征）。这类综合征的特点是：①对侧完全性躯体感觉障碍或者分离性感觉障碍（位置觉/振动觉障碍甚于疼痛/温度觉，或者相反）；②恢复过程中出现疼痛感觉（感觉异常或痛觉过敏），有时疼痛会很强烈甚至持久存在；③同向性偏盲和（或）上肢或下肢的偏瘫，且均为对侧发病；这些症状有可能随时间会慢慢改善。偏瘫的出现可能是由于出血压迫同侧内囊或者受到原发病的挤压而引起。

丘脑出血性病灶除了可以引起各种丘脑受损的综合症状以外，还有可能破入中脑，从而产生各种**动眼神经受损症状**（第Ⅲ对脑神经或者其核团受累），**瞳孔散大**，以及**瞳孔对光反射**减弱或消失。此外，出血也有可能引起底丘脑受损，从而产生相应的运动障碍。

背侧丘脑的前部及内侧部受损有可能引起全身性的症状。患者可能表现出一过性的**共济失调（丘脑性共济失调）**或者**失语**。单干**丘脑穿支动脉**损伤的患者（图 2-44），由于上行网状激活系统受损，可能会出现觉醒障碍、木僵，或者处于昏迷状态。

表 8-23　背侧丘脑的血液供应

结构	动脉
丘脑前区	P1 段的丘脑穿支血管（图 6-41）
丘脑后区	P2 段的丘脑膝分支（图 6-41）
丘脑尾内侧区	脉络膜动脉后内侧动脉，P2 段分支（图 6-41）

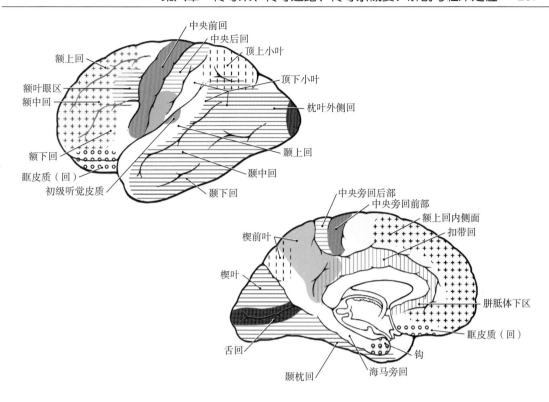

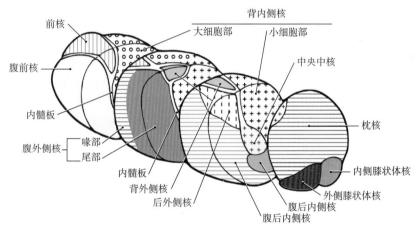

图 8-53 丘脑皮质联系

第九节　边缘系统：海马与杏仁核

海马联系解剖定位

图 8-54 展示了部分**海马**和**乳头体**的传入、**传出神经纤维**，重点强调了边缘系统环路（**Papez 环路**）。海马与间脑核团（尤其通过**穹隆后连合**与乳头体）、隔区及杏仁核有往返的纤维联系。海马也接受来自额上回、额中回、颞上回、扣带回、楔前叶、枕叶外侧皮质、颞枕回和胼胝体下方皮质的传入纤维。**扣带回**至海马的**皮质海马纤维**是 Papez 情感环路中非常重要的组成部分。乳头体通过**乳头丘脑束**与背侧被盖核、腹侧被盖核及丘脑前核相联系，通过**乳头体被盖束**与脑桥被盖及网状被盖核相联系；此外还与隔核相联系。表 8-24 总结了海马、乳头体、下丘脑及扣带回的血液供应。

神经递质

下托及 Ammon 角内包含**谷氨酸**（＋）的细胞通过穹隆向乳头体、其他下丘脑中心及隔核外侧传递冲动。**胆囊收缩素**（＋）和**生长激素抑制素**（－）也存在于与隔核及下丘脑结构相连的海马细胞内。隔核及斜角带核发出**胆碱能**传入纤维通过穹隆进入海马。此外，含 **γ-氨基丁酸**（－）的隔核海马联系起自内侧隔核。含**脑啡肽**和**谷氨酸**的海马传入纤维来自相邻的内嗅皮质；蓝斑发出去甲肾上腺素能纤维到齿状回、Ammon 角和下托；**5-羟色胺能**纤维起自喙侧中缝核。

临床相关病症

海马损伤导致的功能障碍常见于累及颞叶的**创伤、酒精中毒后遗症**，以及**失智性疾病**（如**阿尔茨海默病和皮克病**）所导致神经退行性改变。双侧海马损伤（如车祸导致的闭合性颅脑损伤），可造成患者**近期记忆丧失（远期记忆不受影响）**，患者无法回忆最近发生的事情，无法将新近经历或做过的事情转化为可调阅的长期记忆。除此之外，与记忆相关的视觉、触觉和听觉辨析能力也明显受到影响。这些症状分别被称为**视觉失认、触觉失认和听觉失认**。

科尔萨科夫综合征（遗忘-虚构综合征）主要表现为记忆缺失、痴呆、健忘及答非所问。答非所问的表现主要是患者对问题的回答非常流畅，但答案却与问题毫不相干甚至编造从未发生过或者无意义的"记忆"。这类患者的上述表现往往会被误诊为**痴呆**。在这些患者中，除海马受到损害之外，乳头体和丘脑背内侧核也受到明显损害。科尔萨科夫综合征是不可逆的。

Wernicke 脑病（韦尼克-科尔萨科夫综合征，或者称作韦尼克综合征）见于长期酗酒的患者（膳食营养习惯极差），表现为**眼球运动障碍、瞳孔改变、共济失调、意识混乱及震颤**。在多个脑区可以见到退行性改变，或者细胞缺失，这种现象在海马、乳头体核、丘脑背内侧核最常见。临床上可以用**治疗剂量的维生素**及**饮食调节**治疗。

表 8-24　海马、乳头体、下丘脑及扣带回的血液供应

结构	动脉
海马	脉络膜前动脉（图 6-41）
乳头体，下丘脑	下丘脑 Wills 环分支（图 2-21）
丘脑前核	丘脑前核丘脑穿支血管（图 6-41）
扣带回	大脑前动脉分支

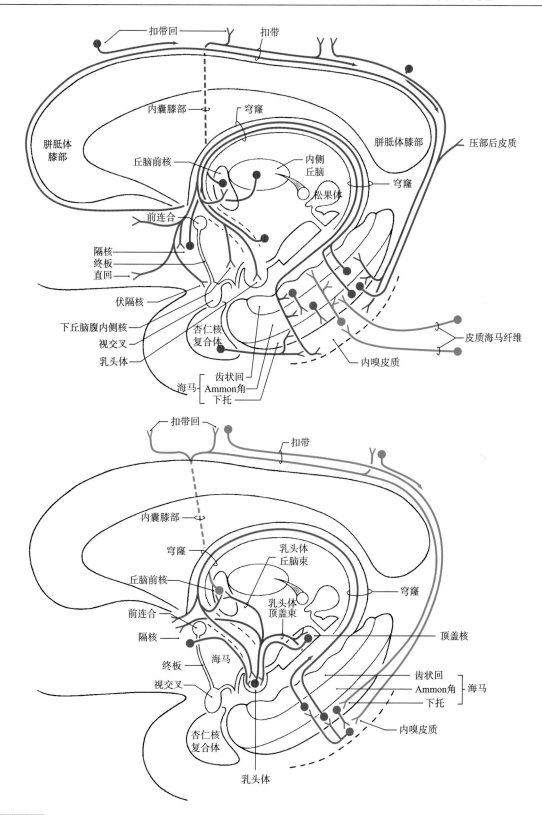

图 8-54 海马联系解剖定位

杏仁核联系解剖定位

图 8-55 主要描述矢状位和冠状位上与**杏仁核**相关的**传入**及**传出**神经纤维的起点、走行及分布。杏仁核通过**终纹**及**杏仁核腹侧**传出纤维与脑干及前脑发生联系。杏仁基底核和外侧核通过**皮质杏仁束**及**杏仁皮质束**与特定皮质区域发生联系。表 8-25 总结了杏仁核及相关结构的血液供应。

神经递质

杏仁复合体细胞内的神经递质包括**血管活性肠多肽**（VIP，+）、**神经紧张素**（NT）、**生长抑素**（SOM，−）、**脑啡肽**（ENK，−）及 **P 物质**（SP，+）。杏仁核神经元通过**终纹**或者**杏仁核腹侧**传出纤维投射至隔核（VIP，NT）、终纹床核（NT，ENK，SP）、下丘脑（VIP，SOM，SP）及伏隔核、尾状核和壳核（NT）。杏仁核 **5-羟色胺能**神经元起自于中缝背侧核团和中央上核，多巴胺能神经元起自于被盖区腹侧和黑质致密部，**去甲肾上腺素能神经纤维**起自于蓝斑。**谷氨酸**（+）则存在于嗅觉纤维投射至前梨状皮质及杏仁复合体的神经通路中。**乙酰胆碱**存在于无名质或隔区向杏仁体投射的神经纤维中。在**阿尔茨海默病**和痴呆患者中，无名质基底核、皮质和海马中的**乙酰胆碱能神经元**明显减少。

临床相关病症

临床常见的**杏仁复合体**损伤见于颞叶损伤、**单纯疱疹性病毒性脑炎**、因难治性癫痫行双侧颞叶手术及中枢神经退行性病变（如**阿尔茨海默病和皮克病**）。双侧杏仁核损伤引起的症状被称为**克吕弗 - 布西综合征**。在人类，这些症状主要有：①口欲增强（喜欢将所见的任何东西放进嘴里）；②视觉、听觉、触觉失认；③缄默；④摄食过量或其他饮食异常；⑤好奇心强；⑥性欲过强。性欲方面的改变不体现在不恰当的性行为方面，而表现为涉性语言、性暗示及对性行为的笨拙尝试。这类患者还可表现为**失语、痴呆**和**健忘**。

表 8-25 杏仁核及相关结构的血液供应

结构	动脉
海马	脉络膜前动脉（图 6-41）
下丘脑	Wills 环分支（图 6-41）
脑干	图 6-16、图 6-23、图 6-30
丘脑	丘脑穿支动脉，丘脑膝状体动脉（图 6-41）

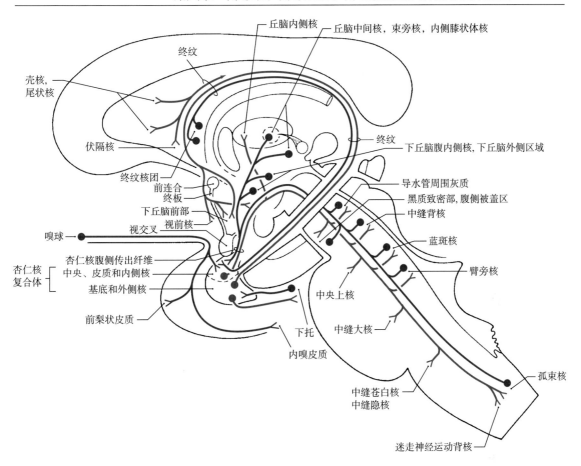

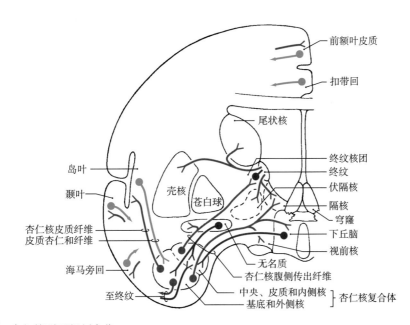

图 8-55 杏仁核联系解剖定位

海马和杏仁核传出纤维临床定位

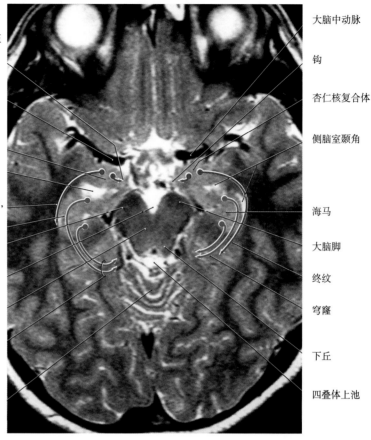

杏仁体腹侧传出通路：传导至隔核、丘脑内侧核、视前核、下丘脑、无名质及脑干核团

大脑中动脉

杏仁核复合体

侧脑室颞角

终纹：至下丘脑，伏隔核，视前核，壳核，尾状核

大脑脚

脚间窝

中脑被盖

穹窿：至丘脑前核，下丘脑，隔核，直回，额叶内侧皮质，伏隔核

小脑前叶

大脑中动脉

钩

杏仁核复合体

侧脑室颞角

海马

大脑脚

终纹

穹窿

下丘

四叠体上池

图 8-56A　在磁共振图像中将**杏仁核及海马结构的主要传出神经纤维**标出。上图为轴位 T₂加权像。箭头标出传出纤维及终末靶区，这些传出纤维间有着广泛而又密切的联系。

海马和杏仁核传出纤维临床定位：典型损害及功能缺陷

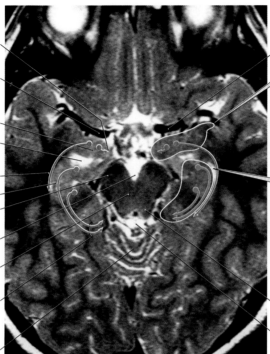

杏仁体腹侧传出通路：传导至隔核、丘脑内侧核、视前核、下丘脑、无名质及脑干核团

大脑中动脉

杏仁核复合体

侧脑室颞角

终纹：至下丘脑，伏隔核，视前核，壳核，尾状核

海马

大脑脚

脚间窝

中脑被盖

穹窿：至丘脑前核，下丘脑，隔核，直回，额叶内侧皮质，伏隔核

小脑前叶

大脑中动脉

杏仁体病变
- 克吕弗-布西综合征，包括口欲增强（喜欢将所见的任何东西放进嘴里），摄食过量，视觉、触觉、听觉失认；缄默；摄食过量或其他饮食异常；好奇心强；性欲过强；仅见于双侧病变的患者
- 失语，健忘，痴呆
- 刺激=情感爆发
- 双侧病变更常见，且症状更为严重

海马病变
- 严重/持久的记忆障碍见于双侧病变
- 短期记忆和瞬时记忆丧失，无法将短期记忆和瞬时记忆转为长期记忆；大部分远期记忆完好
- 其他相关情况：科尔萨科夫综合征，韦尼克-科尔萨科夫综合征和阿尔茨海默病
- 虚构，健忘症

下丘

四叠体上池

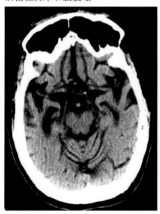

酒精性痴呆和脑萎缩

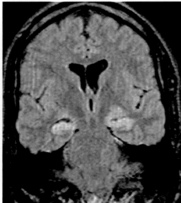

难治性癫痫

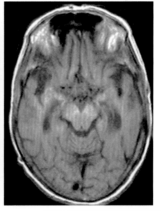

阿尔茨海默病

图 8-56B 描述了**杏仁核**和**海马结构**代表性病变（粉色框内）及相关症状。颞叶前内侧损伤多为双侧，常见于车祸。虽然也可以见到单侧损伤（如卒中患者），但是双侧损伤患者的症状往往更严重。下排的 MRI 展示了几种海马和（或）杏仁核受累的情况；扩大的脑室提示脑组织的丢失。

描画边缘系统通路的空白示意图

图 8-57 为描画边缘系统通路的空白示意图。该图便于读者理解边缘系统通路或相关连接，并进行自我分析，也便于讲授者扩展该章节未涵盖的通路。

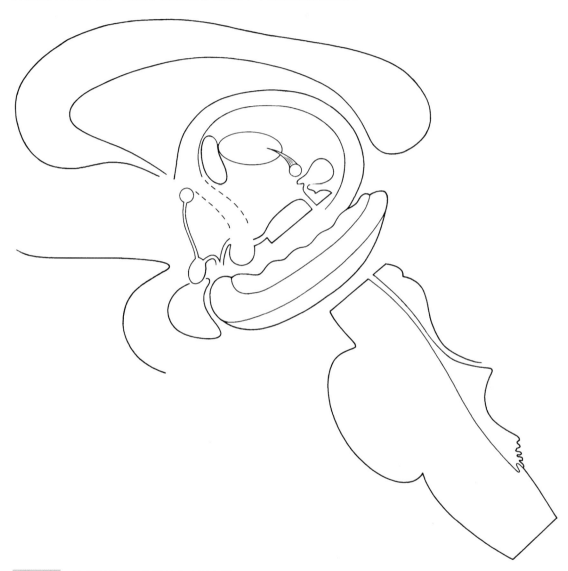

图 8-57　边缘系统相关连接的空白示意图

第十节　下丘脑与垂体

下丘脑结构和联系：染色切面

图 8-58 通过三个代表性的冠状位断层染色图（A、B、C）及矢状位（上左）和轴位（上右）线条图展示了下丘脑核团的大致排列及其与周边纤维束和核团的关系。图中所标示的**核团**一般而言都是相应冠状位层面的代表性核团；关于核团在轴位像上更详尽的信息，可参见图 8-59。

下丘脑由内向外分为三带，**室周带**是位于第三脑室室管膜下的薄层灰质，其薄厚不均，含有一些小核团。**室周带**内神经元的主要功能是合成各种释放激素，并通过**结节漏斗束**运送到垂体。**内侧带**位于室周带的外侧，可划分为三个区域：**视上区**（位于视交叉内上方）、**结节区**（位于灰结节内及其上方）和**乳头体区**（位于乳头体内及其上方）。总的来说，内侧带内包含许多已知的核团。**外侧带**的神经元散在分布，统称**下丘脑外侧区**，其中被命名的核团相对较少，但可以确定的是**前脑内侧束**位于其内。**穹窿柱及乳头丘脑束**可用来指示内侧带和侧带之间的边界。下丘脑区域及核团的相关信息可参见图 8-59。表 8-26 总结了下丘脑的血液供应。

神经递质

全部间脑仅占中枢神经系统总重量的 2%，作为间脑一个很小的部分，下丘脑在中枢神经系统中所占的比例不足 0.2%。尽管下丘脑的体积微不足道，但它对中枢神经系统乃至全身都有广泛且强烈的影响。这一点至少可以从以下现象中得到部分印证，即下丘脑细胞内或起自别处但终止于下丘脑核团的诸多传入纤维末端内存在众多不同类型的神经递质。以下所列出的并非全部而仅仅是部分代表性的下丘脑相关神经递质。

单胺类：组胺（背内侧核、下丘脑后区和结节核）、**多巴胺**（尾侧下丘脑 A11 细胞群和室周区）和 5- 羟色胺（在背内侧、腹内侧、视前、交叉上和漏斗核内的纤维）。部分细胞可投射至下丘脑内其他核团。

多肽类：这类多肽常称为**脑 - 肠肽**，因为最初是从肠道组织和脑组织中提取出来的。下丘脑中最主要的肽类是**神经紧张素**（位于室周带喙侧、视前核、室旁核和漏斗核及下丘脑外侧区中的细胞，还包括这些核团及正中隆起内的纤维）、**胆囊收缩素**（位于室周带喙侧、视前内侧核、视上核和背内侧核的细胞，以及腹内侧核内的纤维）、**血管活性肠肽**（交叉上核细胞及背内侧、腹内侧、室旁核、前核和视前区内的纤维）及 **P 物质**（在视上、室旁、背内侧、腹内侧、弓状、视前核及下丘脑外侧区内的细胞和纤维）。**血管紧张素 II** 是具有血管收缩活性的多肽家族中的一员，含有该种物质的神经元多分布于室旁核及室上核，神经纤维多位于背内侧核。

释放因子及释放激素：这些物质多与下丘脑到垂体的投射系统有关。主要的释放因子及释放激素包括：①**促肾上腺皮质激素释放激素**，由视前内侧核、室周核和下丘脑外侧区的细胞分泌；②**促黄体激素释放激素**，由视上核、视前内侧核和垂体柄核团分泌（垂体柄核投至垂体后叶）；③**生长抑素**，由垂体柄核、视交叉上核，视前内侧核和室旁核分泌（这些核团投射至下丘脑其他核团）；④**促甲状腺激素释放激素**，由正中隆起、腹内侧核、背内侧核、视前核、视交叉上核和室周区细胞分泌。

强啡肽及脑啡肽：这类物质存在于神经系统的多个部位，主要作用是调节疼痛。**强啡肽**（由视上核、视交叉上核腹内侧核、背内侧核和室周核分泌；以上核团及前核团和视前内侧核均含有纤维）及**脑啡肽**（由视上核、室周核和视前区细胞分泌）在额叶、脑干及脊髓中也比较常见。

临床相关病症

由于**下丘脑**结构排布紧密及其所处的重要位置，累及下丘脑的病变所导致的相关症状通常混杂着**内分泌障碍**、**视野障碍**和**行为异常**等因素。此处仅列举了局限于下丘脑内部的病变所引起的代表性的功能障碍。

乳头体内侧核通过穹隆的**后连合部分**广泛接受来自海马的纤维联系。乳头体核的损伤常常导致患者无法将短期记忆转化为长期记忆。这种情况常见于血管病或**科尔萨科夫综合征**（Korsakoff psychosis）患者中。

视交叉上核接收视网膜的传入信息并参与生物节律的建立和维持；包括昼时相和夜时相，二者相加共约 24 小时。这些区域损伤可能会导致生物节律紊乱或丧失。

视上核及**室旁核**合成的**抗利尿激素**和**催产素**通过视上垂体束转移至垂体后叶，该区域或纤维束损伤（如**颅脑损伤**）会引起**尿崩症**，主要表现为多饮多尿。

下丘脑外侧区域的核团受损导致**摄食行为减少**、体重减轻，而损伤腹内侧核（通常称为饱食中枢）导致**饮食过度**而肥胖。背内侧核是行为中枢，刺激引起**假装愤怒**，破坏后则引起**攻击性**与摄食欲望**减退**。

表 8-26　下丘脑的血液供应

结构	动脉
下丘脑前部	前内侧组血供来自 A1 及前交通动脉（图 2-21）
下丘脑中后部	后内侧组血供来自后交通动脉及 P1（图 2-21）

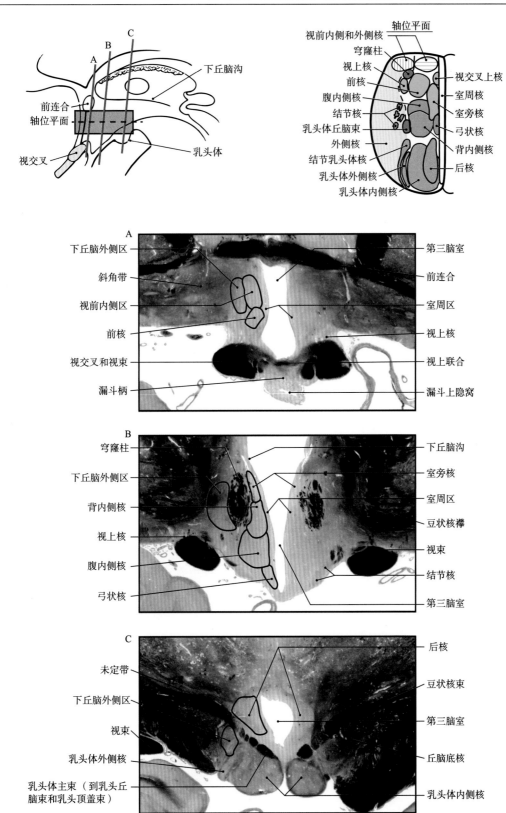

图 8-58 下丘脑结构及联系：染色切面图

下丘脑结构和联系：投射

图 8-59 讲述**下丘脑**轴位的解剖，阐明下丘脑由内向外**三个带**、**内侧带的分区**及各区主要的**传入**和**传出**联系。下丘脑在脑内的纤维联系复杂而又广泛。在这些纤维联系中，有相当一部分是相互的，即投射至下丘脑的结构往往同时接受下丘脑的投射。此处，以表格与图表的形式，尽可能详细地阐明轴位断层上下丘脑的主要核团及主要传入、传出通路。下丘脑的传入纤维以红色标出（右侧），传出纤维以蓝色标出（左侧）。

带：**外侧带**（蓝色阴影区）包含较为分散的细胞群、结节核及前脑内侧束。**内侧带**被划分为**视上区**（绿色阴影）、**结节区**（红色阴影）和**乳头体区**（灰色阴影）；每个区域都包含几个已经被命名的核团。**室周带**（无阴影区）是第三脑室下丘脑脑室壁上的一薄层细胞（图 8-58）。

视网膜下丘脑束：视网膜神经节细胞的轴突通过视神经和视束投射至双侧的**视交叉上核**。这些投射纤维对于**生物节律的维持**至关重要。

杏仁核下丘脑纤维：杏仁核通过**腹侧杏仁核传出通路**和**终纹**投射至下丘脑。腹侧杏仁核传出通路起自**杏仁核基底外侧**，经过豆状核的内下方，终止于隔区、外侧带和视前区。形成终纹的纤维起自**杏仁核皮质内侧群**，形成尾状核内侧的小束纤维，与丘纹静脉相伴行，分布于隔区、视上区和结节区的核团。

海马下丘脑纤维：双侧海马结构发出的纤维联合后形成**穹窿**。前连合前方的穹窿纤维较为分散，投射至隔核、视前核及下丘脑前核。**前连合后方的穹窿纤维**较为紧密，主要投射至**乳头体内侧核**，小部分投射至**下丘脑背内侧核**及**外侧带**。

脑干下丘脑纤维：是下丘脑的传入纤维，起于脑干内，主要通过**乳头体 - 大脑脚束**（**mammillary peduncle**）和**背侧纵束**上行至下丘脑，少部分纤维走行于**前脑内侧束**。这些投射纤维起自于中脑被盖及中脑中缝核、蓝斑和臂旁外侧核，终止于下丘脑外侧带以及内侧带和室周带的许多核团。5- 羟色胺能纤维起自于**中缝核**，单胺能投射纤维起自于**蓝斑核**。

其他传入纤维：下丘脑通过前外侧系统接受**脊髓至下丘脑的投射纤维**，通过**皮质下丘脑纤维**接受来自枕叶、额叶、顶叶和边缘系统的投射。

下丘脑传出纤维：左侧图表中的双箭头表明，杏仁核与海马结构在向下丘脑投射的同时接受来自其投射区域的反向投射纤维。大脑皮质和下丘脑之间的联系同样如此：大脑皮质通过**皮质下丘脑束**投射至下丘脑同时通过**下丘脑皮质束**接受来自下丘脑的纤维。

背侧纵束包含室周带和内侧带内各种核团所发出的纤维，这些纤维投射至中脑被盖、顶盖、脑干中央灰质；其中部分纤维投射至内脏运动核。

乳头体投射纤维主要由乳头体核发出并迅速分为两束：**乳头体丘脑束**和**乳头体被盖束**，前者投射至丘脑前核，后者投射至中脑被盖。

起自于室旁核、下丘脑后核和下丘脑外侧带的下行纤维，投射至脑干内脏运动及感觉核团、疑核的一部分、延髓腹外侧和脊髓（特别是**中间外侧核柱**）。通过投射至脑干内脏核团的下行纤维，下丘脑可影响并调节脑干所控制的很多基本生命活动。损伤下丘脑脊髓束将会导致霍纳综合征（**上眼睑下垂、瞳孔缩小**及同侧**无汗**）及其他典型的神经功能障碍（取决于损伤的部位，是中脑、脑桥被盖外侧、延髓外侧还是上颈髓）。

前脑内侧束排布比较分散，包含起自外侧带投射至下丘脑、嗅觉区和其他前脑基底区域的上行纤维和投射至脑干的下行纤维。

临床相关病症

除了前文所提及的临床症状外，更多关于下丘脑损伤的临床案例可参见图 8-58 的描述。需要强调的是，下丘脑损伤可能会以视力下降或各种内分泌异常（内脏运动）为首发症状；面对这种情况，全面的检查及评估可以发现原发病变的下丘脑来源。

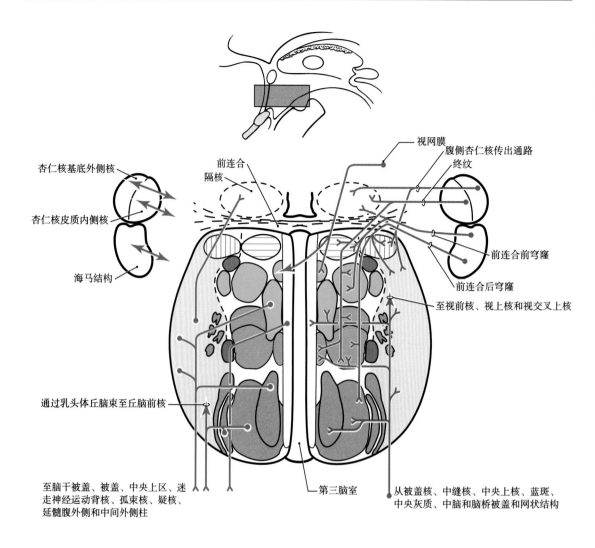

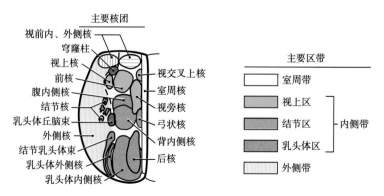

图 8-59 下丘脑结构和联系：投射

描画下丘脑结构和联系的空白示意图

图 8-60 描画下丘脑结构和联系的空白示意图。提供该图是考虑到授课教师可能希望对下丘脑的机构及联系进行比本图谱所涵盖内容更简略或更详尽的讲解。

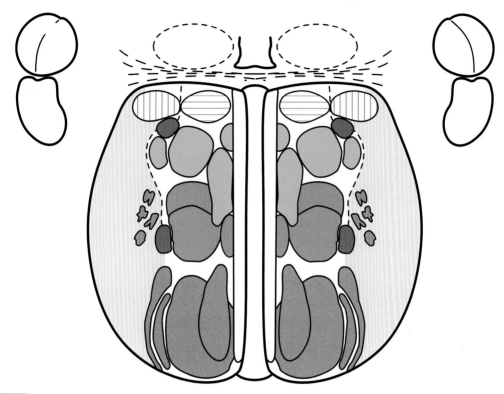

图 8-60 下丘脑结构和联系的空白示意图

垂　体

图 8-61 显示矢状位上**垂体**的结构、联系和**主要的通路**。垂体分为**腺垂体**和**神经垂体**两部分。在神经发育进程中，腺垂体起源于**原始口腔**，而神经垂体起源于**原始神经管**。

腺垂体又称**垂体前叶**，可分为三部分：较大的**远侧部**（又称**前部**）、较小的**结节部**和环绕垂体柄的**中间部**。**神经垂体**，通常又称**垂体后叶**，分为**神经部**和**漏斗部**（又称为**垂体柄**），通过后者可与下丘脑相连。

垂体位于**蝶骨的蝶鞍**内；蝶鞍上方由硬脑膜形成的环形结构称为鞍膈，垂体柄自鞍膈中央穿过。前、后海绵间窦在鞍膈附着于蝶骨处越过中线连接双侧海绵窦。

激素

许多**激素**及**神经活性物质**均来自下丘脑和垂体。其中对于垂体而言最重要的则是由**视上垂体束**和**结节漏斗束**（又称结节垂体束）传导而来的激素或神经活性物质。

催产素和**血管升压素**（又称**抗利尿激素**）由室旁核和视上核产生，经**视上垂体束**进入神经垂体。**催产素**在性交、分娩、哺乳和产后子宫的恢复期释放。**血管升压素**参与机体液体平衡的调节，可以增加或减少尿的生成。

室周带和弓状核合成并分泌多种激素，室旁带、视前区内侧、结节区及视上核也参与其中。这些激素被转运至垂体门脉系统及腺垂体，在这样地方进入血液。

临床相关病症

由于垂体的位置特殊，垂体病变可以导致**内分泌障碍**、**视野缺损**（双眼颞侧偏盲）、**颅内压增高相关症状**、**复视**及**头痛**（鞍隔上的神经受到刺激所致）。此外，垂体病变可以按照大小分为**微腺瘤**（直径 ≤ 1cm）和**大腺瘤**（直径 ≥ 1cm）；也可以分为功能性腺瘤（分泌过多的激素）和无功能性腺瘤（不产生 / 分泌激素）。临床上以功能性腺瘤多见。

生长激素过度分泌，可导致**巨人症**或**肢端肥大症**。前者是**生长激素在骨骺板闭合前过多分泌**，表现为异常高大但肌肉不发达；后者是**生长激素在骨骺板闭合后分泌过多**，表现为颅面部增大、鼻部增大、嘴唇增厚、手脚肥大及心脏疾病（高血压、心衰）。女性患者表现为**头痛**（常见症状）、**视觉障碍**、**停经**及**眩晕**症状，可能是患有**空蝶鞍综合征**。这些症状可能由颅内压增高、未治疗的垂体肿瘤或者蛛网膜疝入蝶鞍而引起。蝶鞍内垂体可能会被压缩或者移位。

促肾上腺激素过度分泌，可导致**库欣综合征**。患者可表现为**躯干性肥胖**、**满月脸**、**高血压**、**痤疮**、**骨质疏松症**、紫色皮肤扩张纹（妊娠纹）和**糖尿病**。**黄体生成素**过度分泌，可导致**男性性腺功能低下**（性欲可存在，但性功能异常）、女性月经不调。

泌乳素过度分泌，可导致女性**溢乳**（非哺乳期）和**闭经**、男性**不育**和**性欲低下**，或这些症状的综合。

一位患者在车祸后表现出**多尿**与**烦渴**症状，尤以饮冷水后为著。CT 显示创伤性脑损伤及颅内继发性脑肿胀。该例患者表现为漏斗柄离断及继发性尿崩症，考虑与如下因素相关：①颅脑遭受突然的剧烈冲击；②幕上脑组织肿胀移位；③经小脑幕裂孔疝（中心疝），脑组织经小脑幕裂孔向下疝出（见第九章）；④**颅底骨折**累及**蝶鞍**或者**斜坡**，可能由于血管损伤而引起尿崩症，斜坡骨折也有可能损害较大的椎基底动脉。此外，尿崩症也有可能是由于血液破入垂体，或者垂体内肿瘤卒中而引起。

　　抗利尿激素过度分泌，可引起**低钠血症**（血钠降低和排尿减少）和**尿钠增多**。这些患者可能有**低血压**、**脱水**、**头痛**及**昏迷**、**抽搐**等更严重的表现。

垂体的血液供应

　　垂体的血液供应来自于**垂体下动脉**（起源于颈内动脉的海绵窦段）与**垂体上动脉**（起源于颈内动脉的脑内部分，A1 段及 P1 段）。血液回流主要通过**垂体门脉系统**及**垂体下静脉**回流入附近的静脉窦。

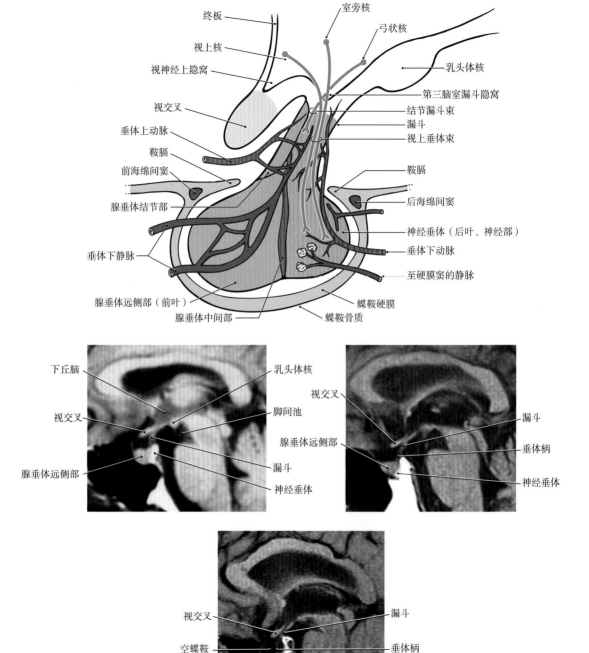

图 8-61　垂体

第九章　中枢神经系统的临床综合征

第一节　疝综合征：脑与椎间盘

　　颅腔是由颅骨构成的密闭腔隙，内含脑、脑脊液及血液。该结构可以使得头部在受到轻微撞击的时候保护柔软、胶状的脑组织。然而，当颅骨受到损伤，有可能引起脑组织损伤（继发性水肿及出血）或者颅内事件（血肿，颅内占位体积快速增大）的时候，这些空间占位性病变可引起颅内压增高，从而导致脑组织受到挤压。回想一下，当临床医生看冠状位磁共振时，医生的右边是患者的左边，医生的左边是患者的右边；这在临床上非常重要。

　　颅内占位体积不断增大，导致该占位所在的腔隙内压力增大，从而减少了该腔隙中脑脊液及血液的体积。当颅腔内容物体积增大到使该腔隙完全消失的时候，在腔隙间压力差的作用下，脑组织会从压力高的腔隙向压力低的腔隙移位，从而产生脑疝。这些事件及引起的继发性损害叫作**疝综合征**。

　　多种临床事件会引起**疝综合征**的出现，例如**血肿**（硬膜外、硬膜下及脑实质内血肿）、**肿瘤/占位性病灶**（原发或者继发）、**创伤、脑梗死**或**脑脓肿、感染**及多种**代谢性疾病**。另外，不同程度的**脑水肿**通常会伴随上述症状一起出现，从而参与脑疝的出现与进展。

　　小脑幕以上的区域称作**幕上区域**，由居于中线的**大脑镰**分为左（图9-1，粉红色）、右（图9-1，蓝色）**两个腔隙**。小脑幕以下的区域称作**幕下区域**（图9-1，绿色）。幕上与幕下区域经由**小脑幕切迹**相沟通，该部位分布有中脑及大血管。蛛网膜下隙作为一个单独的腔隙，内含脑脊液，并与脊髓蛛网膜下隙相联系，当发生脑疝时，幕上脑脊液循环在枕骨大孔处会受阻（图9-2）。

　　尽管脑疝综合征有特征性的表现。然而，随着临床症状的恶化，一种类型的脑疝会变为另一种类型。例如，**大脑镰下疝**会随着占位体积的增大演变为**中心疝**，或者由中心疝演变为**大脑镰下疝**。事实上，脑疝是一个临床症状急速变化的过程。

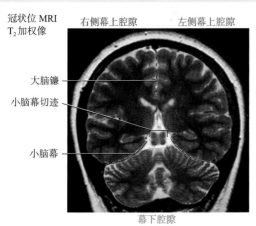

冠状位 MRI T₂加权像　右侧幕上腔隙　左侧幕上腔隙

大脑镰

小脑幕切迹

小脑幕

幕下腔隙

图 9-1

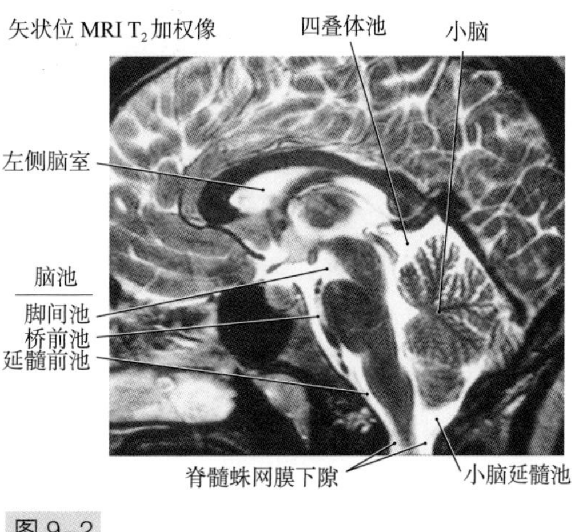

矢状位 MRI T₂加权像　四叠体池　小脑

左侧脑室

脑池
脚间池
桥前池
延髓前池

脊髓蛛网膜下隙　小脑延髓池

图 9-2

脊髓损伤，或马尾受损（**马尾综合征**），尤其是由于**椎间盘突出**或者外伤导致的损伤与脑疝综合征具有相似的过程：神经组织的机械冲击引起特定的功能障碍。鉴于存在特征性的共性，本章选择了特定的椎间盘突出病例及其他脊髓损伤的病例，用于展示这些重要的临床问题。

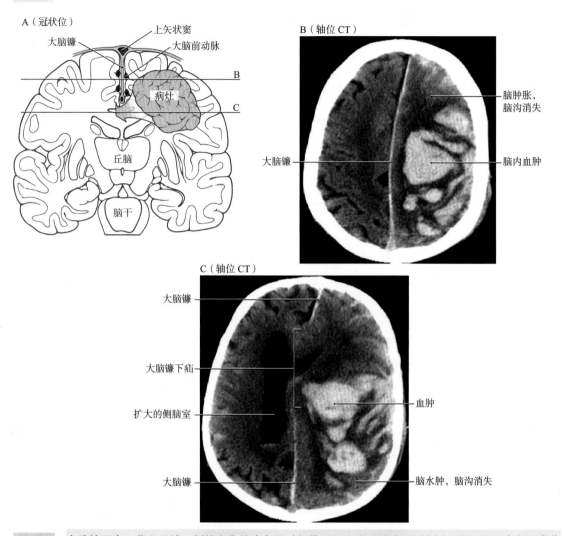

图 9-3 大脑镰下疝。幕上区域一侧的占位性病变通过扣带回经由大脑镰疝入对侧（A）。这些病变通常位于大脑半球的上部区域，如**顶叶**，也可见于**额叶**上部。大脑前动脉供血区域尤其容易受到损伤。

　　许多症状可以反映大脑镰下疝。**第一**，除了颅内压增高的一般特征（**头痛、恶心、呕吐**）之外，患者如果没有长传导束或局灶性占位征象，可以无其他的临床表现。**第二**，脑疝有可能使占位对侧和（或）对侧的**大脑前动脉**受压（A、B）。占位有可能引起初级运动皮质及躯体感觉皮质（下肢力弱，以及本体感觉和外部感觉缺失）功能受损，与大脑前动脉受损具有同侧性。**第三**，由于脑疝进展，脑组织会被推挤至大脑镰下（A、C）。如果这种情况发生，间脑上部受累以后，大脑内静脉受压会出现**静脉淤血、水肿及静脉梗塞**。**第四**，随着占位的增大，大脑镰下疝可能会进展成为**中心疝或者经小脑幕裂孔疝**，从而表现出相应的临床症状。**第五**，扣带回受压之后，会表现出行为的改变。这种改变可被其他更为明显的临床障碍所掩盖。

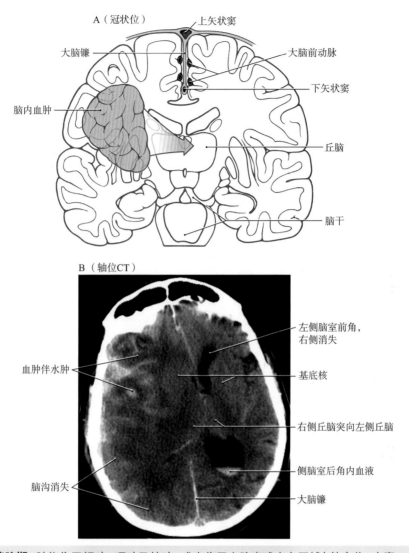

A（冠状位）

上矢状窦

大脑镰

大脑前动脉

下矢状窦

脑内血肿

丘脑

脑干

B（轴位CT）

血肿伴水肿

左侧脑室前角，右侧消失

基底核

右侧丘脑突向左侧丘脑

侧脑室后角内血液

脑沟消失

大脑镰

图9-4 **中心疝端脑期。**肿物位于额叶、顶叶及枕叶，或者位于大脑半球中心区域（基底节、内囊、一侧丘脑）时，会引起脑组织向对侧移位：此为**中心疝的端脑期（A、B）。**

幕上大脑半球的**肿物**增大并突入对侧脑组织后，将会导致一系列结构性损害所引起的功能障碍。大脑半球可在**肿瘤明显生长**、**中风**、**出血事件**（如**外伤性血肿**）或**动静脉畸形（AVM）**出血时受到影响；表现为：大脑半球明显肿胀，脑沟消失，中线明显消失（A、B）。症状及体征通常包括**意识水平的下降**（反映上行网状激活系统受损），**有可能诱发中枢性尿崩**（脑组织移位引起垂体柄受损）、**肌紧张**及呼吸模式的改变。最开始可能偶尔出现打哈欠或者叹气，呼吸节律基本正常，随后会出现呼吸由浅慢变深快再变浅慢的**潮式呼吸**（呼吸深度逐渐加深，然后变浅，并伴有**短时呼吸暂停**）。处于该期时，瞳孔变小，反应减弱，双眼呈**娃娃眼征**阳性及**冷热试验**阳性。上肢刺激呈屈曲状。基于损伤程度的差异，患者可能表现出同侧、对侧或双侧巴宾斯基征阳性（拇趾背伸，余趾呈扇形展开），以及**四肢轻偏瘫**（皮质脊髓束受损；**巴宾斯基征阳性与肢体力弱在同侧**）。

幕上占位体积不断增大后，会出现**去皮质僵直**（也称**去皮质姿态**）。意识、觉醒及唤醒力均下降。**下肢、躯干及颈部肌肉呈过伸状态**（**角弓反张**，表明网状脊髓束及前庭脊髓束支配的伸肌神经元活性增加），**上肢呈屈曲状态**（颈部脊髓内红核脊髓束支配的屈肌神经元活性增加）。去皮质支配后，脑干神经核团在低级神经中枢如**小脑**、**前庭核**、**网状核**及**脊髓**的驱动下活性显著增强。

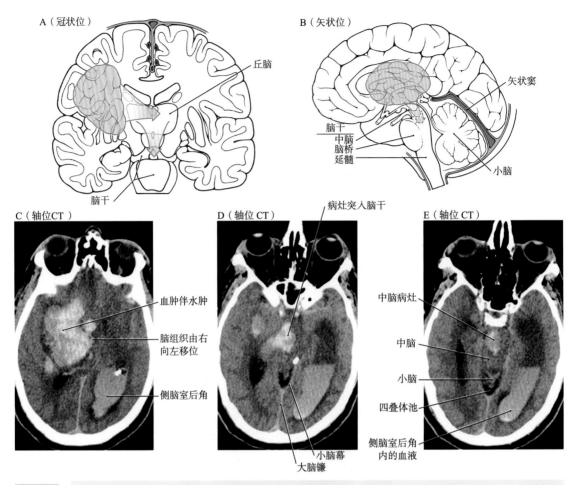

A（冠状位）

丘脑

B（矢状位）

矢状窦

脑干
中脑
脑桥
延髓

小脑

脑干

C（轴位CT）

血肿伴水肿

脑组织由右
向左移位

侧脑室后角

D（轴位CT）

病灶突入脑干

小脑幕

大脑镰

E（轴位CT）

中脑病灶

中脑

小脑

四叠体池

侧脑室后角
内的血液

图 9-5　经**小脑幕切迹疝**或**大脑中心疝**。由于幕上占位体积增大，压力在得不到释放的情况下，会将脑组织向小脑幕推挤，从而形成**小脑幕切迹疝**或者**大脑中心疝**（A、B）。脑组织由压力高的区域（幕上腔隙）向压力较低的区域（幕下腔隙）移位。

当幕上腔隙空间被填满后，受压的脑组织会向下疝出，从而使中脑及更低水平的结构受到损害。如图，幕上占位（A、B、C）通过小脑幕切迹向下疝入脑干（D、E）。这种情况可能突然出现，也可能是继发于端脑期 / 丘脑期的临床症状恶化。

去皮质僵直可能发生于端脑期，并有可能向**去大脑强直**发展（也称**去大脑姿态**）。这种情况下，患者表现为全身僵直，下肢、躯干和颈部及上肢呈过伸状态。这表明了**前庭脊髓束**及**网状脊髓束**，尤其是后者，所支配的伸肌神经元活性增强，红核（中脑损害）及其所支配的颈髓内屈肌神经元活性下降。因此，脊髓伸肌神经元活性占据优势。

呼吸模式不规律，可以介于**呼吸急促**（快速呼吸）与**潮式呼吸**（呼吸浅慢变深快再变浅慢，并伴有**呼吸暂停**）之间。瞳孔散大固定，位置居中，或者形态不规则，由于小脑幕切迹处大脑后动脉的挤压，可能会伴有视反射消失。转头试验或冷热试验通常会导致**眼球非共轭运动**。**中心疝**发生后，即使给予积极治疗，**恢复的机会也很渺茫**（不足 5%）。

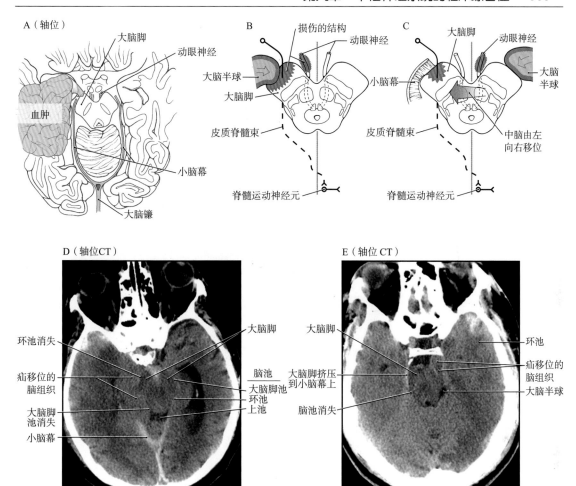

图9-6　钩回疝。颞叶的血肿、肿物或者梗死及继发的水肿会导致钩回疝。钩回及海马旁回受压以后经由小脑幕切迹压迫中脑（A）。早期的征象可以表现为**瞳孔扩大**，对光反射迟钝；如果瞳孔变化为单侧，则预示着该侧发生脑疝的概率为90%。扩大的瞳孔可以表现为固定，对刺激无反应。脑疝早期的呼吸是正常的（**正常呼吸**），且对刺激反应正常；由于脑疝不断进展，患者可以表现为过度通气状态。继发于瞳孔变化之后，由于第Ⅲ对脑神经受累，大多数的眼球运动活动消失（**第Ⅲ对脑神经麻痹**），**转头试验或冷热试验时眼球运动为非共轭状态**。在此发展过程中，患者可以表现出**偏瘫**（由于损伤了颞叶钩回的皮质脊髓束）、**同侧巴宾斯基征阳性**、视觉障碍（供应视觉皮质的大脑后动脉受压所致），以及意识水平或者觉醒水平的下降（**嗜睡**或**昏迷**）。

　　钩回疝有两种情况。**第一种情况**是脑疝损伤同侧中脑（**动眼神经**［第Ⅲ对脑神经］，**中脑大脑脚**），导致发生脑疝一侧的动眼神经功能障碍，以及对侧的偏瘫（伴有附加症状）（B、D）。这种情况属于Weber综合征，伴**对侧肢体交叉性瘫**。**第二种情况**是脑疝使得中脑由一侧移位至另一侧，损伤了脑疝侧的动眼神经根，从而由于脑组织被挤压到对侧的小脑幕切迹上（E）而引起大脑脚的损伤（以及皮质脊髓束）（C、E）。**这导致脑疝侧动眼神经的功能障碍，同侧上肢及下肢的功能障碍**。脑疝对侧的钩回受损是引起同侧皮质脊髓损伤和动眼神经损伤的原因（C）。这种情况属于Kernohan综合征，也称Kernohan现象。本例中，皮质脊髓功能障碍是一个**假性定位征象**。

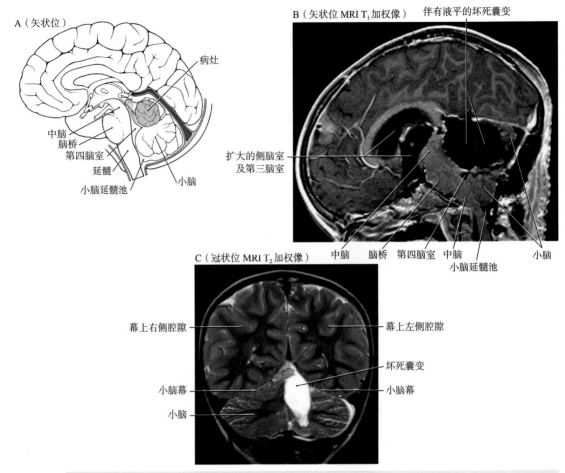

A（矢状位）

病灶

中脑
脑桥
第四脑室
延髓
小脑延髓池
小脑

B（矢状位 MRI T₁加权像）　　　　伴有液平的坏死囊变

扩大的侧脑室
及第三脑室

中脑　　脑桥　　第四脑室　中脑　　　　小脑
　　　　　　　　　　　小脑延髓池

C（冠状位 MRI T₂加权像）

幕上右侧腔隙

小脑幕

小脑

幕上左侧腔隙

坏死囊变

小脑幕

图 9-7　**上行小脑疝**。颅后窝（幕下）肿物，尤其是小脑的肿物，可能经由**小脑幕裂孔**将脑组织向上推移移位（A）。颅后窝的病变以**颅内压增高**的三主征为主要表现：**头痛、恶心和（或）呕吐**。此外，**展神经瘫**及**视神经乳头水肿**（4～6 天后可出现），这两种表现均会随着颅内压进一步增高而加重。本例中，病灶最初累及小脑中线部位结构，随即表现出了**步态失调**（步行为了平衡而两足分开）、**蹒跚步态**，以及**眩晕**（B、C）。

　　该类型的病灶还可伴随其他表现：继发视觉障碍（**同向性偏盲**），小脑幕与小脑之间的小脑下动脉受压（小脑皮质及核团梗死，小脑运动相关症状／体征），中脑导水管阻塞（颅内压增高，**脑积水**），中脑尾端受压（自主上视功能障碍，水平凝视功能障碍，**帕里诺综合征**）。正常人每 24 小时产生 450ml 脑脊液，大多数产生于侧脑室及第三脑室，因此中脑导水管的突然阻塞需要紧急处理。原因在于，正常情况下，只有约 150ml 的脑脊液处在循环状态中；其余的脑脊液是通过不断循环及再吸收而产生，该机制如果受阻，即可引起严重的并发症。

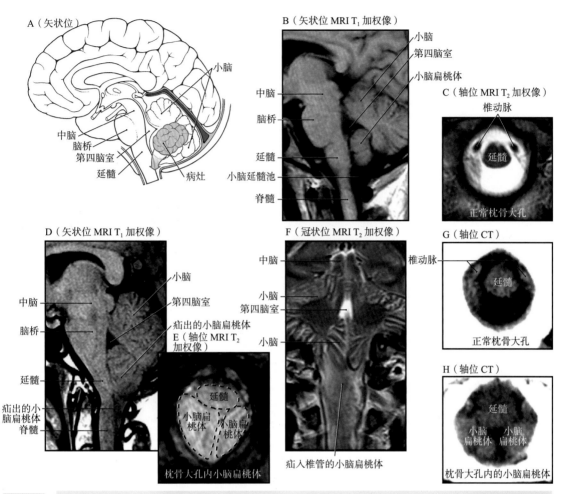

图 9-8　小脑扁桃体疝。小脑扁桃体经由枕骨大孔疝出，可能是由于小脑占位的推挤（A）或者幕上病灶占位经由小脑幕切迹向下疝出，并形成朝向枕骨大孔的压力角。然而，临床上也可以见到小脑扁桃体疝入枕骨大孔却不伴有神经症状或体征。这种情况的出现可能发生于小脑扁桃体自身发育过程中或者由于长期向下移位引起。

正常情况下，颅后窝的脑池是开放的，而枕骨大孔部位含有延髓、椎动脉及小脑下后动脉和脑脊液（B、C、G）。出现脑疝的时候，小脑扁桃体经由小脑延髓池向下移位进入枕骨大孔，并最终进入脊髓蛛网膜下隙（D～F，H）。

突发的脑疝可能会压迫延髓，**损伤心血管中枢及呼吸中枢**，从而导致临床症状的快速恶化。最开始，会出现急剧的血压下降，并伴有心率的快速增加（**心动过速**）及呼吸节律的增快（**呼吸急促**），随后均可出现迅速下降。小脑扁桃体疝可能突然出现，如果不紧急处理则有致命危险。由于此时可能存在高颅压，因此**腰椎穿刺**应该避免。

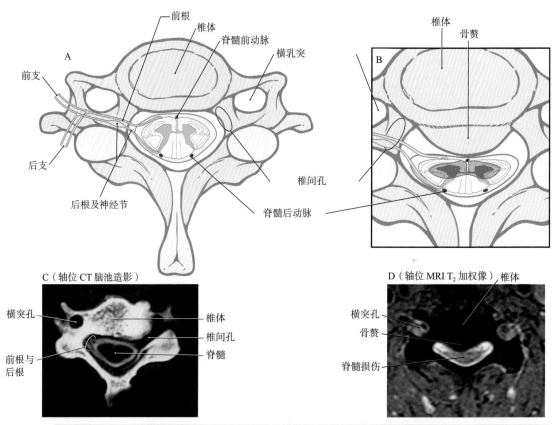

图 9-9　**脊髓中心压迫综合征**。正常脊髓呈卵圆形，位于硬膜囊内，通过**硬膜外间隙**与骨性椎管相分隔（A、C）。**脊髓中心压迫综合征**是一种**不完全性脊髓损伤**（损伤节段以下 3 ～ 4 个平面功能保留），也是最常见的脊髓不完全损伤类型。**完全性脊髓损伤**是从脊髓损伤平面以下约三个脊髓节段开始的所有运动和感觉功能丧失。大约 3% 的患者在最初表现为完全损伤，而后 24 小时内恢复部分功能。持续 72 小时以上的完全损伤，其恢复的可能性基本为零。老年人患有椎管狭窄合并**骨赘**或黄韧带过度增生时，椎体过伸会引起**不完全性脊髓损伤综合征**加重（B、D）。年轻人的运动损伤或面部 / 前额损伤，无论伴或不伴骨折，也可引起椎体过伸。

　　脊髓中心压迫综合征表现为**肢体力弱**（上肢严重，下肢略轻）、**不规则的感觉障碍**（痛温觉）及**尿潴留**。这些功能障碍主要是与颈髓水平前角与皮质脊髓侧束的中继纤维损伤（**双侧上肢力弱**）有关，前外侧系统的损伤需要将 somatotopy（**不规则的痛温觉缺失**）及走行在脊髓中央下行的内脏运动纤维（**括约肌功能障碍 / 尿潴留**）考虑在内。在某些病例中，脊髓前动脉的损伤会加重病情。这些患者功能恢复的先后顺序是，首先是下肢（大约 90% 患者可在 4 ～ 6 天借助辅助工具行走），随后是膀胱，然后是上肢运动功能，最后是知觉。年轻的患者较年龄大的患者恢复效果更好（大约 95%+ *vs.* 40%+ ）。

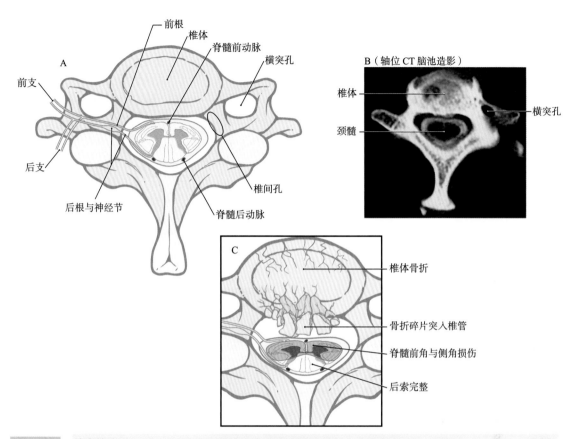

图 9-10　**前索综合征。**图 9-9 所示为脊髓形态学及其周边结构，在此处会进一步展示（A、B）。**前索综合征**不仅累及脊髓前动脉供血区域，还会累及除脊髓后索以外的其他脊髓区域。该综合征由于保留了损伤平面以下的感觉功能（脊髓后索的精细触觉、振动觉、本体感觉功能），因此也被分类为**不完全性脊髓损伤**；这也被称为分离性感觉丧失（躯体感觉、痛觉和温度觉的丧失，但本体感觉的保留，低于病变水平）。引起前索综合征的一个常见原因是血管手术，尤其是损伤了脊髓供血动脉分支的情况下。前索综合征也可由于外伤引起椎间盘或骨折碎片（椎体骨折）压迫脊髓前角而引起（C）。这种模式的压迫可能会损伤脊髓前动脉、分布于脊髓前外侧表面的冠状动脉，以及脊髓自身。

　　功能障碍表现为受损平面以下的**偏瘫**（双侧皮质脊髓束损伤）：胸椎水平及以下损伤会引起**下身偏瘫**，颈椎水平损伤会引起**四肢瘫痪**。其他的功能障碍包括**双侧痛温觉丧失**（双侧前外侧索损伤），以及**肠功能紊乱与膀胱功能障碍**（下行的内脏运动纤维）。后索功能（本体感觉、精细触觉及振动觉）保持完整。不完全性脊髓损伤预后极差，只有约 15% 可以恢复功能。极少量运动控制的恢复和感觉功能的保留可以帮助患者避免进一步的损伤。

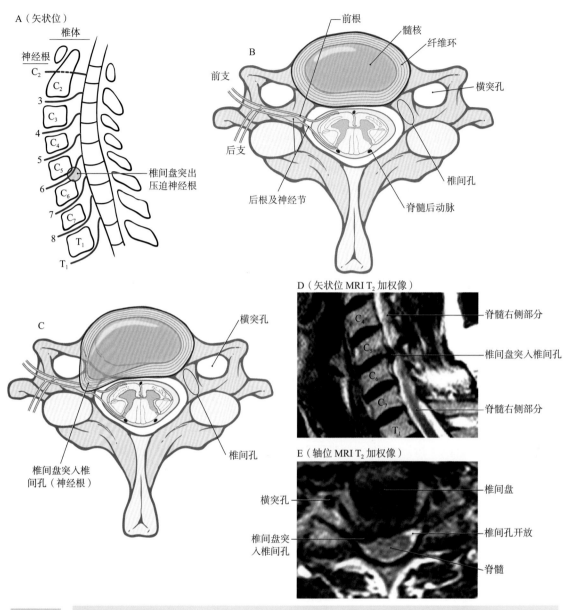

A（矢状位）

椎体

神经根

C_2

C_3

3

C_3

4

C_4

5

C_5

椎间盘突出压迫神经根

6

C_6

7

C_7

8

T_1

T_1

B

前根　髓核

纤维环

前支　　　横突孔

后支

后根及神经节　　椎间孔

脊髓后动脉

C

横突孔

椎间盘突入椎间孔（神经根）　椎间孔

D（矢状位 MRI T_2 加权像）

C_4　脊髓右侧部分

C_5　椎间盘突入椎间孔

C_6

C_7　脊髓右侧部分

T_1

E（轴位 MRI T_2 加权像）

横突孔　椎间盘

椎间盘突入椎间孔　椎间孔开放

脊髓

图 9-11 **颈髓水平出椎管神经根。**颈髓神经由脊髓横向发出，并轻微向尾侧走行，至相应的椎间盘间隙（图 2-1、图 2-2）。这些相关性意味着大多数颈椎间盘突出会累及**神经根**。颈髓发出的脊神经出椎管的层面普遍高于相应的椎体层面。C_1 神经根出椎管位置介于颅底与 C_1 椎体之间，C_4 神经根出椎管位置位于 C_3～C_4 椎体之间，C_6 神经根出椎管位置位于 C_5～C_6 椎体之间（A）。C_8 神经根出椎管位置介于 C_7 与 T_1 椎体之间。以此类推，T_1 以下所有脊神经出椎管的位置均位于同序数椎体下缘的椎间隙（例如，T_1 神经根出椎管位置介于 T_1～T_2 椎体之间）。

如图所示为 C_5～C_6 椎间盘突出压迫 C_6 **神经根**（B～D）。与左侧相对比，突出的椎间盘明显累及右侧的椎间隙（D、E）。在该病例中，病灶反映 C_6 神经根受损，进而导致**前臂及伸腕力弱，腕部不能背屈，C_6 神经根所支配的皮节感觉缺失**（肩背部、上肢外侧面及拇指）。这些功能障碍提示损伤发生在相应的脊神经节段，即相应的脊神经出椎管的位置。

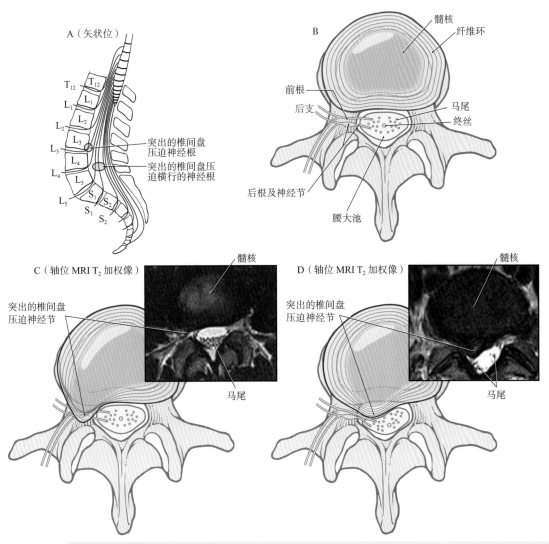

图 9-12 **腰骶水平出椎管神经根与横向神经根。**依据椎间盘突出的方向，腰骶水平的椎间盘突出可能会损伤**出椎管神经根**，或者损伤**横向神经根**（A、B）。

突出的椎间盘向上或者向侧方突出进入椎间隙，在此间隙内神经根分支较少，从而可以损伤相应水平的出椎管神经根。例如，椎间盘向上或者向侧方突出进入 $L_3 \sim L_4$ 间隙后，会损伤 L_3 神经根，从而导致**伸膝力弱**，大腿前面疼痛感及大腿中部和远端的**感觉减退，膝反射减弱**（髌韧带）（A、C）。

在腰骶水平常可以见到突出的椎间盘压迫横行的脊神经根，大多数椎间盘突出发生在 $L_4 \sim L_5$ 水平或者 $L_5 \sim S_1$ 水平，该层面发生椎间盘突出时，会压迫横行的神经根。这表明在该部位，神经根下行后形成马尾（2-4）。例如，椎间盘向后突出进入 $L_4 \sim L_5$ 椎间隙的关节下区，从而 L_4 神经根（同水平脊髓节段发出）可以免受压迫，而下行至 L_5 或者 $S_1 \sim S_5$ 水平的神经根则有可能受压（A、D）。在本例中，功能障碍表现为这些神经根受累的症状：**膝反射减弱，踝跖屈及趾背伸阳性，跟腱反射减弱，球海绵体及肛门检查反射减弱，神经支配相应皮节感觉减退**（臀部，大腿及小腿后部，小腿外侧及足部的大部分区域）。这些功能障碍表明损伤了下行并在低位出椎管的神经根，而非同椎间盘水平的神经根。

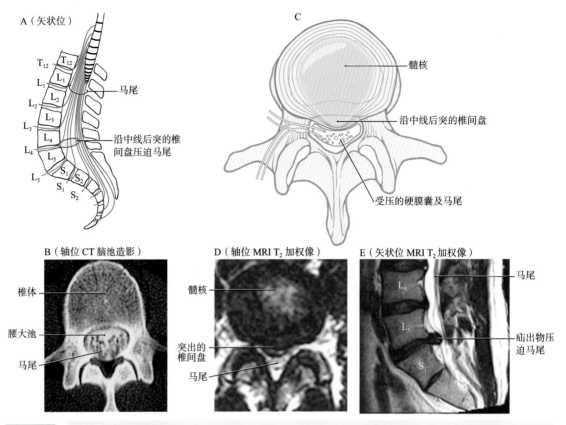

A（矢状位）

T_{12}

L_1

L_2

L_3

L_4

L_5

S_1 S_2

马尾

沿中线后突的椎间盘压迫马尾

C

髓核

沿中线后突的椎间盘

受压的硬膜囊及马尾

B（轴位 CT 脑池造影）

椎体

腰大池

马尾

D（轴位 MRI T_2 加权像）

髓核

突出的椎间盘

马尾

E（矢状位 MRI T_2 加权像）

L_4

L_5

S_1

马尾

疝出物压迫马尾

图 9-13　**马尾综合征。腰大池**位于 $L_1 \sim L_2/S_2$ 水平，其内有下行的脊神经前根及后根，最终汇合成**马尾（A、B）**。经由腰大池穿刺是获取脑脊液进行诊断的主要手段。

　　$L_4 \sim L_5$ 及 $L_5 \sim S_1$ 水平的椎间盘突出具有相同的发生概率（各占约 45%）。$L_4 \sim L_5$ 椎间盘破裂并在中线向后突出是引起**马尾综合征**的主要原因，此外，也可见于**转移性肿瘤**、脊柱骨折产生的骨折碎片、**脊髓硬膜外血肿**或者**感染并发症**（血管性损害，局部受压）。突出的椎间盘，或者椎体内肿物、碎片等其他原因都可能压迫硬膜囊及此处的神经根（**C～E**）。

　　膀胱与肠道受累（**尿潴留、尿中断、肛门括约肌松弛**）早期即可出现并持续存在。其他特征包括**鞍区感觉减退**（会阴、生殖器、肛门、臀部及大腿内侧感觉减退，表明马尾神经根及 $S_2 \sim S_5$ 神经根的损伤），**下肢肌力弱**（多支运动神经根受损），**踝反射**消失（S_1 水平），下背部疼痛或坐骨神经痛（疼痛放射至大腿后部及小腿），以及**性功能障碍**（迟发表现）。

第二节　典型卒中综合征

在美国，卒中是仅次于广义的心脏病和癌症的第三大致残和（或）致死原因。在所有突发性神经功能障碍的患者中，90%～95% 为血管源性；其余的则与肿瘤、癫痫有关，或者是心理因素引起的。**卒中**是大脑局部区域的血液供应中断，会导致神经功能障碍，这些功能障碍通常可能提示卒中的类型、位置、范围和严重程度。80%～85% 的卒中病例是**缺血性的**（有时称为**闭塞性**的），15%～30% 的卒中病例是**出血性**的。

缺血性卒中可能由**血栓**（血液制品凝块，附壁或非附壁血栓）或**栓子**（脱落的血栓、细菌、赘生物或其他异物凝块）引起的动脉阻塞引起。缺血性卒中会导致局部血液循环减少，这可能会转化为明显的**梗死**。**缺血性卒中**可在症状出现后 3～4.5 小时内使用**组织型纤溶酶原激活剂**（tPA）或重组组织型纤溶酶原激活剂（rtPA）进行治疗；出血性卒中不能用 tPA 治疗，因为出血恶化的可能性非常大。有关于 tPA/rtPA 使用可参阅相关指南。缺血性卒中后，有一个永久性脑损伤区域和一个可逆性脑损伤区域；这个区域是**半暗带**。如果迅速治疗，半暗带缺血可能会被逆转，大脑应该能够恢复正常或相对正常的神经功能。rtPA/tPA 的快速治疗是挽救半暗带的一个重要因素。

出血性卒中可能是由于动脉破裂进入颅脑组织（**脑实质或颅腔**）、脑干（**中脑、脑桥、延髓**）、脑膜（**硬膜外、硬膜下、蛛网膜下隙**）和其他情况引起的。**脑膜**和相关间隙出血通常与创伤有关，并可表现出相应的症状和体征。大约 75% 的蛛网膜下隙出血病例是由于颅内动脉瘤破裂所致。

短暂性脑缺血发作（TIA）是一种神经功能的突然丧失，通常在 5～60 分钟内恢复，大多数在数分钟内恢复，不超过 24 小时；**TIA** 是指特定供血区域的血液供应突然暂时减少或堵塞，导致暂时性的神经功能障碍，发作的症状及体征与受损区域有关。根据暂时性闭塞是在**颈内动脉系统、大脑后动脉系统**还是在**椎基底动脉系统**，TIA 的表现有很大差异。TIA 可能是卒中发生的先兆。例如，大约 15% 的缺血性卒中先于 TIA 发作。在**频发性 TIA** 发作中，这些事件的后遗症是一个特殊问题，其中 24 小时内发作 2 次及以上的，需予以急诊处理。

循环血压下降（**低灌注**）可引起动脉远端供血区域（**分水岭区**）的灌注减少，并导致**分水岭梗死**。远端 **MCA–ACA** 区域分水岭梗死可导致近端上肢和下肢力弱，并引起桶人综合征。**MCA–PCA** 远端分支重叠区域的分水岭病变可导致**视觉失认、皮质盲和巴林特综合征**（**视觉注意障碍、眼动失调、模拟失认**）。神经功能障碍通常突然出现，并可能伴有不同程度的头痛，甚至晕厥和（或）定位症状与体征（反映了脑神经根或核团损伤）、偏瘫、感觉缺失和认知障碍。

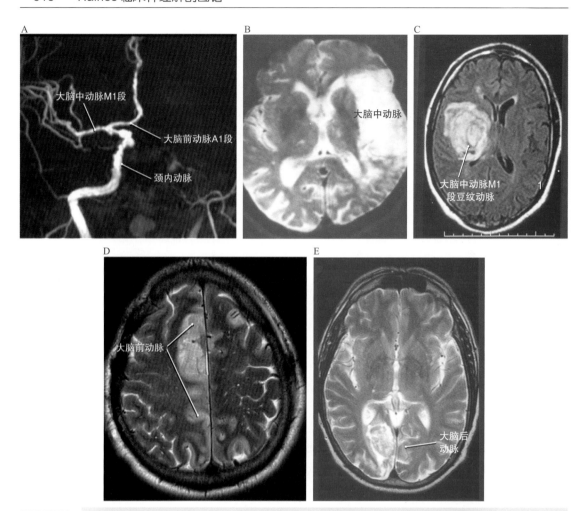

图 9-14   血管病变累及**颈内动脉**（ICA）及其主要分支、**大脑前动脉**（ACA）和**大脑中动脉**（MCA）。A 组患者右侧**颈内动脉**（海绵窦段和颈动脉段，狭窄）有明显的血管病变（血管轮廓不规则且不平滑）；血管损伤延伸至 ACA 和 MCA（A）。患者右侧**颈内动脉**可能最终会闭塞。由于右 MCA 闭塞导致了右大脑半球外侧部（大脑中动脉，MCA 供血区）的大面积梗死。MCA、ACA 和大脑后动脉（PCA）供血区域（B、D、E）代表大脑半球内的三个主要供血分布区域。由于 PCA 起源于椎基底系统，因此 PCA 受累时，枕极及内侧枕叶皮质可能免于受到影响。ACA 和 MCA 血管区域（B、C、E）代表大脑半球三个主要供血区域中的两个。还存在一种可能性，即当 ICA 闭塞时，可能会对所有三个血管区域（ACA、MCA、PCA：B、D、E）造成严重损害。有两种可能的解释。第一种解释是，患者可能同时有 ICA 和 PCA 的 P1 段闭塞，通常见于严重的全身性血管疾病的情况下。第二种解释是，一侧存留胚胎型 PCA 的患者出现 ICA 闭塞（图 2-43）。胚胎型 PCA 起源于 ICA 的颅内段，可见于 22% ～ 25% 的成人。这些供血区域对应的重要神经功能包括：面部、手部和上肢、躯干到臀部的躯体运动和躯体感觉（B，MCA）；髋关节和下肢的躯体运动和躯体感觉（D，ACA）；视力丧失（E，PCA）。相应的功能障碍是：①右侧上肢、躯干和面部的肌肉力弱和感觉障碍（B）；②左侧下肢力弱和感觉障碍（B）；③左侧同向性偏盲。B 和 C 中的血管病例具有某些相似性：一个病例是涉及大脑中动脉的皮质分支，而内囊和基底核部分免于受到影响（B），另一个病例是累及基底核内的病变（C），皮质免于受到影响。这些豆纹动脉起源于 M1 段；对该血管区域的损伤可能不累及发出动脉 M1 段，皮质也不受损伤。

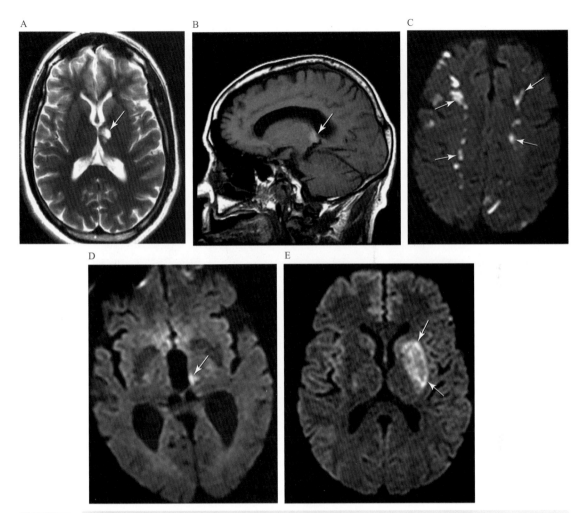

图 9-15 丘脑、皮质下白质和基底核的血管病变。**丘脑穿通动脉**的供血区域（A，箭头）包括丘脑前核、腹前核和背内侧核的前部区域。该血管起源于 P1 段，进入后穿质，为丘脑参与大脑皮质唤醒的部分提供血供。单侧损伤可能导致**淡漠或嗜睡**，双侧病变可导致**昏迷**。丘脑的尾侧部分，如丘脑枕核、膝状体核和腹后外侧核（B，箭头），由**丘脑膝状体动脉**提供血供，通常起源于 P2 段。在这个特殊病例（C）中，一名男性患者接受了心脏手术，术后在双侧的 **MCA - ACA 分水岭区域**出现全身灌注不足和多发性小梗死，也有可能是多发栓子脱落导致。**脉络膜后内侧动脉**的供血区域（D，**箭头**）为背内侧丘脑的后部。该血管主要起源于 P2 段，环绕中脑和丘脑后部，进入第三脑室后顶部，供血于第三脑室脉络丛、松果体、背内侧丘脑后部和缰核。该血管病变（E，**箭头**）位于 M1 段（E）的外侧**纹状体动脉**供血区域，与图 9-14D 位于同一区域，但不包括丘脑，主要累及壳核和内囊前肢。

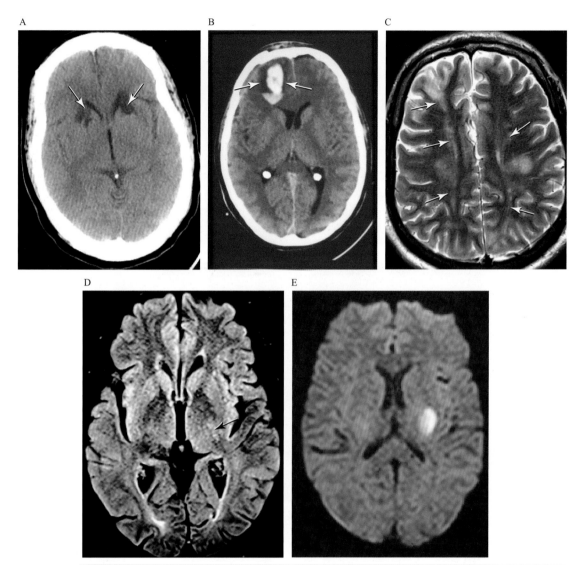

图 9-16 基底核、大脑半球和分水岭区的血管病变。CT 中的双侧低密度区（A，箭头）累及尾状核头及内囊前肢的部分区域（A）；该区域由**纹状体内侧动脉（Heubner 动脉）**供血。该血管通常起源于 **A2 段**近端。这种**额叶内部出血**（B，箭头）是由位于 **ACA-Acom 交界处**的动脉瘤破裂，随后剥离入眶额皮质所致。这种动脉瘤形成的部位在颈内动脉系统中相当常见。**ACA 和 MCA 远端供血区域交界处**的双侧高信号区（C，箭头）显示**分水岭梗死**。图 9-15C 讨论了 ACA-MCA 分水岭梗死可能导致的神经功能障碍。弥散加权成像（DWI）显示内囊后肢后半部分的明亮区域（D，箭头），是躯干皮质脊髓束的位置，而不是头部。该病变导致病变对侧上肢和下肢力弱：左侧病变，右侧功能障碍。随堂练习（E）：①该病变可能损伤哪些结构？②可能出现的功能障碍是什么？③是什么血管的供血区域？

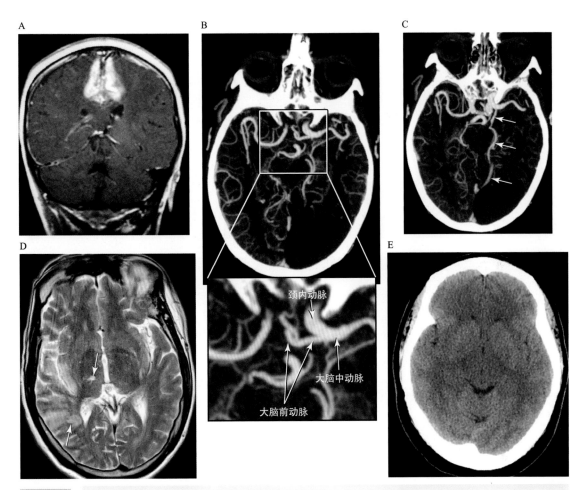

图9-17　与变异动脉发育和腔隙性脑梗死相关的血管病变。穿过半球尾部和小脑的冠状（A）切面，显示**ACA供血区域的双侧病变**，可能由A5段供血。在大多数情况下，ACA为同侧的大脑半球供血。在罕见的情况下（B，箭头），约2%的病例中，奇大脑前动脉（**仅有1支**）起源于**ICA-MCA的连接区域**并发出分支为双侧半球供血（B）。在这种情况下，该单支动脉的损伤或闭塞将导致双侧神经功能障碍。血管成像图（B，标签/箭头）显示，从左大脑中动脉发出的奇大脑前动脉为干血管，并立即分支，一支至右半球，另一支至左半球。对于存在一种血管异常的患者来说，同时合并另外一种血管异常并不少见。B图血管异常的患者同时存在**胚胎PCA**（C，箭头）。这种模式可见于约25%的个体，是胚胎型动脉模式的保留，即PCA起源于MCA以后，随着发育，并没有像大多数成年人一样汇入椎基底动脉系统。双侧PCA出现在基底动脉的分叉处。每支PCA都有主要供血于丘脑的近侧分支、供血于颞区的中间分支，以及供血于视皮质和邻近颞区的远端分支。小腔隙性脑梗死灶（D，上箭头）可能是由于**丘脑膝状体动脉**远端分支闭塞所致，视辐射和邻近皮质的下部缺损（D，下箭头）是由于**远端PCA分支受损**所致。脑回和脑沟的消失（E）、侧脑室前角和第三脑室的近乎消失及四叠体池的萎缩，表明可能存在**高颅压（E）**，可表现为**头痛、恶心、呕吐和精神状态改变**。

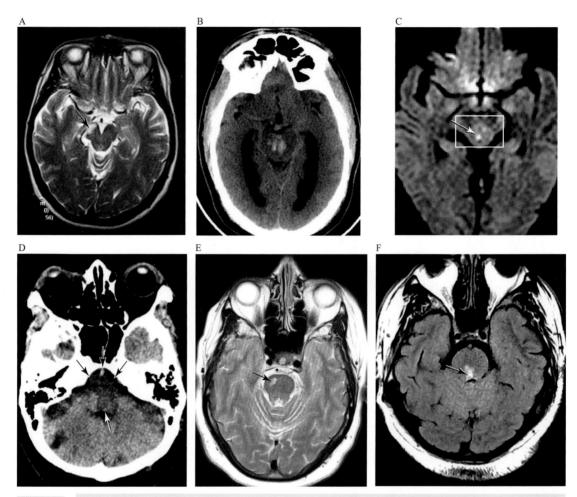

图9-18 脑干血管病变。右侧大脑脚的小病变（A，箭头）是邻近区域穿通血管损伤的结果；在这种情况下，潜在的供血来源是P1段的小分支和（或）**四叠体动脉**的分支，也是P1段分支。大脑脚中部的损伤会损伤皮质脊髓束（本例为右半偏瘫）和皮质核束（舌头、面部、悬雍垂、耸肩、转颈力弱）。中脑血管伤（B）可能是由于一个巨大的幕上病变通过幕切迹向下疝出到中脑。在这种情况下，患者可能出现瞳孔散大、眼动障碍和呼吸节律紊乱，以及**去大脑强直姿势**。脑干中的病变可能很小（C，轴位MRI选中区域的小病变），如本例主要累及滑车神经核，主要神经功能障碍是对侧上斜肌无力。**闭锁综合征（D，箭头）**的原因包括基底动脉闭塞、基底动脉和脑桥被盖的部分梗死，以及**脑桥中央髓鞘溶解**。基底部的病变破坏了脑桥基底部和下位脑神经的运动束，但保留了上行感觉传导束和上位脑神经。初步检查时，患者似乎没有反应，但仔细观察发现感觉完整，患者可以通过眼球运动进行交流。脑干（E）的小病变可能是由于小血管闭塞/病变，或继发于中心疝（**脑桥出血**）或**脱髓鞘**导致的脑干受损。在这种情况下，皮质脊髓束的小病变导致左侧上肢和下肢的力弱。一个小病变位于右侧脑桥被盖区（F），主要位于脑桥旁正中网状结构（PPRF）和内侧丘系，这导致在水平方向上出现多种眼球运动障碍。

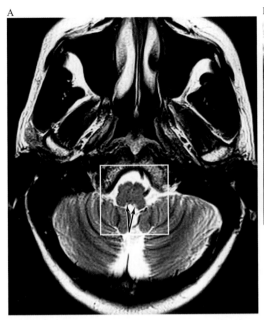
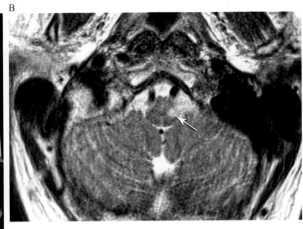

图 9-19 延髓小病灶案例。一名女性患者出现**顽固性呕吐**，并进行了 MRI 检查，以明确诊断。这个病例需要警惕。仔细检查每一张 MRI 图像，发现仅在一张 MRI 图像中有两个小病灶（A，箭头所示双侧延髓小病灶）；病灶位于双侧延髓尾侧**极后区呕吐中枢**附近。在图 B（箭头所示）中，延髓尾侧和外侧的血管病灶导致**交叉性感觉障碍**：左侧面部和口腔的痛温觉缺失，右侧躯体的痛温觉丧失。虽然在较大的延髓外侧综合征中还存在其他功能障碍，但交叉性感觉障碍在合并症中最常见。这是**小脑下后动脉**的动脉区域；因此，它通常被称为**小脑下后动脉综合征**（**延髓外侧综合征或 Wallenberg 综合征**）。延髓内侧由**脊髓前动脉**的穿支供血（左右侧各一支及其分支）。单侧穿通支闭塞导致同侧延髓内侧梗死，从而导致**延髓内侧综合征**（**Déjèrine 综合征**）（图 1-16 和图 8-12A、B）。本例病灶位于左侧，因此出现**右侧偏瘫**（皮质脊髓束）、**躯体右侧振动觉和本体感觉**缺失（内侧丘系）、**伸舌左偏**（舌下神经）。

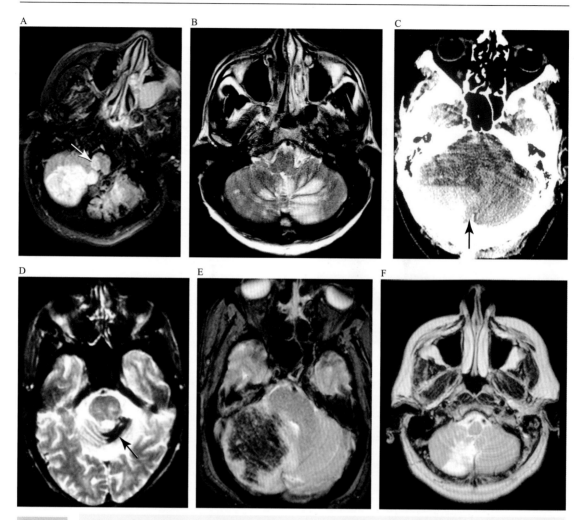

图 9-20　延髓和小脑的血管病变。**小脑下后动脉（PICA）** 起源于椎动脉，绕过延髓，向延髓发出重要的穿支供血，并供血于小脑皮质的内侧和下部。血管阻塞的位置不同，症状及体征也不同。PICA 起始处的椎动脉阻塞导致该侧 PICA 起始点及远端供血区域受损，以及椎动脉供血区的缺失。存在如下情况，当阻塞性病变位于近端时（A，箭头所示），导致延髓和小脑皮质区域受损，并出现相应的功能障碍，即**小脑下后动脉综合征**。另一种情况是，当 PICA 较远端阻塞时，延髓得以保留（B，F），小脑内侧及下部皮质区域受损。由此产生的功能障碍包括**构音障碍、共济失调、意向性震颤、回弹现象**等。**小脑下前动脉（AICA）** 的供血区域为小脑半球（C）的下部和外侧，而不包括内侧皮质，此处为 PICA 供血区域（C，箭头）。PICA和 AICA 供血于各自的责任皮质区域，但不向小脑核团供血。**小脑上动脉（SCA）** 供血于小脑皮质（D，E）的上表面，也是小脑核团的主要供血来源。SCA 的血管病变（D，箭头；E，大的暗区）损害小脑核团和皮质，导致病变同侧的神经功能障碍；D 为左侧病灶，E 为右侧病灶。鉴于**小脑上动脉**在分出两个 P1 段分叉动脉之前会从基底动脉发出分支，因此一些 PCA 的分支病变归入 SCA 病变（E）中并不奇怪。涉及远端 PICA和 AICA 区域的血管病变（仅皮质受损）更可能导致短暂的神经功能障碍，通常在几周内迅速消失。另外，SCA 区域的血管病变（累及小脑皮质＋核）会导致持续数月或数年的神经功能障碍，或导致不同程度的残疾，尤其是老年患者。

第十章　脑血管造影、MRA 及 MRV 的临床解剖

第一节　脑血管造影、MRA 及 MRV

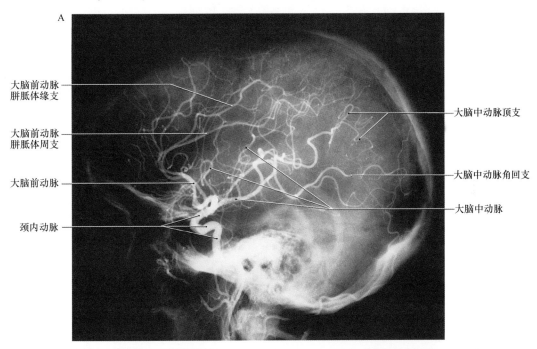

A

大脑前动脉
胼胝体缘支

大脑前动脉
胼胝体周支

大脑前动脉

颈内动脉

大脑中动脉顶支

大脑中动脉角回支

大脑中动脉

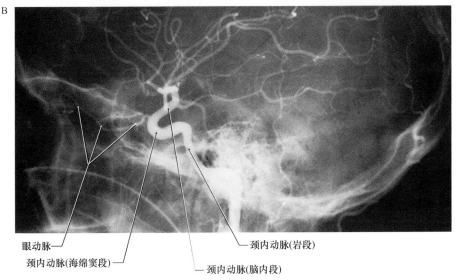

B

眼动脉

颈内动脉(海绵窦段)

颈内动脉(岩段)

颈内动脉(脑内段)

图 10-1　颈内动脉血管造影（左侧位投影）显示了颈内动脉、大脑中动脉和大脑前动脉的全貌（A、B）及显影良好的眼动脉（B）。**眼动脉**由颈内动脉发出，并经由视神经管入眶。在走行过程中，发出**视网膜中央动脉**，是视网膜的主要血供来源。眼动脉的阻塞会导致同侧偏盲。眼动脉小分支的阻塞会导致供血区域的视觉**盲点**及视野缺损。眼动脉的终末与眶浅表动脉相吻合。眶部的静脉回流与供血动脉走行基本一致。眶部静脉接受面部的回流静脉，最终形成上、下眼静脉，汇入**海绵窦**。经由此路径，眶周面部的感染，或者眶内感染会直接蔓延到颅内。图 2-12、图 2-21、图 2-24 与图 2-27 可作对照。

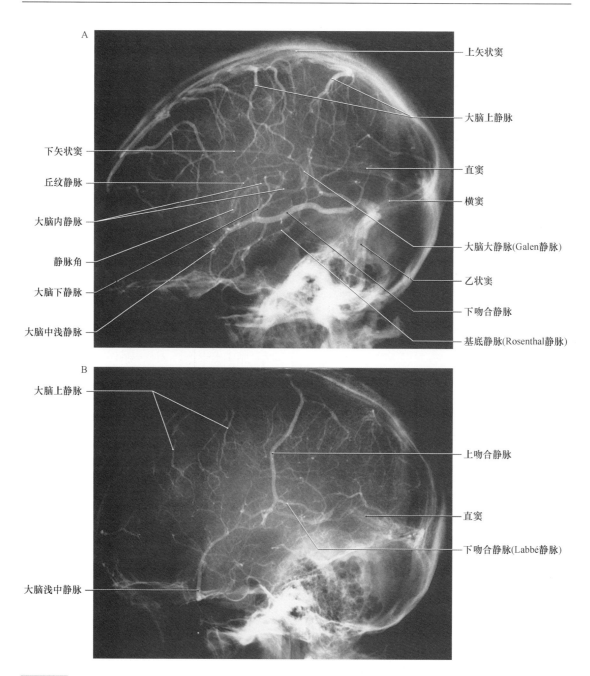

A

上矢状窦

大脑上静脉

下矢状窦

丘纹静脉

大脑内静脉

静脉角

大脑下静脉

大脑中浅静脉

直窦

横窦

大脑大静脉（Galen静脉）

乙状窦

下吻合静脉

基底静脉（Rosenthal静脉）

B

大脑上静脉

上吻合静脉

直窦

下吻合静脉（Labbé静脉）

大脑浅中静脉

图 10-2　两幅颈内动脉血管造影图片（左侧位投影，静脉期）。在 A 图中，表浅及深部的静脉结构很清晰，其中包括**下吻合静脉**（Labbé 静脉），而在 B 图中可见明显的**上吻合静脉**（Trolard 静脉）。A 图中所示**丘纹静脉**又称作丘纹上静脉。**丘纹上静脉**与**颈内静脉**的夹角叫作**静脉角（A）**。**室间孔**位于该夹角的喙端，该部位的小肿瘤（**胶样囊肿**，或者体积小的**脉络丛乳头状瘤**）有可能经由单侧或者双侧脑室阻塞脑脊液的循环通路，从而引起**颅内压升高及脑积水**（图 2-26 所示为胶样囊肿及扩大的脑室）。图 2-13、图 2-19 与图 2-28 可作对照。

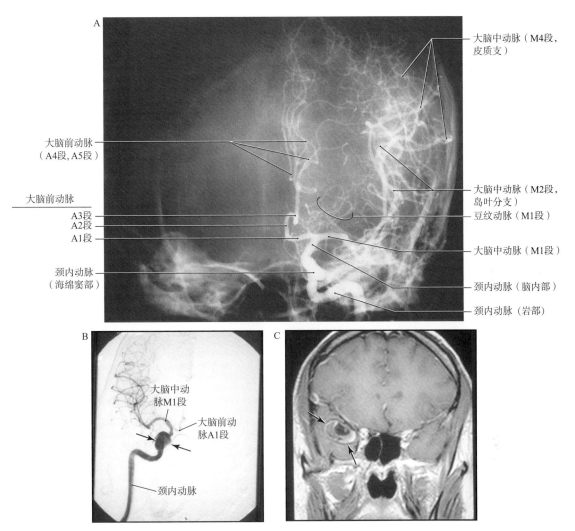

大脑中动脉（M4段，皮质支）

大脑前动脉（A4段，A5段）

大脑前动脉
A3段
A2段
A1段

颈内动脉（海绵窦部）

大脑中动脉（M2段，岛叶分支）

豆纹动脉（M1段）

大脑中动脉（M1段）

颈内动脉（脑内部）

颈内动脉（岩部）

大脑中动脉M1段

大脑前动脉A1段

颈内动脉

图 10-3　**颈内动脉血管造影**（前后位投影，动脉期）。注意**大脑前动脉、大脑中动脉及豆纹动脉分支**的位置。**大脑前动脉 A1 段**位于颈内动脉分叉与前交通动脉之间。大脑前动脉的起始部紧邻前交通动脉，经由胼胝体下方后延续为 A2 段（胼胝体下段）。大脑前动脉的延续部分还包括：①位于胼胝体前方呈弓状环绕胼胝体膝部的 A3 段（胼胝体前段）；②位于胼胝体上方的 A4 段（胼胝体上段）；③位于胼胝体尾部的 A5 段（胼胝体后段）。

　　大脑中动脉的 M1 段位于颈内动脉分叉部，在该分叉点血管分支为上干和下干，支配岛叶皮质。由于**大脑中动脉**的分支走行穿过岛叶皮质，因此当这些分支走行于额叶岛盖、颞叶岛盖及顶叶岛盖时，分别命名为 M2 和 M3 段；当这些分支穿出外侧沟，并在大脑半球外侧面散开后，被命名为 M4 段。可与第二章的图像做对比。

　　图 B 所示的**颈内动脉**海绵窦段动脉瘤，可能会减少通过 ACA（该患者非常狭窄）和 MCA 的血流。图 C 所示动脉瘤起源于颞叶的起始部，起源于 M1 段，其分层外观表明它可能是一个已长期存在的病灶。

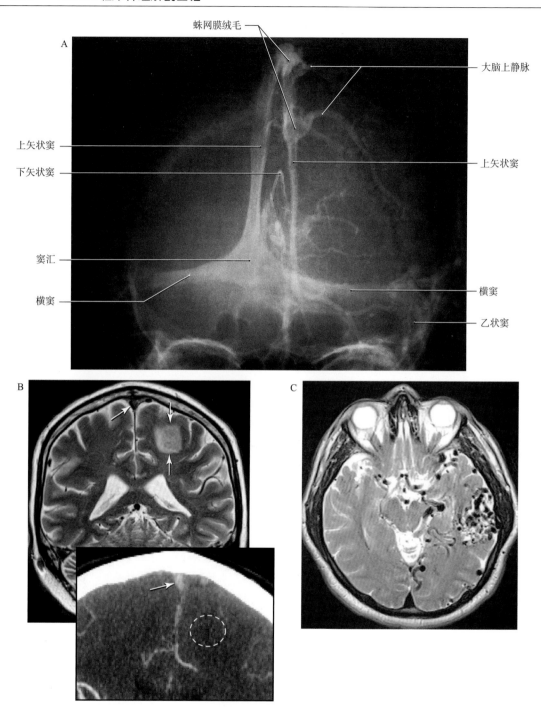

蛛网膜绒毛

大脑上静脉

上矢状窦

下矢状窦

窦汇

横窦

上矢状窦

横窦

乙状窦

图 10-4 **颈内动脉血管造影**（前后位，静脉期）。患者头部轻度倾斜，可以充分显示上矢状窦与下矢状窦的弧形外形（A）。在许多患者中，**上矢状窦**与直窦交汇处，上矢状窦主要向右偏转形成**右侧横窦**（图 10-6），**直窦**主要向左偏转形成左侧横窦。在一些患者中，双侧横窦及上矢状窦和直窦相汇合形成窦汇。上矢状窦闭塞（B，箭头所示）可能会导致**静脉回流受阻、脑水肿、**潜在的**静脉梗塞**（B，断点圆圈所示），最终引起**颅内压升高**。上矢状窦及横窦是最常见的**硬脑膜静脉窦血栓发生**部位（约 70%）。很多**海绵状血管畸形**病例（C，左颞叶）是出现临床症状后才被发现。注意观察该图像中其他的静脉结构，并与图 10-3、图 10-5、图 10-6 的动脉期相比较，也可以与图 2-28 相比较。

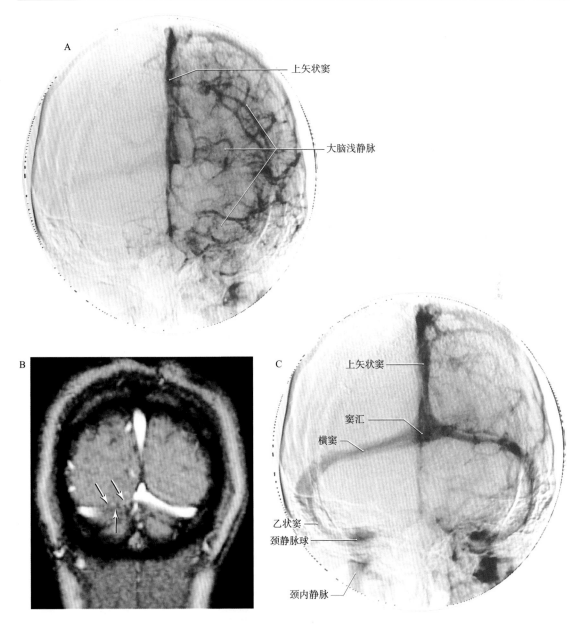

图 10-5 颈内动脉数字血管减影成像（前后位，静脉期）。图 A 所示为静脉期的早期（皮质静脉充盈），而图 C 为静脉期的晚期（静脉窦及**颈静脉**充盈）。两图为同一患者。

图 B 箭头所示为右侧横窦的部分闭塞或狭窄。单侧的横窦闭塞通常不会或者很少导致严重的功能障碍，除非对侧横窦发育缺如、发育不良或部分闭塞。

颈静脉球是**颈内静脉**在颈静脉窝的扩张部分，在此部位，**颈内静脉**与乙状窦相延续。**颈静脉孔**内同时含有第 IX、X 及 XI 对脑神经、岩下窦与**颈内静脉**的延续及许多小动脉。有几种综合征表明颈静脉孔的内容物及孔内走形的神经受损，当颈静脉孔内结构受损时会表现出 Vernetor Jackson 综合征，如果同时伴有舌下神经根受损，会表现为**科莱 - 西卡尔综合征或 Villaret 综合征**。需要记住的是，颈静脉孔与舌下神经管均位于颅后窝，且彼此相邻。图 2-16 与图 2-19 可作对照。

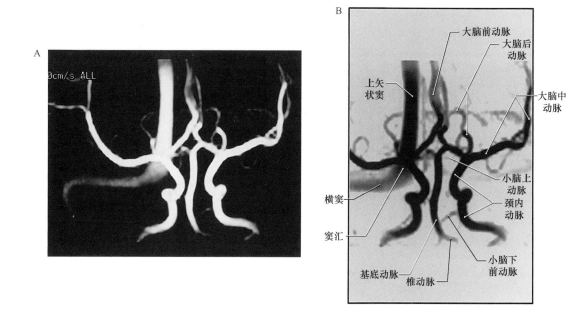

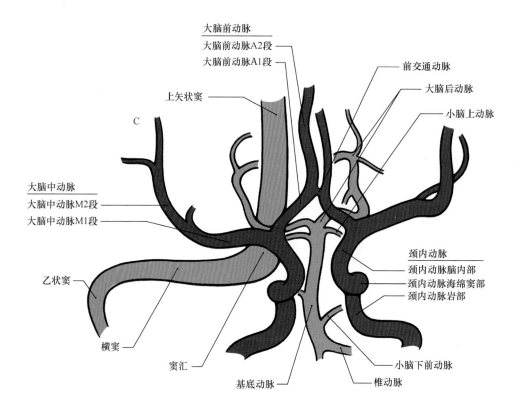

图 10-6　磁共振血管成像（MRA）是一种可同时显示动脉、静脉及**静脉窦**的无创检查方法。如图所示为从前向后的大血管及硬脑膜静脉窦显像，其中 A 图所示为三维增强相的 MRA，B 图所示为倒立相，C 图所示为 A 图及 B 图的大血管的相对位置。A 图与 B 图中所示的上矢状窦通常在窦汇处向右转行延续为横窦。

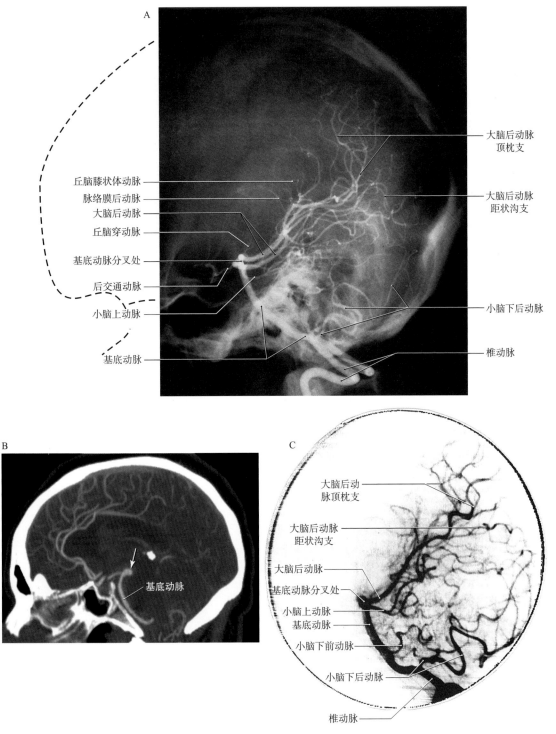

A

大脑后动脉
顶枕支

丘脑膝状体动脉

脉络膜后动脉

大脑后动脉

丘脑穿动脉

基底动脉分叉处

后交通动脉

小脑上动脉

大脑后动脉
距状沟支

小脑下后动脉

基底动脉

椎动脉

B

基底动脉

C

大脑后动
脉顶枕支

大脑后动脉
距状沟支

大脑后动脉

基底动脉分叉处

小脑上动脉

基底动脉

小脑下前动脉

小脑下后动脉

椎动脉

图 10-7　A 图所示为椎动脉的血管影像（左侧位，动脉期），C 图所示为另一例患者的数字减影血管造影。注意重要血管的走行特征，尤其是小脑下后动脉环绕延髓并穿行于小脑延髓池形成的环。图 B 所示为左侧位视角的基底动脉及基底动脉尖小动脉瘤（箭头所示）。**动脉瘤**与**动眼神经**相邻。胼胝体压部下方的白色结构是钙化的松果体（B）。图 2-21 与图 2-24 可作对照。

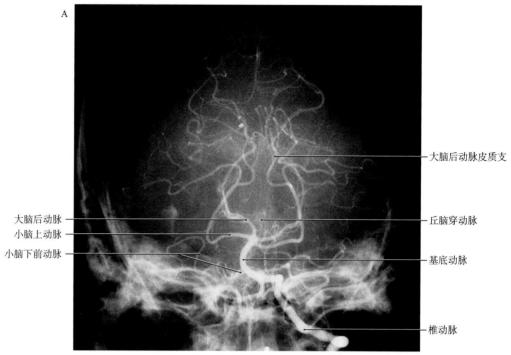

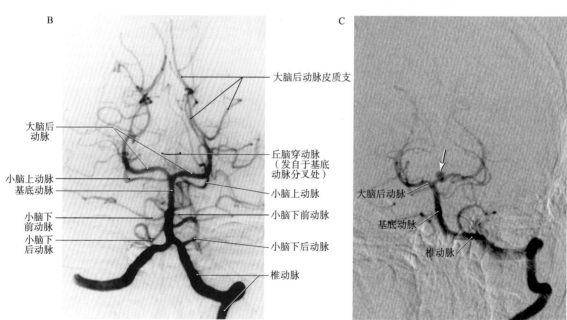

图 10-8　A 图所示椎动脉血管影像（前后位，动脉期）；B 图所示为另一例患者的数字减影血管造影。虽然造影剂由左侧椎动脉注入，但双侧椎动脉及基底动脉的分支均有充盈。由 P1 段发出的**丘脑穿动脉**发出分支供应间脑的重要结构，通常供应间脑的喙侧部分，参与皮质唤醒。双侧丘脑操作动脉闭塞，或双侧丘脑操作动脉（单侧，未配对）（约 8% 的患者）的主干闭塞，会导致昏迷状态。

　　动眼神经由中脑下方穿出后，特异性地走行于脚间池，并穿行于小脑上动脉与大脑后动脉之间，进而经由眶上裂出眶。在该位置，动眼神经有可能由于受到基底动脉喙端的巨大动脉瘤压迫而出现功能障碍（C）。与其他原因导致的动眼神经受损不同，动眼神经受到动脉瘤的持续性外部压迫后，表现出瞳孔扩大及所支配眼肌肌力进行性减弱。本例动脉瘤（C，箭头所示）位于 P1 段与后交通动脉的交汇处。动脉瘤好发于大脑动脉的分叉部。图 2-21、图 3-2B 与图 3-3C 可作对照。

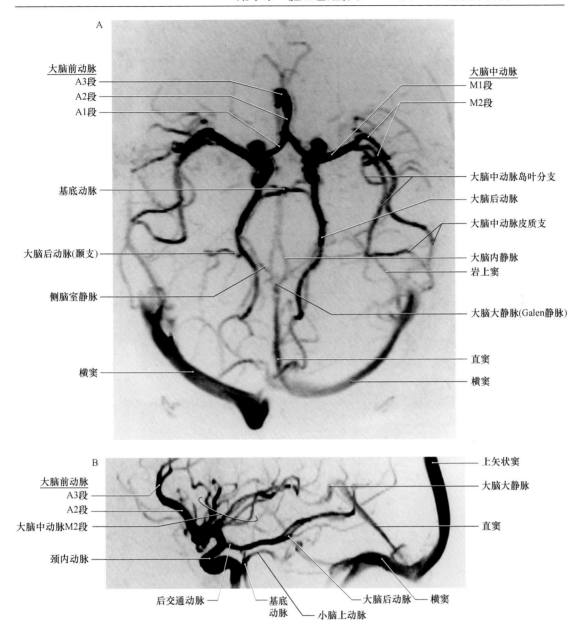

A

大脑前动脉
　A3段
　A2段
　A1段

基底动脉

大脑后动脉(颞支)

侧脑室静脉

横窦

大脑中动脉
　M1段
　M2段

大脑中动脉岛叶分支

大脑后动脉

大脑中动脉皮质支

大脑内静脉

岩上窦

大脑大静脉(Galen静脉)

直窦

横窦

B

大脑前动脉
　A3段
　A2段
大脑中动脉M2段

颈内动脉

后交通动脉

基底动脉

小脑上动脉

大脑后动脉

上矢状窦

大脑大静脉

直窦

横窦

图 10-9　MRA 可以用于显示动脉、静脉及静脉窦，其原理是基于这些结构内的液体流动。A 图所示为基于 MRA 的轴位三维血管增强相，而 B 图所示为矢状位。位于颈内动脉与前交通动脉之间的是**大脑前动脉**的 **A1 段**（前交通部）。大脑前动脉介于前交通动脉及胼胝体嘴之间的部分为大脑前动脉的 **A2 段**（胼胝体下段）。大脑前动脉环绕胼胝体膝部的为 **A3 段**（胼胝体前段），胼胝体上方为 **A4 段**（胼胝体上段）及 **A5 段**（胼胝体后段）。图 2-18 和图 2-19、图 2-21 和图 2-24、图 2-27 和图 2-28 可作对照。

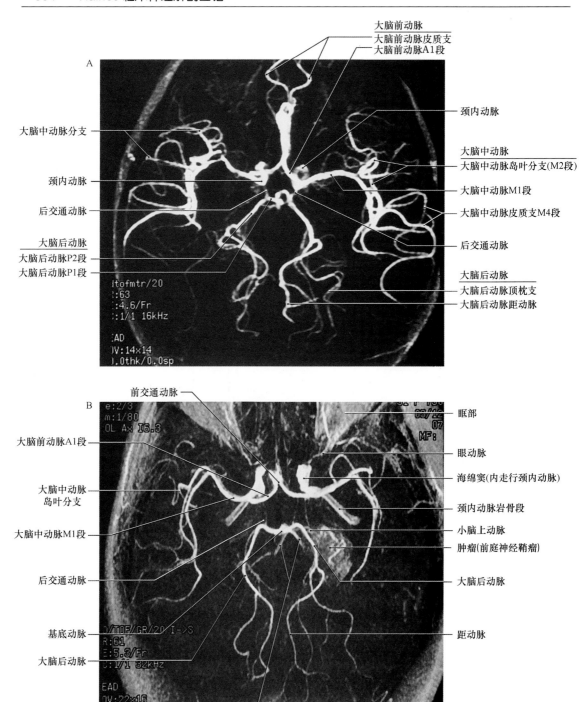

图 10-10 MRA 所示为大脑底部的动脉环（Wills 环）（A、B）。注意**大脑前、中及后动脉穿出动脉环**的位置。**A** 图是一个正常人的影像，而 B 图是一个**前庭神经鞘瘤**患者的影像。这类肿瘤通常生长缓慢，患者通常（占95% 以上）会表现出**听力障碍（难以辨别声音，听力丧失）**，如果肿瘤体积较大（通常直径＞ 2.5cm），可能累及**三叉神经根**，从而表现出**面部感觉区的功能障碍**。其他类型的功能障碍包括**耳鸣**、**平衡失调、头痛及面部麻木**（约占 30% 的病例）和**面部无力**（只有 10% ～ 14% 的病例）。患者有双侧**前庭神经鞘瘤**或者单侧**前庭神经鞘瘤**且年龄小于 30 岁时，需除外神经纤维瘤病 2 型。关于大脑前、中、后动脉的描述请见第二章和第十章。

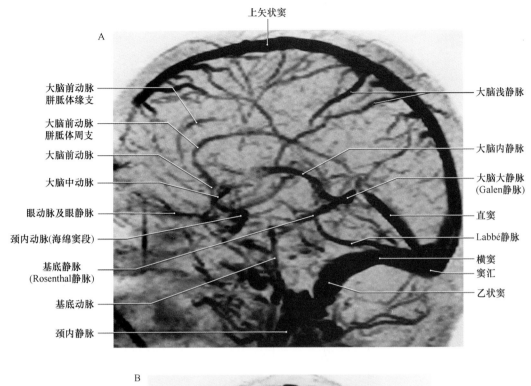

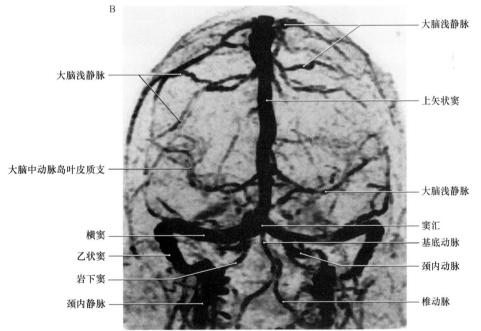

图 10-11　磁共振静脉成像（MRV）主要用于显示静脉及静脉窦，尽管动脉也会显示（如 A、B 所示）。A 图所示为矢状位，B 图所示为冠状位，从侧面及前后位均可以看到众多静脉及静脉窦。

大脑浅静脉负担表浅区域（皮质、皮质下白质）的静脉回流，而深静脉通道，如**大脑内静脉（A）**，则负担来自深部结构（丘脑、尾状核）的静脉回流。**上矢状窦**和**横窦**（更常见于右侧）是**静脉窦血栓**形成的最常见部位（约 70%）。需要注意的是，大多数的横窦最终都延续为右侧横窦（B，可以与图 10-6 作对照）。图 2-13、图 2-16 与图 2-19、图 2-28 可作对照。

第二节　椎动脉及颈内动脉全貌

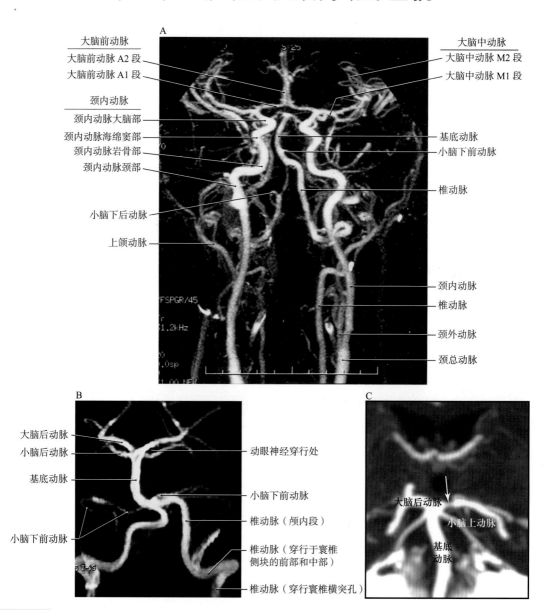

图 10-12　MRA（前后位）所示为走行于颈部的脑供血动脉（**颈内动脉与椎动脉**）及其主要的终末支（**大脑前动脉、大脑中动脉及椎基底动脉系统**）。在 40%～45% 的情况下，**左侧椎动脉偏大**，如图 A 所示。其中在 4%～7% 的情况下，患者右侧或对侧的**椎动脉有可能发育缺如**。图示右侧**椎动脉**走行至**小脑下后动脉**起始部，延续至基底动脉的部分发育不良（占 6%～7%，常发生于右侧）。B 图是**椎基底动脉**的详细图示，全程显示了椎动脉由横突孔入颅至分叉为大脑后动脉的位置。基底动脉（C）的喙侧部分产生**小脑上动脉**（**SCA**），然后立即分叉成**大脑后动脉**的两个 P1 段。注意该患者左侧 P1 节段（C）狭窄。图 2-21 可作对照。

椎动脉（VA）由四段组成，通常分为 V1 至 V4。第一节段（V1）位于锁骨下动脉的 VA 起点和 VA 进入颈椎第一横突孔（通常为 C6）之间；第二节段（V2）是 VA 通过 C6～C2 横突孔上升走形的部分；第三节段（V3）位于枢椎横突孔的 VA 出口和枕骨大孔处的硬脑膜之间（包括穿过 C1/寰椎横突孔的 VA 环）；第四节段（V4）进入后颅窝并与对侧椎动脉汇合形成基底动脉。

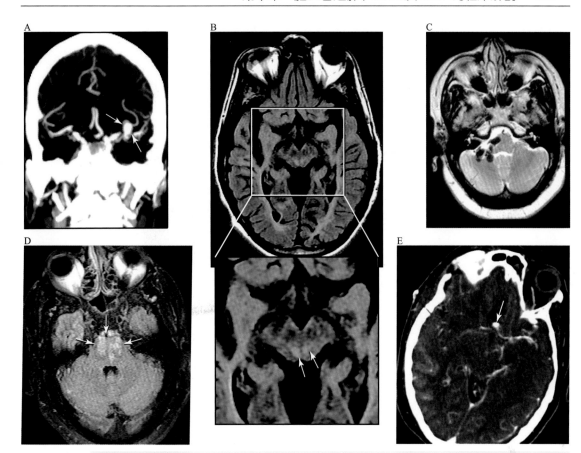

图 10-13　**动脉瘤**冠状面（A，箭头所示）M1 段分支至 M2 段处的血管造影。在大约 75% 的情况下，在这个位置有一个真正的分叉；在大约 25% 的情况下，可能会有多个分支，分成 3 个、4 个、5 个或更多的 **M2 段**。许多 **MCA 动脉瘤**发生在这些分支点；动脉瘤通常位于血管的分支点或血管在其行程中突然转弯的点。中脑双侧小血管病变（B，箭头所示，下方大图）可能损害**内侧纵束**和部分**动眼神经复合体**。由于内脏运动节前副交感神经 Edinger-Westphal 核受损，该患者可能出现**核间眼肌麻痹**、部分**眼球运动减弱**及**瞳孔扩张**。在这种情况下，眼睛未受影响的节后交感神经纤维占优势。右侧桥小脑角（C）的小 AVM 的特征是病灶结构内的血管流空影。**动静脉畸形**是一种先天性病变，随着年龄的增长可能会扩大；可能出现**出血**、**癫痫发作**和潜在的**占位效应**；在男性患者中更常见。**出血**的高峰年龄为 15 ～ 20 岁。动脉瘤可能与动静脉畸形共存。基底动脉闭塞并导致双侧脑桥基底部梗死（D，箭头所示）可能导致**闭锁综合征**。在这种情况下，下肢和上肢及大多数下位脑神经的运动功能缺失（基底脑桥的下行运动束受损），而感觉通路（感觉束和上位脑神经在脑桥被盖未受损）和一些眼球运动完好无损。在**颈内动脉系统**内，动脉瘤经常发现于 **Acom 附近及其与 A1 和 A2 的连接处**（E，箭头所示）。如果该部位的动脉瘤破裂，可能会突破到眶额皮质（图 9-16B），也可能会突破到侧脑室的前角。